U0225834

日系经典·超声入门书系

泌尿系统超声入门

COMPACT ATLAS of URINARY ORGANS & THE KIDNEY

中文翻译版

著　者　〔日〕高梨昇
总主译　杨天斗
总译审　张缙熙
主　译　朱　强　李美兰

科学出版社
北　京

图字：01-2017-8475

内 容 简 介

本书是“超声入门书系”中的一册，是针对所有初级超声医师编写的，内容涵盖了入门需要掌握的所有超声知识点和临床知识点。全书分 6 章，第 1 章讲述了泌尿系统疾病常见症状，第 2 ～ 6 章分别讲述了肾、肾上腺、膀胱、前列腺和睾丸及附睾的解剖知识、超声扫查方法、检查时注意事项，以及各疾病的超声诊断特点等。本书具有简明洗练的陈述方式、实用地道的主干内容，篇幅不大，但知识面宽，病例种类多，资料全，内容编写尽可能达到所述知识皆临床所需的目的。

本书适合超声医师和泌尿科医师阅读参考。

图书在版编目（CIP）数据

泌尿系统超声入门 /（日）高梨昇著；朱强，李美兰主译. —北京：科学出版社，2018.12
（日系经典 • 超声入门书系）
ISBN 978-7-03-059478-5

Ⅰ. ①泌…　Ⅱ. ①高… ②朱… ③李…　Ⅲ. ①泌尿系统疾病－超声波诊断　Ⅳ. ①R690.4

中国版本图书馆CIP数据核字（2018）第256999号

责任编辑：郭　威　高玉婷 / 责任校对：王晓茜
责任印制：赵　博 / 封面设计：龙　岩

科学出版社出版
北京东黄城根北街 16 号
邮政编码：100717
http://www.sciencep.com
三河市春园印刷有限公司印刷
科学出版社发行　各地新华书店经销
*
2018 年 12 月第　一　版　开本：787 × 1092　1/32
2024 年　3　月第五次印刷　印张：7
字数：198 000

定价：39.00 元
（如有印装质量问题，我社负责调换）

原书前言

超声检查广泛应用于上腹部、乳腺或甲状腺等浅表领域、血管及消化道等，已出版的这些方面的超声检查专业书籍很多。泌尿系统的肾和肾上腺属于腹部领域。专门以单册的形式阐述泌尿系统超声检查的书籍较少，因此我感觉很有必要写一本。本书是本人在作为临床检查技师期间，将经直肠超声检查方面知识外的，应用于肾、肾上腺、膀胱、前列腺、精囊等有关泌尿系统方面的经腹超声检查的经验进行的总结。

本书主要内容包括基本扫查方法、解剖图像和示意图、各脏器的检查要点（check point）、各种疾病的超声声像表现及大量的声像图。另外，还详解了超声检查时需要熟悉的泌尿系统疾病常见症状等，以便初学者读起来轻松而易懂。希望本书能对学习泌尿系统超声检查的各位同仁起到一定的作用。

本书的出版得到很多前辈和导师的指导和协助，特别是向山近纪念综合医院院长久保田光博先生、东海大学医学部临床检查医学教授宫地勇人先生、相模原协同医院临床检查室寺岛茂室长、静冈县立静冈癌症中心生理检查科南里和秀技师长及一直指导和帮助本人的东海大学八王子医院诊疗协力部长兼泌尿科副教授的长田惠弘先生等，在此向他们表示衷心的感谢。

最后，向撰写本书时给予大力协助的东海大学八王子医院超声检查室的同事们及出版社参与编辑、制作的各位老师表示衷心的感谢。

高梨昇

目　录

第 1 章　泌尿系统疾病常见症状

一、疼　　痛

pain

疼痛分为患病脏器或其邻近区域局限性疼痛和远离患病脏器的区域所感觉到的关联性疼痛。通常关联性疼痛多见，其原因是多种脏器受共同的神经支配。尿路疾病的疼痛主要是尿路壁受过度牵拉所致，这种疼痛的程度与牵拉的速度成正比，与尿路受牵拉而扩张的程度无关。

（一）疼痛的种类与性质

1. 绞痛　一般是指中空脏器因急性梗阻所致的剧痛，这种急性梗阻在各种疾病所致的疼痛中最严重。

(1) 肾绞痛：普遍认为发病机制是结石、血凝块使尿路梗阻，引起肾盂内的压力急速升高，导致肾盂、输尿管蠕动亢进所致。肾绞痛通常为突发性，但是有时会有腹部不适感等前兆。首先出现剧痛的部位是侧腹部，然后很快蔓延至全腹部，而且大多数伴有向下腹部、外阴部及大腿部扩散的放射性疼痛。

(2) 膀胱绞痛：由于急性尿潴留使膀胱壁急速性过度牵拉，引起排尿肌痉挛所致。

(3) 睾丸绞痛：沿着输精管向下腹部扩散，以下腹部为中心的剧痛，大多数是由于睾丸扭转、睾丸外伤等引起。

2. 钝痛　脏器的水肿、炎症、肿瘤或出血所致的隐痛，大多数为持续性的。

(1) 上尿路源性：大多数疼痛始于侧腹部，蔓延至背部，主要原因有慢性尿路梗阻所致的肾积水或炎症所致的水肿、肿瘤对周围组织的压迫或者肾内出血所致的周围神经丛的刺激等。

（2）膀胱源性：出现于耻骨上部的持续性疼痛，多扩散至尿道。主要原因有慢性尿潴留、膀胱结石、膀胱异物等，大多数伴有残尿感或者终末尿痛。

3. 压痛　不是自发性疼痛，而是按压或叩诊患病部位所致的轻度疼痛，多见于尿路结石或者感染。

（二）疼痛的部位与放射痛

放射痛的范围与其接受共同神经支配的部位是一致的。

1. 侧腹部痛　原因有肾盂肾炎、肾结石及输尿管上段结石等，大多数为脐部或沿输尿管走行的放射痛。

2. 下腹部痛　原因有输尿管下段结石等，向腹股沟或者阴囊区放射。急性膀胱炎、前列腺炎、附睾炎及睾丸扭转等也可以引起下腹部痛。

3. 会阴部疼痛　表现为会阴区域的疼痛或不舒适感，原因有前列腺炎或前列腺肿瘤。

4. 背部痛和腰痛　肾所有的疾病都可导致腰背部疼痛。

（三）排尿痛

排尿痛是排尿时所伴有的膀胱、尿道及下腹部疼痛。

1. 排尿初期疼痛　排尿开始时感觉到的疼痛，原因有尿道炎、前列腺炎及尿道结石等。

2. 排尿终末时疼痛　排尿终末时感觉到的疼痛，起因是膀胱至后部尿道的炎症，多见于膀胱炎、前列腺炎。

3. 排尿全程疼痛　从排尿开始至排尿终了整个排尿期间均感觉到的疼痛，病因有重度急性膀胱炎、结核性膀胱炎、间质性膀胱炎及膀胱异物等。

（四）射精痛

射精痛指射精时直接引起下腹部或尿道处有不舒适感并伴疼痛，病因有前列腺炎或前列腺肿瘤。

二、血　尿

hematuria

健康人排出的尿液中红细胞数量每天少于 100 万个，若每天超过 100 万个称为血尿。当尿液中红细胞数量增加使尿液颜色呈现红棕色至暗棕色时，肉眼即可识别，此时称为肉眼血尿；而肉眼难以观察到尿液颜色的异常，但是尿沉淀或借试纸法初次检验出尿液中红细胞时称为显微镜下血尿。另外，还可分为伴有发热、腰背至下腹部的疼痛或排尿痛等症状的症状性血尿和不伴有任何症状的无症状性血尿（表 1-1）。

表 1–1　根据血尿症状的分类

	症状性	无症状性
肉眼性	尿路结石，尿路感染，膀胱癌，肾盂输尿管癌	恶性肿瘤，特发性肾出血，肾动静脉畸形，胡桃夹 (nutcracker) 现象
显微镜下	尿路结石，尿路感染，膀胱癌	IgA 肾病，薄基底膜肾病，膀胱癌，肾动静脉畸形，胡桃夹现象，前列腺肥大，游走肾，肾囊肿

血尿是由于肾至尿道的泌尿系统的出血造成的，其病因有肾实质源性、尿路系源性、全身性血液凝固异常等。根据血尿的原因可分为肾前性、肾性和肾后性（表 1-2）。

表 1–2　根据血尿原因的分类

肾前性	细胞外液量减少，低血压，心力衰竭，血液凝固异常
肾性	肾盂肾炎，肾小球肾炎，慢性肾功能不全
肾后性	结石，肿瘤，血肿，前列腺肥大，尿路感染，血管异常（动静脉畸形，胡桃夹现象）

三、蛋　白　尿

proteinuria

蛋白尿是由肾小球疾病或肾小管重吸收减少和血清中低分子蛋白的增加等引起，但最多见的还是因肾小球疾病所致。一般尿蛋白量在 150mg/d 以上称为蛋白尿。若尿液中蛋白质含量超过 1.0g/d 时，源于肾小球疾病的可能性较大。肾小球病变肾衰竭的可能性大，因此蛋白尿是肾功能进行性衰竭的重要警示（表 1-3）。

表 1-3　蛋白尿的分类

①生理性蛋白尿 ・功能性 运动，发热，寒冷，压力 ・生理性 体位性 ②病理性蛋白尿 ・肾前性 患多发性骨髓瘤等疾病时血浆内出现异常的蛋白质，其滤过量超过肾小管重吸收能力 疾病：多发性骨髓瘤，原发性巨球蛋白血症，肌红蛋白尿症，血红蛋白尿症 ・肾性 分类为肾小球性（肾小球基底膜的损害）和肾小管性（肾毒性物质、肾小管坏死），原发性和继发性肾小球肾炎、肾病综合征所致的蛋白尿几乎均为肾小球性蛋白尿 疾病：急性、慢性肾小球肾炎，肾盂肾炎，肾小管疾病，肾硬化，循环系统障碍，充血性心力衰竭 ・肾后性 由于肾盂以外的尿路原因而导致蛋白质混入渗滤液和分泌液内 疾病：尿路感染，结石，肿瘤

近年，慢性肾病（chronic kidney disease，CKD）定义为出现蛋白尿等肾损害的表现或肾小球滤过率（glomerular filtration rate，GFR）小于 60ml/（min・1.73m^2）的肾功能低下的表现持续 3 个月以

上的状态。目前，全世界在预防和治疗慢性肾病方面都在加快进展（参考五、慢性肾病）。

四、尿路感染

urinary tract infection

尿路感染是指肾、输尿管、膀胱、尿道等泌尿系统的感染。疾病征象与致病菌的种类无关联而大致相同的尿路感染称为非特异性尿路感染；而致病菌的种类与疾病征象有一定关联的尿路感染称为特异性尿路感染。

（一）非特异性尿路感染

非特异性尿路感染的代表性疾病有肾盂肾炎和膀胱炎，致病菌主要是生活在肠道内的革兰阴性杆菌，有时也可以是革兰阳性杆菌。非特异性尿路感染根据病程分为急性和慢性；根据有无基础疾病分为单纯性和复杂性。尿路无明显的基础疾病称为单纯性，而尿路有多种疾病称为复杂性，其病因有尿路结石、膀胱输尿管反流（vesicoureteral reflux，VUR）、尿路梗阻、泌尿系统畸形或肿瘤等。单纯性表现为急性、病程较短，而复杂性大多为难治性、复发性的慢性化病程。

（二）特异性尿路感染

结核为特异性尿路感染的代表性疾病。泌尿系统结核的首发感染也是呼吸系统结核，呼吸系统结核经血行播散至肾。先在肾内形成结核灶，然后沿输尿管、膀胱、精囊、阴茎等下行性蔓延。肾结核除了脓尿或结核杆菌尿等尿液异常外，无明显的特征性症状，但是病变从输尿管累及至膀胱时，引起膀胱炎症状。

（三）脓尿和细菌尿

诊断尿路感染应首先确认有无脓尿和细菌尿，这对确认是否有尿路感染非常重要（表 1-4）。

1. 脓尿　指尿液内出现较多白细胞的情况，多见于肾盂肾炎或膀胱炎等尿路感染。脓尿可分为显微镜下脓尿和肉眼性脓尿，一般情况下，肉眼性脓尿即肉眼下就可见到尿液呈浑浊状。显微镜下脓尿主要见于肾盂肾炎，也可见于下尿路轻度感染。

表 1–4 脓尿和细菌尿的关系

	脓尿（+）	脓尿（–）
细菌（+）	细菌性尿路感染（如肾盂肾炎、膀胱炎等），尿道外口附近或外阴部的炎症	无症状性细菌尿，外阴部常驻菌群的混入，强碱性尿（原因是碱性破坏白细胞）
细菌（–）	肾、尿路结核，非细菌性尿路感染（如病毒、衣原体），非细菌性尿路炎性疾病（如肾小球肾炎、胶原病等），使用化疗制剂时	正常尿液

2. 细菌尿　正常尿液内不含细菌，但是由于细菌可经尿道或外生殖器向上逆行污染，常规方法采取的尿液标本内也经常混入少量细菌。若尿液内细菌量超过正常尿液内所含细菌量时称为细菌尿，常伴有尿路感染。

五、慢性肾病

chronic kidney disease，CKD

慢性肾病是指肾功能低下或肾损害慢性持续发展的状态，与糖尿病等和生活方式所造成的动脉粥样硬化关系比较大。近些年，糖尿病肾病的终末期肾衰竭（end-stage renal disease，ESRD）患者持续增加，透析患者也在增加。治疗的经济负担成为一个非常重要的问题。这与慢性肾病末期发生的肾衰竭或脂质代谢异常有关联，也因为慢性肾病是心血管疾病的高危因素。

为了减少上述的透析患者、降低心血管疾病发病率，对慢性肾病的相应措施也已成为迫切的研究课题。治疗慢性肾病的迫切需求推动了其相应研究领域的发展。

（一）慢性肾病的定义

以下项中某 1 项或 2 项持续 3 个月或超过 3 个月者称为慢性肾病。

1. 肾的构造或功能异常。

（1）肾病理学改变。

（2）血液或尿液检查值异常（特别是蛋白质异常更重要）。

（3）影像学检查见有肾形态学上异常。

2. 肾小球滤过率（glomerular filtration rate，GFR）低下 [＜ 60ml/(min・1.73m^2）]。

（二）慢性肾病易患因素和高危人群

健康人中，引起肾功能低下的最主要原因是年龄的增长，但是有其个体差异。慢性肾病发病的危险因素随着年龄的增长而增加。另外，肾功能正常而伴有慢性肾病的危险因素的人群为慢性肾病高危人群。对于这些高危人群，慢性肾病发病前采取高血压、糖尿病等的治疗或改善其生活习惯等预防性措施极其重要。

慢性肾病发病危险因素包括：高血压，糖耐量异常或糖尿病，老龄，慢性肾病家族史，过去体检发现尿异常或肾功能异常及肾影像学检查见有形态异常，高尿酸血症，NSAIDs（非甾体抗炎药）等常用药，急性肾衰竭病史，肥胖和代谢综合征，血脂异常，胶原病，感染症状，尿路结石等。

（三）慢性肾病严重程度分类

慢性肾病严重程度分为 0 ～ 5 期（阶段），3 期以上说明动脉粥样硬化处于进展期，随着严重程度进一步发展，其心血管疾病（CVD）发病的风险也随之增高（表 1-5）。

表 1–5　慢性肾病程度分期

分期	定义
0	肾功能正常并尿检等未见异常，但是有高血压、糖尿病、代谢综合征等危险因素的存在
1	GFR 90ml/(min・1.73m^2) 以上或正常，但是伴有蛋白尿阳性、血尿、组织学异常、影像诊断学异常所见等肾损伤的情况
2	GFR 60 ～ 89ml/（min・1.73m^2）为轻度低下，并伴有上述肾损伤的表现
3	GFR 30 ～ 59ml/（min・1.73m^2）为中度低下，肾损伤的表现，血清肌酐值男性＞ 1.1mg/dl，女性＞ 0.9mg/dl

续　表

分期	定义
4	GFR 15 ～ 29ml/（min • 1.73m^2）为高度低下，肾损伤的表现，血清肌酐值男性＞ 2.0mg/dl，女性＞ 1.5mg/dl
5	GFR 小于 15ml/（min • 1.73m^2）为显著低下，肾损伤的表现，血清肌酐值男性＞ 3.6mg/dl，女性＞ 2.8mg/dl

GFR：肾小球滤过率

第 2 章　肾

一、解　　剖

（一）肾、输尿管的解剖

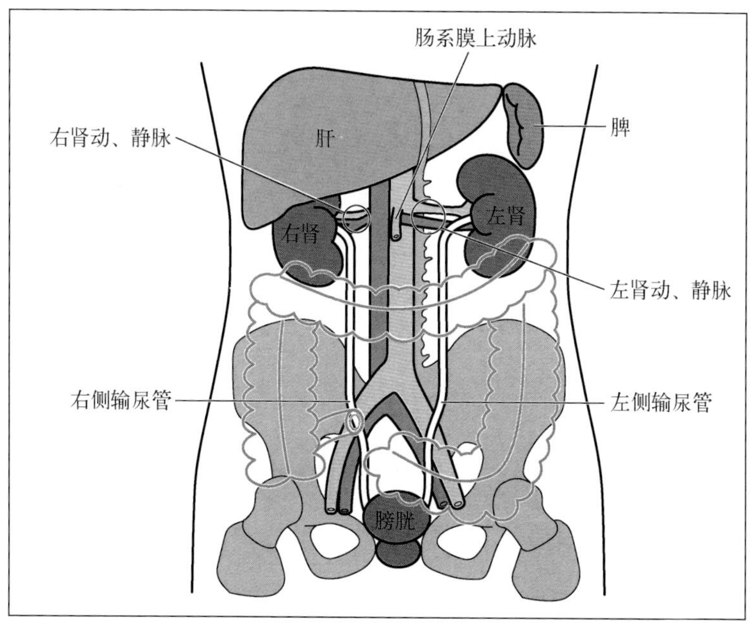

1. 肾是位于后腹膜腔左右成对的脏器，长径为 8 ～ 12cm，横径为 4 ～ 6cm，大小如拳头，质量为 120 ～ 130g。

2. 通常，肾上极位于第 12 胸椎附近，肾下极位于第 3 腰椎附近，右肾邻近肝右叶，位置略低于左肾。另外，肾上极略向内侧倾斜，因此左右肾呈“八”字形排列。

（二）肾和肾上腺及其周围的血管

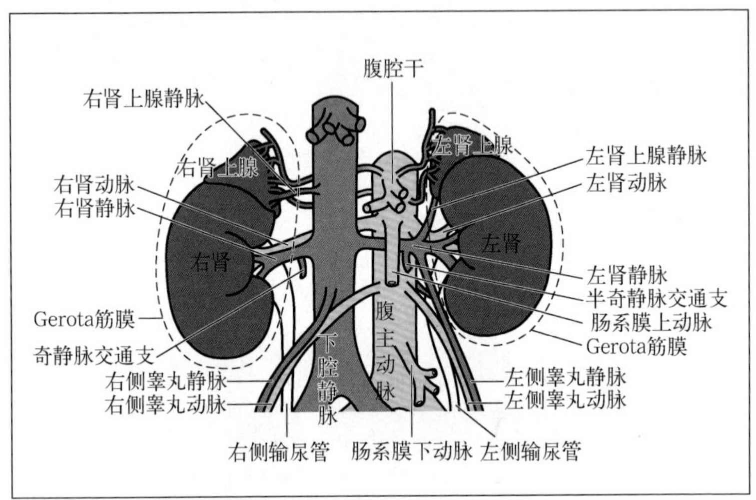

1. 肾由纤维被膜覆盖，其外侧与肾上腺一起被脂肪被膜（脂肪组织）所包绕，最外面由肾筋膜（Gerota 筋膜）再包绕着。脂肪被膜与 Gerota 筋膜进一步通过出入肾的血管柔和地固定在后腹膜腔。如果身体较瘦，脂肪被膜较薄，支持固定较疏松，易引起肾下垂。

2. 肾的中央为肾动脉、肾静脉、输尿管、神经及淋巴管出入的肾门。肾门区凹陷部称为肾窦，在肾窦内肾动脉、肾静脉进一步分支。肾盏汇集成肾盂，肾盂逐渐变细而移行为输尿管。

（三）肾的断面

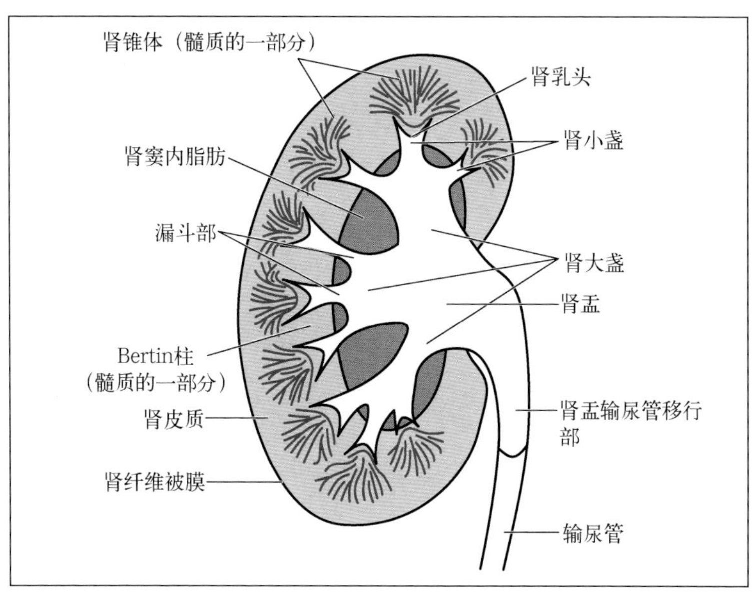

1. 肾实质分为皮质和髓质，髓质从肾门处放射状扩散为十几个肾锥体。而且，每一个肾锥体和周围的皮质合称为肾叶。

2. 髓质是由髓襻（又称 Henle 襻，肾单位襻）和集合管构成的，肾锥体的尖端称为肾乳头，向肾小盏突出，尿液由肾乳头排出至肾小盏。另外，肾锥体的皮质侧称为肾锥体基底面。

3. 皮质位于被膜下，将髓质（肾锥体基底面侧）呈弧形包绕，并延伸于髓质与髓质之间，此部分称为肾柱（Bertin 柱）。

4. 皮质内包含肾小体和近曲小管、远曲小管、集合管的皮质部分，肾小体由肾小球和肾小囊构成，入球小动脉管壁内的球旁细胞分泌具有升高血压作用的肾素。

5. 一个肾小体和与之相连的肾小管构成了生成尿液的基本单位，即称之为肾单位，肾内约有 100 万个肾单位。在肾小体内的血液经过滤而形成原尿，原尿在流经近端小管、髓襻、远端小管的过程中进行重吸收。经过浓缩和处理的尿液从肾单位汇入集合管，经肾盏、肾盂、输尿管排出。

（四）肾动脉的血管分支

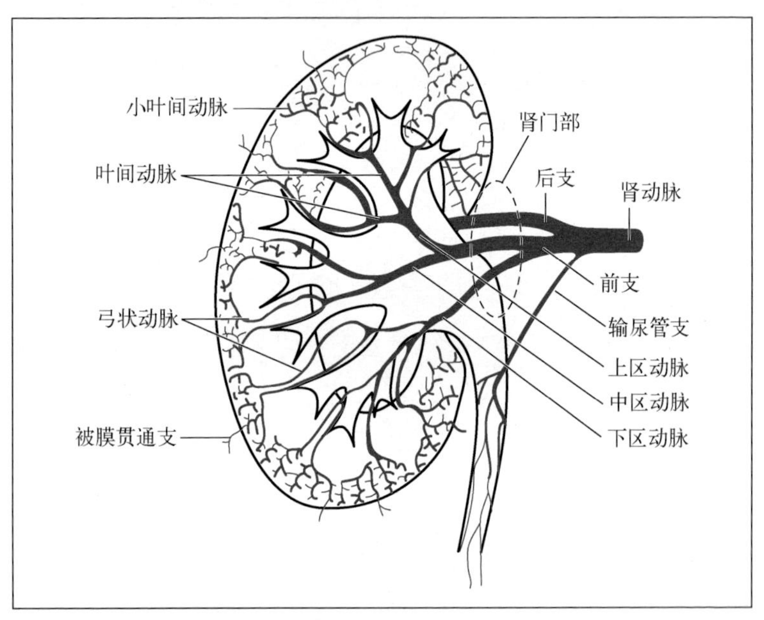

1. 通常，由腹主动脉向左右肾各分出一支肾动脉，有时也分出 2 ~ 3 支。右肾动脉走行于肾静脉和下腔静脉的背侧而至肾门部。另外，左右肾静脉最终分别汇入下腔静脉。但男性左肾静脉与左睾丸静脉汇合，女性左肾静脉与左卵巢静脉汇合，其后走行于腹主动脉与肠系膜上动脉之间而汇入下腔静脉。

2. 肾动脉在肾门部分为前支和后支，前支又分为上、中、下 3 个分支，后支也分出数个分支，这些分支称之为肾段动脉。肾段动脉进一步分出数支为叶间动脉，叶间动脉再分出绕行于髓质边缘的弓状动脉，弓状动脉向肾表面分出数条小叶间动脉。

3. 输尿管的管径约 5mm，由肾门部发出，向正中走行，右侧输尿管走行于下腔静脉右侧的腰大肌前面，而左侧输尿管走行于腹主动脉左侧的腰大肌前面，与髂动脉前面交叉向下走行进入骨盆至膀胱。

（五）肾的声像图

肾的中央部强回声区，相当于由肾盂、肾盏、脂肪结缔组织、血管构成的肾窦。实质部分内的皮质回声几乎等同于正常的肝回声，髓质回声略低于皮质回声，呈圆锥形。另外，由于新生儿肾的皮质回声较高，因此髓质回声显示得相对明显低。

肾正常声像图①

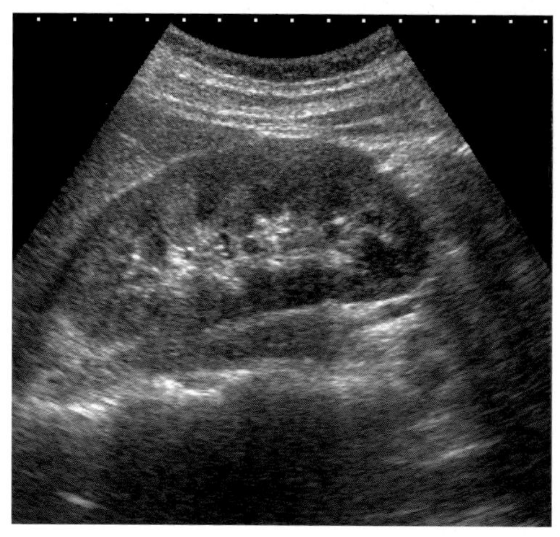

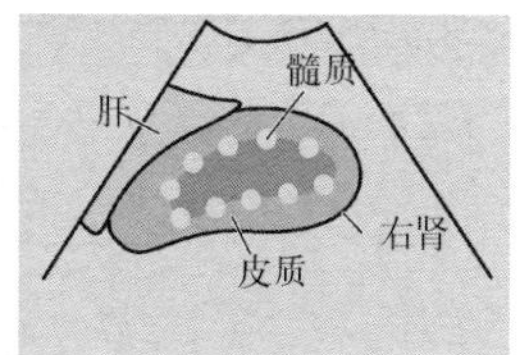

右肾正常超声声像图，肾中央强回声区域称为中心部强回声区，实质内皮质回声几乎等同于正常的肝回声，髓质回声略低于皮质回声，呈圆锥形。

肾正常声像图②

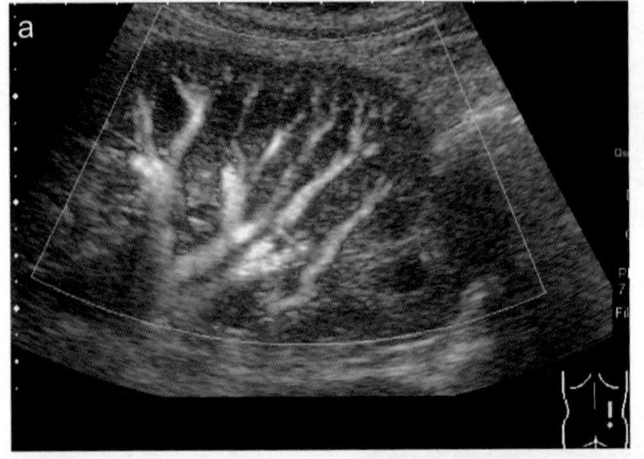

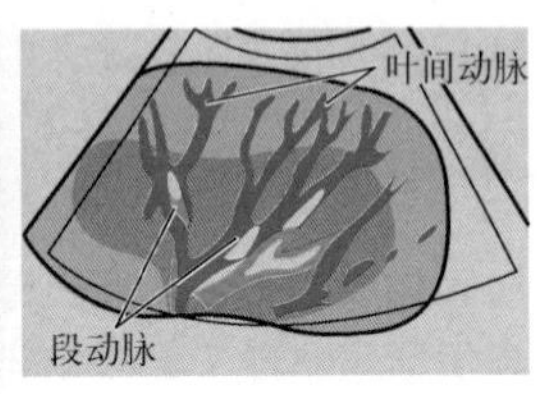

右肾正常血管的彩色多普勒声像图。可探及从段动脉、叶间动脉至小叶间动脉的血流信号。

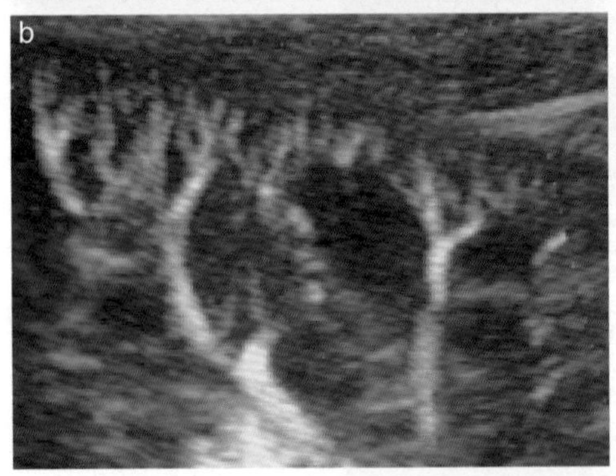

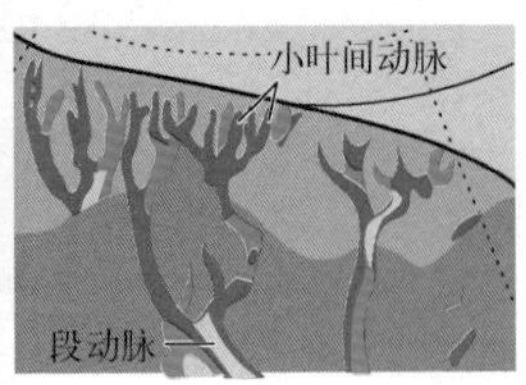

二、超声检查与表示法

避免漏诊的基本扫查方法是通过被检者的体位、呼吸的控制、探头的扇形扫查或平行扫查及多个不同方向的扫查等方法以减少来自消化道或肋骨的干扰。

（一）被检者的体位

1. 基本体位为仰卧位，如果显示不满意时，可以取俯卧位或侧卧位，经背部途径扫查。

2. 由于经背部扫查不受消化道内气体的影响，较容易显示整个肾声像图。但相比于仰卧位也有其缺点，经背部扫查虽减小肾随呼吸的移动，却容易受肋骨的干扰，在肥胖或肌肉发达的患者也很难获得清晰的声像图。

3. 左侧卧位经右肋弓下扫查，观察肝右叶时，把探头立起来平行扫查就容易观察到右肾上极和右肾上腺。

仰卧位

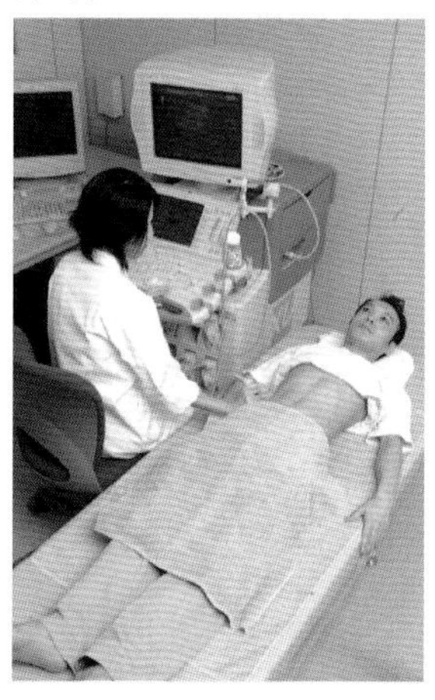

基本的体位为仰卧位，两臂自然张开以便把探头置于体侧（腰部）进行扫查。

俯卧位 a 和侧卧位 b

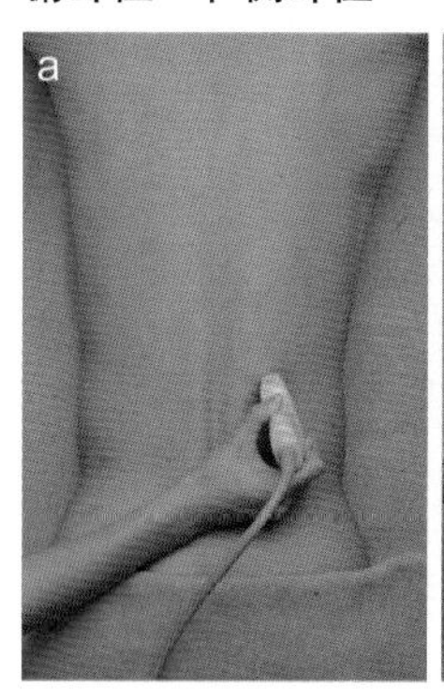

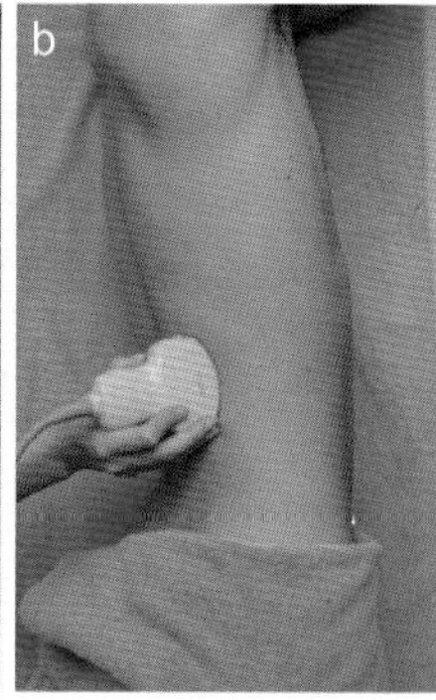

a. 取仰卧位时，因消化道内气体的影响难以观察清晰时，可更换体位，取俯卧位进行扫查。把探头以脊柱为中心呈对称的“八”字形放在脊柱左右旁扫查，即可显示肾长轴声像图。

b. 左侧卧位右肾纵切扫查。如果仰卧位难以显示清晰的肾声像图，而且改变体位后仍有困难，无法取俯卧位的情况下，在取左侧卧位时便可显示比较满意的声像图。

经背侧扫查的右肾长轴声像图

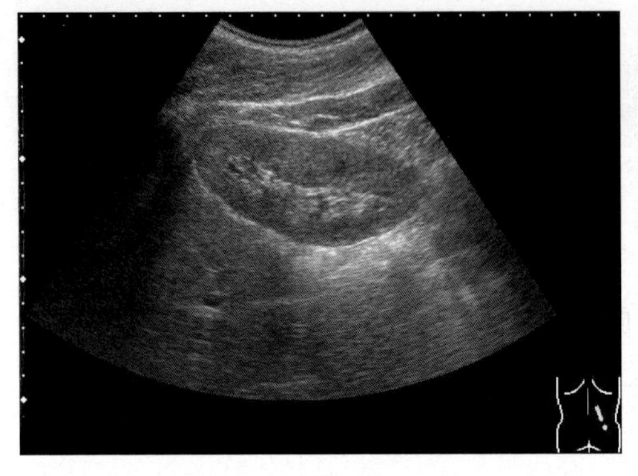

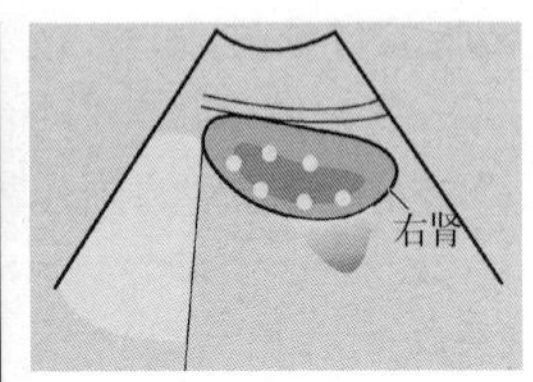

经背侧扫查的右肾长轴声像图。经背侧扫查，可以避免消化道气体的干扰，但相比于仰卧位，肾虽然随呼吸的移动减小，却容易受到肋骨的干扰，尤其是肥胖或肌肉发达的患者更难以获得清晰的声像图。

（二）呼吸的控制

1. 经侧腹部避开肋骨扫查，吸气状态下可显示整个肾声像图。

2. 吸气状态下肾无明显呼吸性移动时，取腹式呼吸并鼓起腹部增加腹压，即可较容易显示。

3. 最大吸气状态下有时肾下极因消化道气体干扰显示不清，吸气程度需要与被检查人配合。

4. 超声检查是利用超声波的反射波，因其入射角度不同而后方回声表现不同，比如增强或衰减，因此扫查肾不一定必须处于吸气状态，在安静呼吸状态下也可以通过探头扇形扫查且较容易显示清晰的病变。

（三）扫查方法

1. 右肾

（1）经右侧腹部纵向扫查、经右肋弓下纵向扫查、经右侧腹部横向扫查、经右肋弓下横向扫查。

（2）经右肋弓下扫查，可以清晰地显示右肾上极侧，然而下极侧容易受消化道气体的干扰，行经右侧腹部的纵向扫查、横向扫查可清晰显示右肾下极侧。

（3）经右肋间扫查，以肝为声窗，可容易地观察右肾上极侧。若探及肿瘤时，就容易鉴别来源于肾还是肝或肾上腺。

经右侧腹部扫查

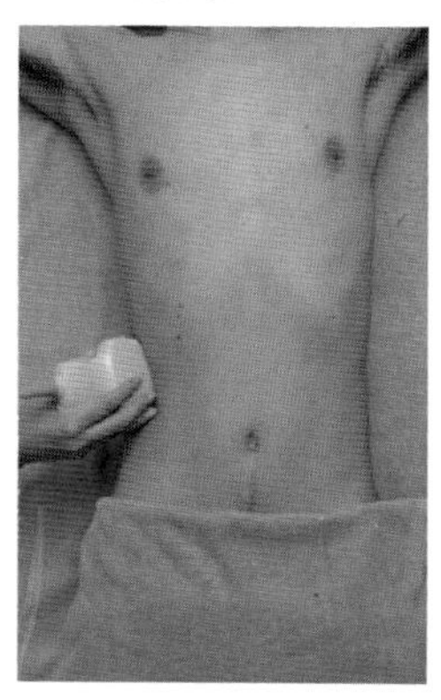

经右侧腹部纵向扫查时，吸气状态下把探头略向背侧倾斜，即可避开消化道气体干扰，可清晰显示右肾长轴声像图。为了避免漏诊还需要缓慢扇形扫查。

经右侧腹部纵向扫查的右肾长轴声像图

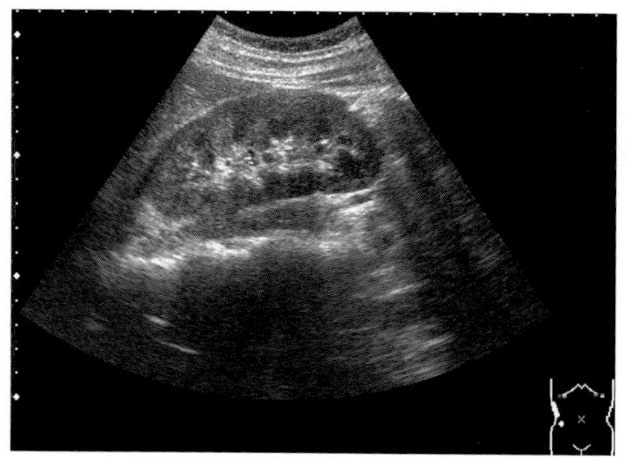

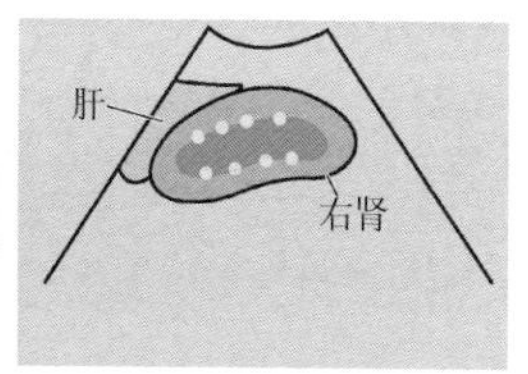

右肾长轴声像图。无明显消化道气体干扰，可清晰地显示整个右肾直至右肾下极。

经右肋弓下扫查

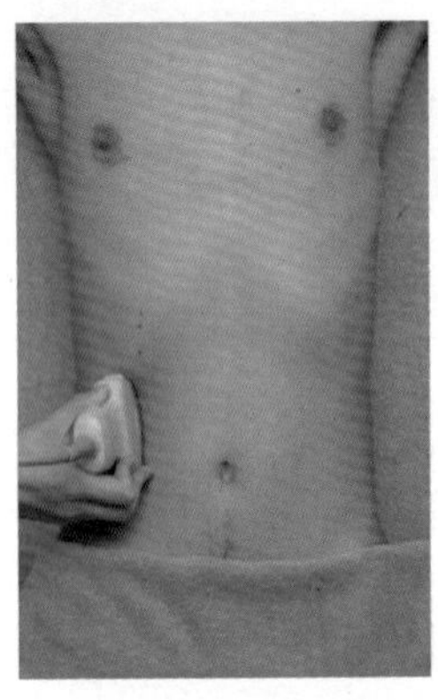

经右肋弓下纵向扫查，吸气状态下，在显示肝右叶后下区域的同时也显示出右肾长轴声像图，但这时右肾下极侧容易受消化道气体干扰。

经右肋弓下纵向扫查的右肾长轴声像图（消化道气体干扰）

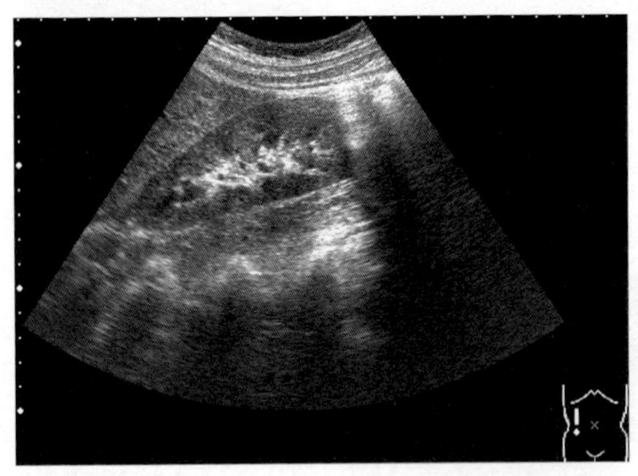

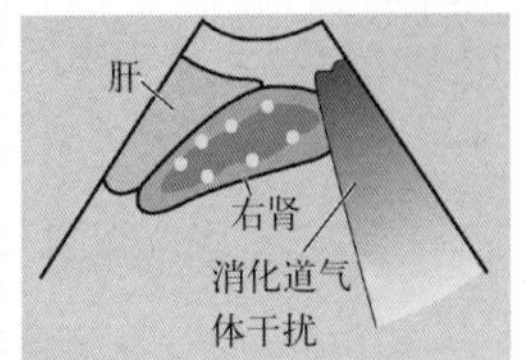

经右肋弓下纵向扫查的肾长轴声像图。右肾下极受消化道气体干扰显示不清。

经右侧腹部横向扫查

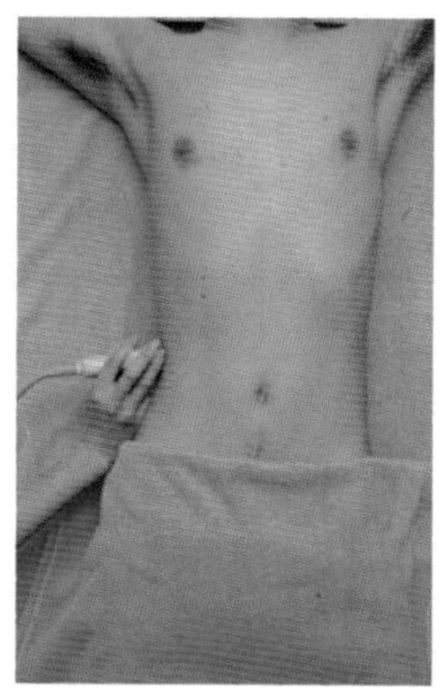

经右侧腹部横向扫查，显示右肾短轴声像图。吸气状态下观察右肾上极侧，呼气状态下观察右肾下极侧。

经右侧腹部横向扫查的右肾短轴声像图

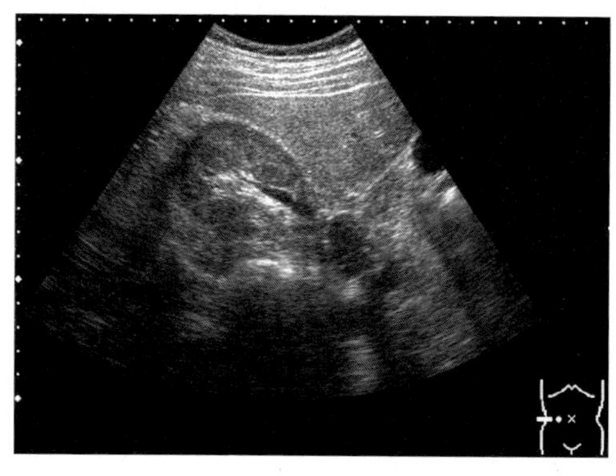

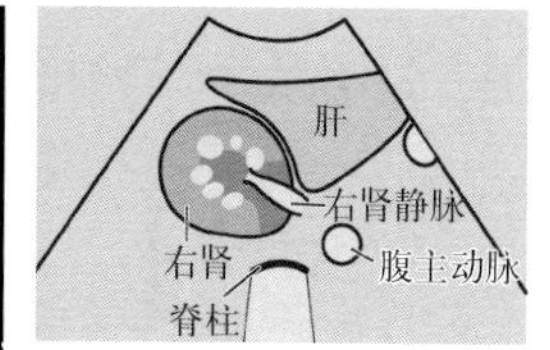

右肾肾门部短轴声像图显示右肾静脉。

2. 左肾

(1) 经左肋弓下扫查左肾时，因有消化道气体干扰难以显示，所以需要行左侧腹部纵向扫查和左侧腹部横向扫查。

(2) 经左肋间以脾为声窗可显示左肾上极侧。

(3) 若左肾上极侧探及肿瘤，肿瘤不仅可以来源于肾，还可以来源于肾上腺、脾、胰尾部、胃体上部及结肠脾曲部。此时，需要鉴别诊断，观察肿瘤与肾上极之间是否有界线，肿瘤随呼吸移动时是否与肾或各脏器之间移位等。

左侧腹部纵向扫查 a 和左侧腹部横向扫查 b

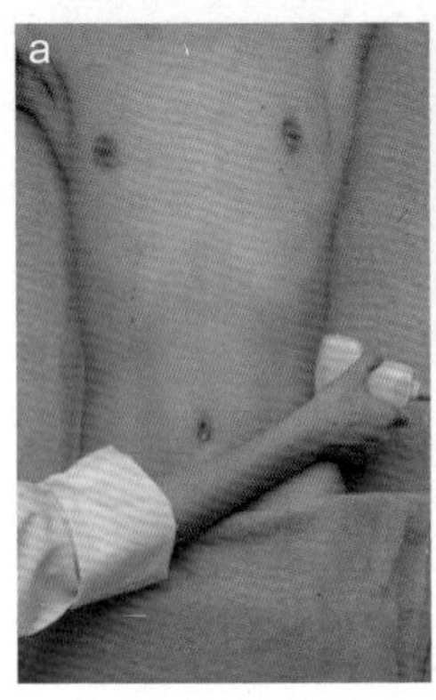

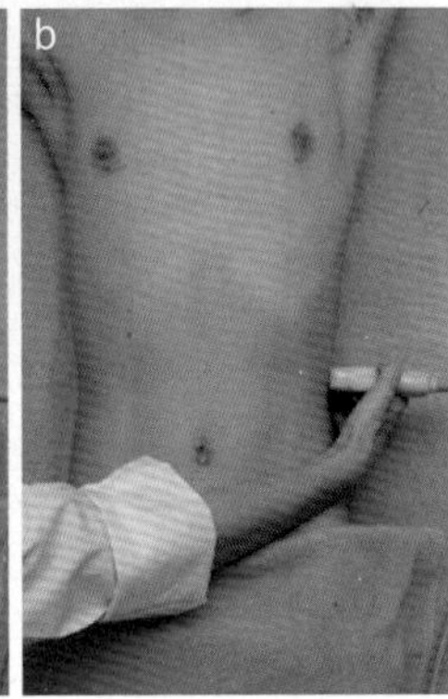

a. 左侧腹部纵断面扫查，吸气状态下可以显示左肾长轴声像图。因右侧消化道气体容易产生干扰，经背侧扫查更容易显示出清晰的左肾声像图。

b. 左侧腹部横断面扫查，可以显示左肾短轴声像图，吸气状态下观察左肾上极侧，呼气状态下观察左肾下极侧。另外，为避免漏诊需要由上极侧向下极侧缓慢移动探头仔细扫查。

3. 肾动脉、肾静脉

（1）在腹部正中横向扫查，可以显示腹主动脉向左右分支的左右肾动脉起始部分。

（2）由于容易受到消化道气体干扰，最好把探头向头侧倾斜着或向下方倾斜着压迫消化管，更易避开气体干扰。

（3）控制呼吸，首先安静呼吸状态下观察，然后与被检查者配合调整呼吸。

（4）因血尿而须仔细扫查时，需要确认有无左肾静脉的扩张（胡桃夹现象）。此时，尽量避免压迫探头及要求被检查者长时间屏气。

腹部正中横向扫查

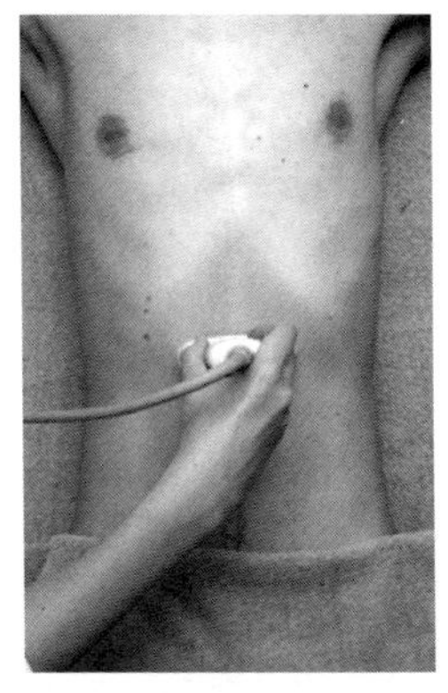

腹部正中横向扫查观察肾动、静脉起始部分。最好把探头向头侧或向下方倾斜着压迫消化管以避开消化道气体的干扰。

腹部正中横向扫查肾动脉、肾静脉

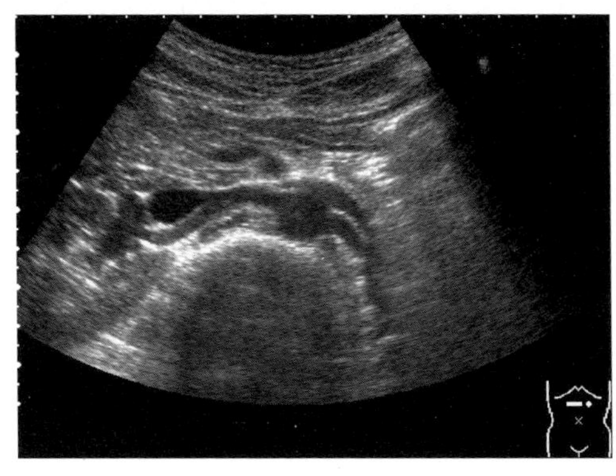

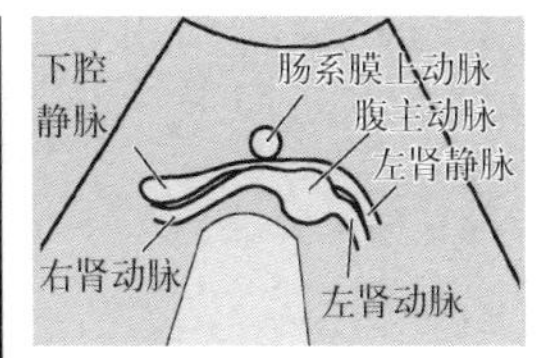

腹部正中横向扫查，可以观察到起始于腹主动脉右侧并走行于下腔静脉背侧的右肾动脉、起始于腹主动脉左侧的左肾动脉及走行于其前面的左肾静脉。

4. 输尿管

(1) 图像中不可能观察到正常的输尿管，若避开消化道的气体干扰在某种程度上可观察到扩张的输尿管。

(2) 侧腹部斜向扫查观察输尿管上部，可以观察到从肾盂连接至输尿管的上部。

（3）输尿管下段，通过利用膀胱声窗可能观察到输尿管膀胱移行部。

（4）输尿管中段，从腹壁进行纵向扫查，右输尿管在下腔静脉右侧，左输尿管在腹主动脉正中稍微向左，从外侧避开肠管探查更容易观察到。

输尿管膀胱移行部

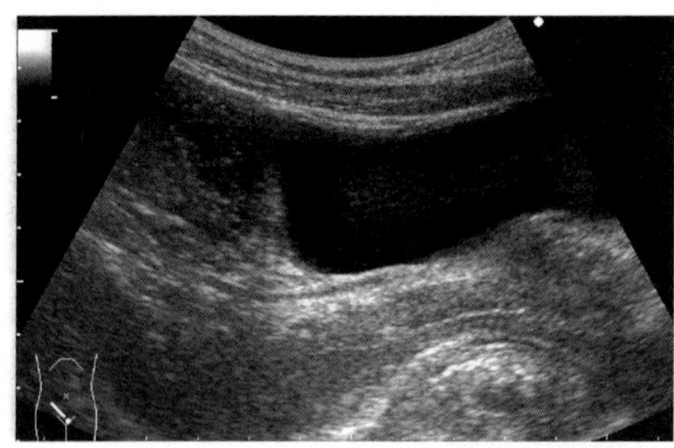

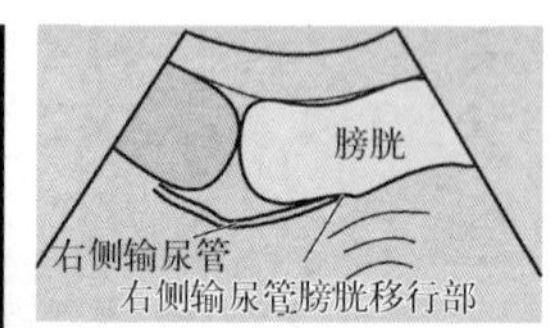

如果膀胱充盈一定量的尿液时，可以显示正常的输尿管膀胱移行部。

三、检查要点

在检查任何脏器时，为避免遗漏病变部位，都需要熟悉该脏器的正常解剖声像图。当探及与正常不同的声像图时应更仔细地观察。现将肾的超声检查要点简单总结如下（表 2-1）。

表 2–1　肾的超声检查要点

超声所见		代表性肾病
体积	肿大	急性肾盂肾炎，肾病综合征，急性肾功能不全，代偿性肥大，多囊肾，肾积水等
	萎缩	慢性肾功能不全，肾梗阻后，肾发育不良

续 表

超声所见		代表性肾病
形态	融合肾	马蹄肾
	肾表面的凹陷	肾外伤，肾梗阻后，慢性肾盂肾炎或者肾结核性瘢痕
	肾表面凹凸不平	慢性肾功能不全，胚胎期分叶状肾
	肾表面突出图像	肾肿瘤，单驼峰征
皮质、髓质的变化	皮质的回声增强	急性肾功能不全，肾病综合征，肾淀粉样变性，慢性肾功能不全
	皮质疏松	慢性肾功能不全
	髓质的回声增强	海绵肾，痛风性肾病
中心部回声声像图的变化	分离	肾积水，肾盂肿瘤，肾结石
	变形	肾肿瘤，肾柱增生，肾囊肿
	低回声区域	肾盂肿瘤，肾窦脂肪瘤病
	二分裂像	肾盂输尿管重复畸形
彩色多普勒所见	正常血流信号的缺损	肾梗阻，肾盂癌，肾囊肿，肾肿瘤，慢性肾功能不全
	异常的血流信号	肾细胞癌，肾动静脉畸形，肾动脉瘤

（一）体积

1. 正常肾的大小存在个体差异，一般其长径约100mm，短径50mm，左肾比右肾稍大。

2. 在作者所在医院，以长径120mm以上、短径60mm以上视为肿大。长径80mm以下（有时长径90mm以下）、短径40mm以下视为萎缩。

3. 肾肿大的代表性疾病是急性肾盂肾炎、肾病综合征、急性肾功能不全、代偿性肥大、多囊肾、肾积水等。

4. 肾萎缩的原因多见于慢性肾功能不全、肾梗阻后肾功能受损或肾发育不良。

（二）形态

1. 形态变化，除了马蹄肾为代表的融合肾以外，还有肾外伤、肾梗死后、慢性肾盂肾炎或肾结核等疾病后形成的瘢痕使皮质菲薄而出现的凹陷。

2. 常见来自肾外的压迹导致肾肿瘤样局限性隆起，比如脾的压迹导致左肾的肿瘤样局限性隆起，称为单驼峰征（dromedary hump）。

3. 正常变异有肾表面呈凹凸不平的胚胎期分叶状肾。

单驼峰征

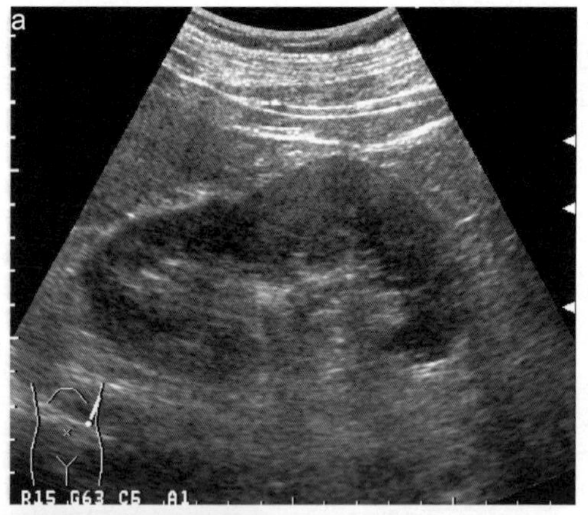

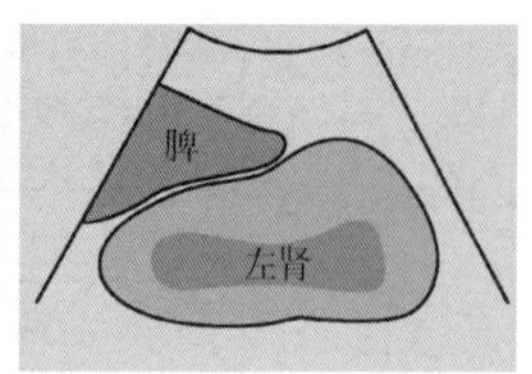

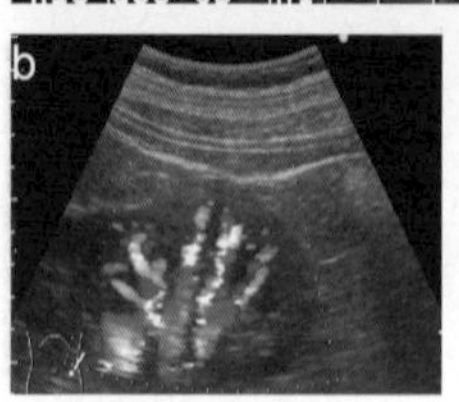

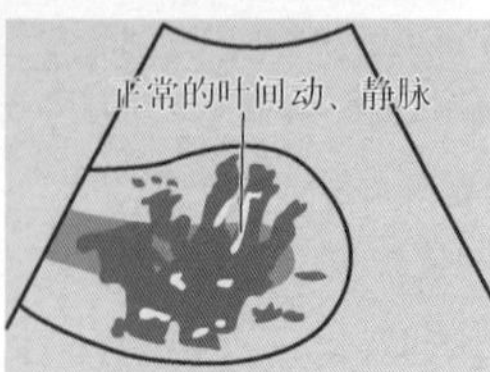

a. 左肾的上极侧受肿大脾的压迫，下极侧呈局限性隆起，此隆起部分称为单驼峰征。与肿瘤的区别在于其回声与周围实质部分相同，其隆起比较缓慢柔和。

b. 彩色多普勒检查示隆起部分内可探及和周围肾实质一样的未受压迫的叶间动、静脉血流信号。

胚胎期分叶状肾

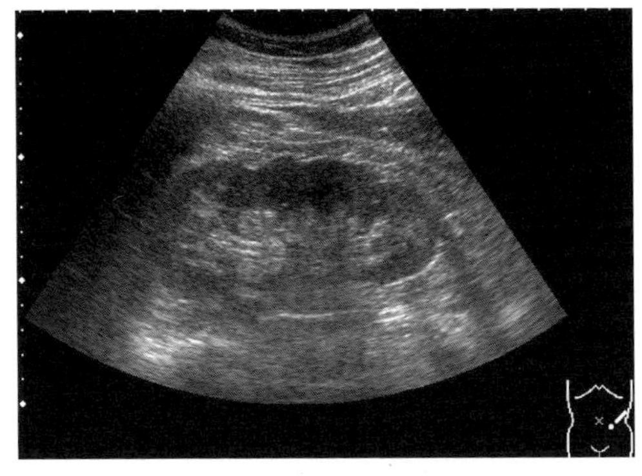

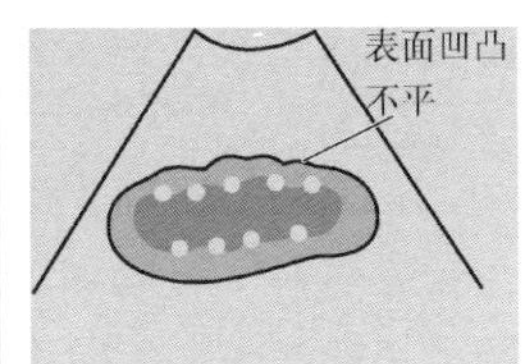

肾实质无菲薄化，表面呈凹凸不平，是胚胎期分叶构造，是胚胎期融合过程的变化。

（三）皮质、髓质的变化

1. 急性肾功能不全、肾病综合征及肾淀粉样变性的肾皮质回声增强。

2. 慢性肾功能不全和肾功能低下的肾皮质回声均增强和菲薄化，表现为肾萎缩回声。

3. 髓质回声增强主要见于肾锥体内的集合管扩张的海绵肾或尿酸盐结晶沉积于髓质内的痛风肾等。

急性肾功能不全病例皮质、髓质的变化

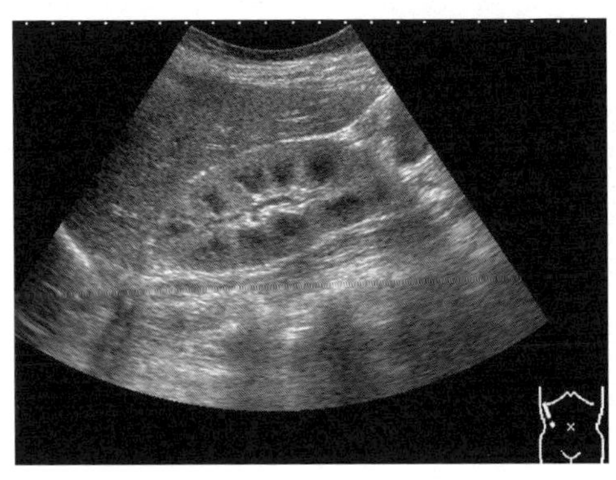

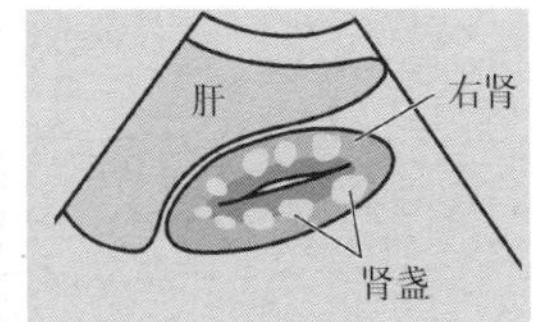

因急性阑尾炎引起的脱水导致肾前性肾功能不全的病例，可探及肾皮质回声增强，肾盏回声相对明显。

（四）中心部回声变化

1. 肾中央高回声区域称为中心部回声，由肾盂、肾盏及肾内血管等构成。

2. 肾中心部回声的变化见于肾积水、肾盂肿瘤、结石的分离、肾盂旁囊肿、肾肿瘤、Bertin 柱（肾柱）肥大，肾窦脂肪瘤所致的肾中心部扩张和低回声区，以及肾盂输尿管重复畸形所致的二分裂像等。

肾柱肥大

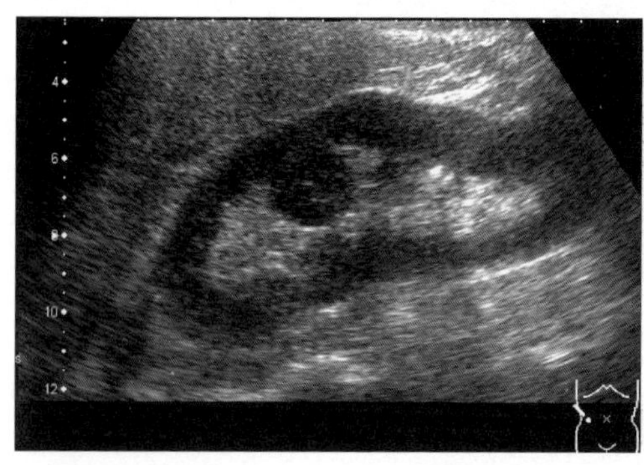

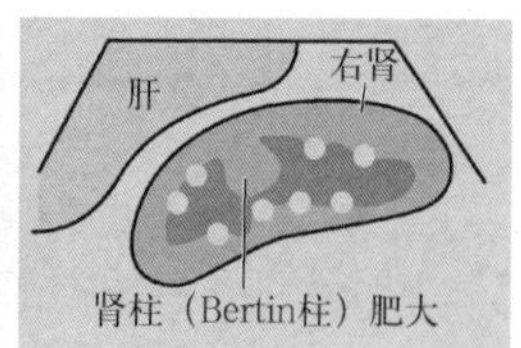

可探及由肾实质向肾盂内突出的肾柱（Bertin柱）。与肿瘤的鉴别是肾柱与肾皮质的连续性及内部回声类似于皮质回声。

肾窦脂肪瘤样病

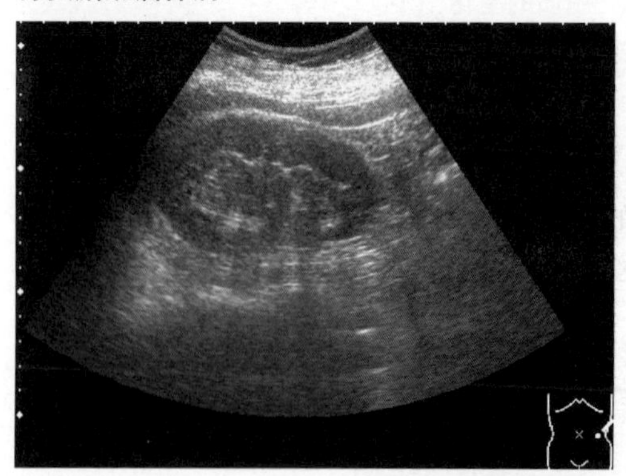

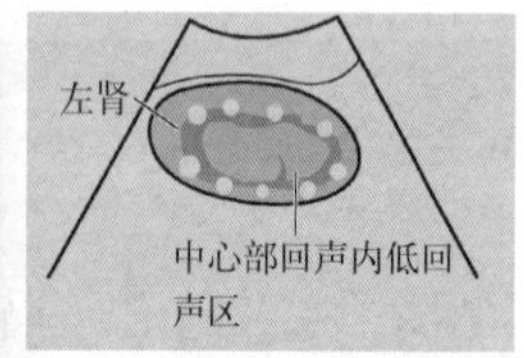

肾窦脂肪瘤样病是肾窦内脂肪组织增殖所致，肾中心部分回声内探及不规则低回声区域。

（五）肾结石、输尿管结石

1. 结石表现为伴有声影强回声（strong echo）。

2. 通过调整超声波的入射角度，声影有时显示清晰，有时显示不清，因此不仅在吸气状态下观察，在正常呼吸过程中也要观察。

3. 血管壁回声呈高回声，因此有时与小结石分辨不清，但是血管壁表现为两条短线状强回声。

（六）肿瘤性病变

1. 若探及肿瘤，需要观察肿瘤的形状、大小、边界、代表被膜的边缘低回声带的有无，内部回声及与周围的关系等。

2. 肾实质性肿瘤主要有肾细胞癌和肾血管平滑肌脂肪瘤等。肾细胞癌分为低回声肿瘤，高回声肿瘤，混合型肿瘤或者伴有囊性变的肿瘤等，各有其不同的回声。肾错构瘤（肾血管平滑肌脂肪瘤）大多数表现为高回声肿瘤。

3. 若肿瘤较大向肾外突出时，需要考虑肾周围浸润或者周围淋巴结转移，还要特别注意观察肿瘤周围。

4. 若肿瘤较大向肾外突出时，由于右肾与肾上腺或肝右叶相邻，左肾与肾上腺、胰尾部、脾相邻，有时难以确定肿瘤的脏器来源。在这种情况下，需要确认肿瘤与相邻脏器之间有无界线，若肿瘤来源于肾，需要确认肿瘤与肾之间有无“鸟嘴征”。

鸟嘴征（beak sign）：肿瘤向肿瘤来源的脏器外生长时，表现为肿瘤来源的脏器类似于张开的鸟嘴含着肿瘤一样，因此称之为鸟嘴征，这可提示肿瘤来源的脏器。

5. 肾细胞癌容易浸润于静脉内，这与是否适于手术治疗及选择今后治疗方案等有极大的关系，因此，怀疑肾细胞癌时必须确认肾静脉至下腔静脉内有无癌栓。

鸟嘴征

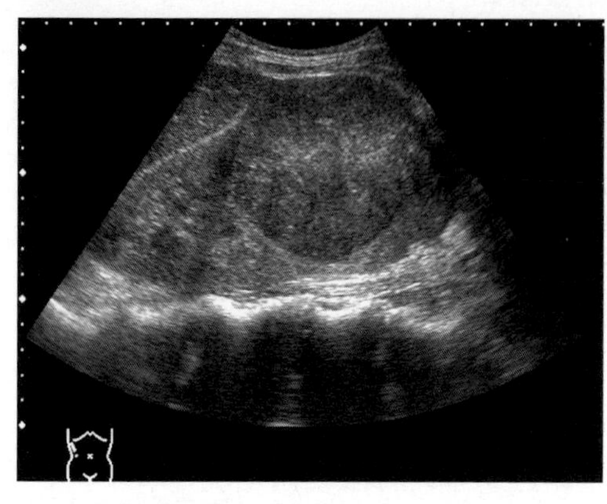

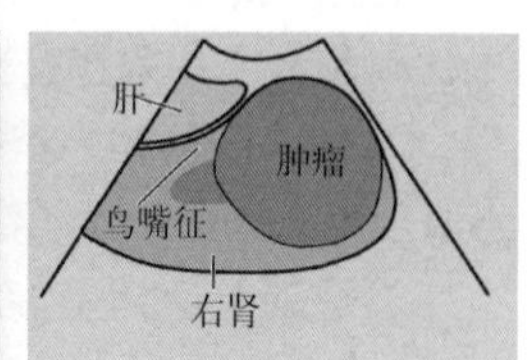

扫查到向右肾外突出的肿瘤。肾边缘肿瘤向外隆起，类似于鸟用嘴含着肿瘤。这种征象称为“鸟嘴征”，是提示肿瘤来源脏器的依据。

（七）超声多普勒检查

1. 移植肾功能评价指标到目前为止仍是叶间动脉或段动脉的最高血流速度或阻力指数（resistance index，RI）、搏动指数（pulsatility index，PI）。

2. 对肾功能不全或糖尿病肾病等的肾功能评价也需要利用上述指标，一般测定叶间动脉 3 处或 3 处以上不同部位的收缩期最高流速、扩张期最低流速、RI、PI。

3. 叶间动脉的标准值，诸多报道略有差别，但是最高的流速约 30cm/s，RI 在 0.6 左右，PI 在 1.0 左右（表 2-2）。

4. 彩色多普勒或能量多普勒检查能够评价肿瘤内血流或观察肾内血流的分布，血流信号缺失或减少应用于肾梗阻的诊断或有无肿瘤的判断，异常血流信号的检出应用于肾动静脉畸形或肾动脉瘤的诊断。

5. 判断肾血管性高血压的肾动脉是否狭窄，主要测量肾动脉起始部最高血流速度，以狭窄部位最高血流速度超过 180cm/s 作为基准（表 2-2）。另外，彩色多普勒超声检查还可用于确认肾静脉血栓的有无。

表 2-2　正常人的肾大小和肾动脉血流基准值

		右肾	左肾	平均
肾大小（mm）	长径	103±9.3	106±7.4	104±8.4
	短径	52±7.8	52±7.5	52±7.6
叶间动脉	V_{max}（cm/s）	27.9±2.2	28.1±2.2	28.0±2.2
	RI	0.61±0.04	0.59±0.05	0.60±0.05
	PI	1.00±0.12	0.96±0.13	0.98±0.13
段动脉	V_{max}（cm/s）	41.9±5.2	43.3±5.8	42.6±5.5
	RI	0.60±0.05	0.60±0.05	0.60±0.05
	PI	1.00±0.16	0.99±0.14	1.00±0.15
肾动脉起始部	V_{max}（cm/s）	95±18.5	81±18.1	88±14.8
肾动脉起始部 / 腹主动脉		0.79±0.17	0.67±0.14	0.73±0.16

（n=30，21 ~ 49 岁）

6. 彩色多普勒检查可以确认肿瘤内有无流入血流信号。一般情况下，肾细胞癌的血流信号丰富，肾错构瘤、转移性癌及肾盂癌的血流信号不丰富。

7. 囊性肿瘤内探及回声，多见于肾细胞癌囊性变或伴有出血或感染的囊性肿瘤等。鉴别其内回声是实性肿瘤还是出血所致的凝血块等主要利用彩色多普勒或能量多普勒检查进一步确认其内部有无血流信号。

糖尿病肾病

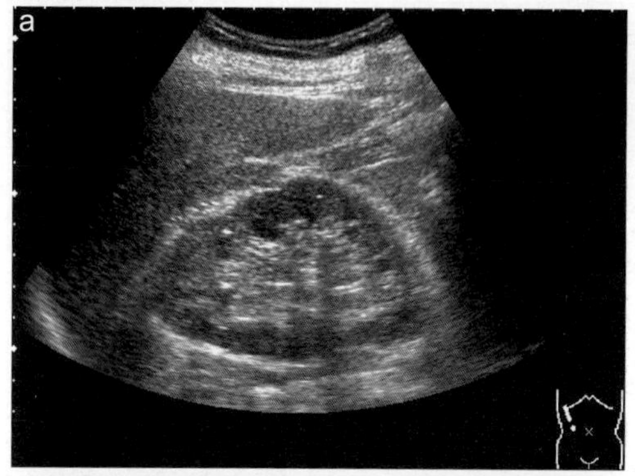

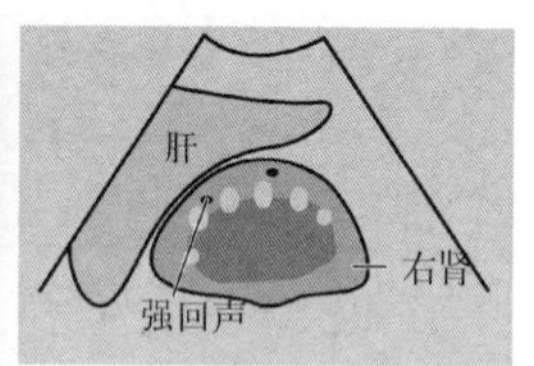

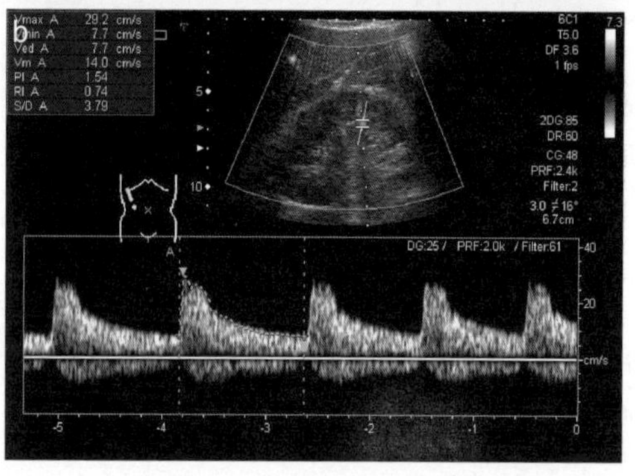

a.1 年前开始糖尿病治疗的患者，右肾二维超声声像图上仅探及 3mm 左右的强回声（strong echo），未见明显的肾萎缩和肾皮质的菲薄化。

b. 脉冲多普勒检查，叶间动脉的血流频谱与正常人比较均高，RI 0.74，PI 1.54。

四、疾病各论

（一）肾盂输尿管重复畸形

duplicated renal pelvis and ureter

【超声声像图特点】

1. 肾中心部回声（central echoes，central echo complex，CEC；集合系统）大多数呈上下排列的两部分。

2. 肾的横断面扫查可确认中心部回声（集合系统）完全分为两部分。

3. 可确认两条输尿管（通常难以探及，然而肾盂扩张时肯定能够探及）。

【临床】

1. 肾盂输尿管重复畸形是指一个肾内形成上下排列的 2 个肾盂，并有相应的 2 条输尿管的先天性畸形。

2. 如果 2 条输尿管均开口于膀胱称为完全型重复肾盂输尿管；如果 2 条输尿管中途汇合为 1 条称为不完全型重复肾盂输尿管。

3. 完全型重复肾盂输尿管的 2 条输尿管相互交叉，来自上半肾的（上组）输尿管开口于膀胱内的位置远于来自下半肾的（下组）输尿管开口于膀胱内的位置，即来自下半肾的（下组）输尿管开口于膀胱近位侧（Weigert-Meyer 法则）。

重复肾盂输尿管的类型

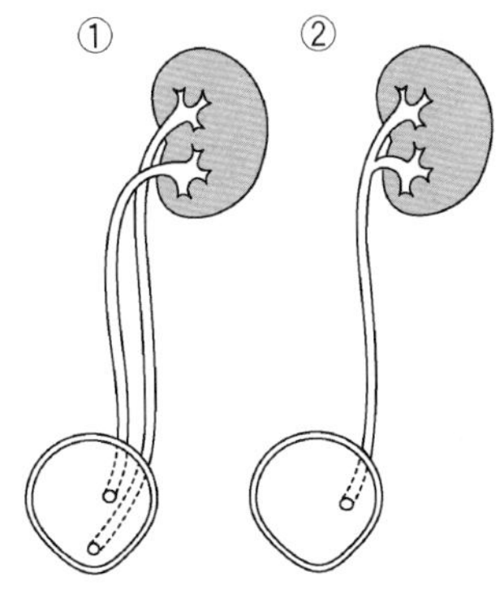

①完全型重复肾盂输尿管
②不完全型重复肾盂输尿管

【注意点】

1. 如果正常的肾大盏汇合部位位于肾门侧时，纵向扫查的超声波入射角度不同，中心部回声（集合系统）也显示为分成两部分，因此必须横向扫查确认中心部回声（集合系统）的完全分离。

2. 观察膀胱，确认输尿管囊肿是否存在。

3. 三重复肾盂输尿管很罕见，同样也分为完全型和不完全型。

病例 1 肾盂输尿管重复畸形

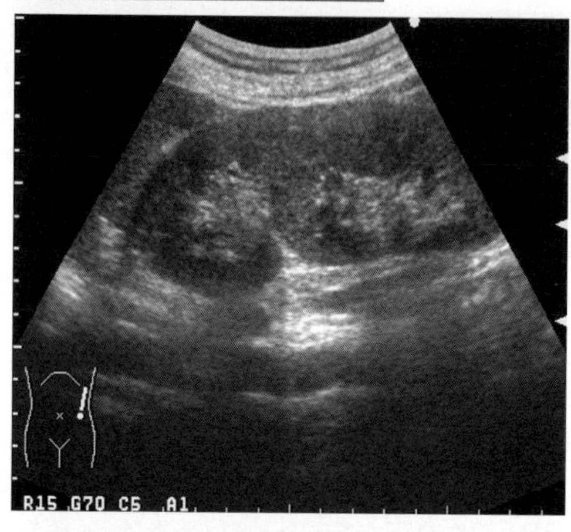

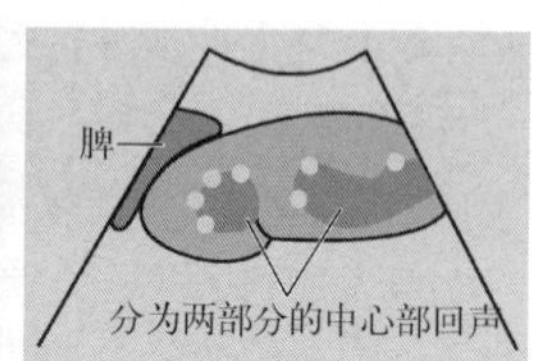

肾中心部回声表现为上下排列的两部分，并能够确认与各自的肾盂相连续的输尿管。

病例 2 肾盂输尿管重复畸形

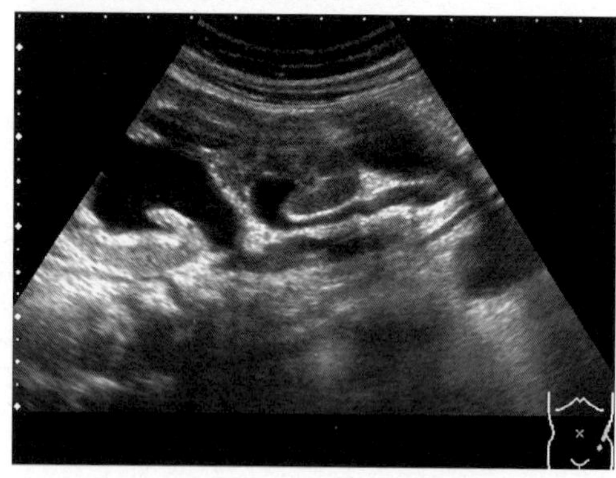

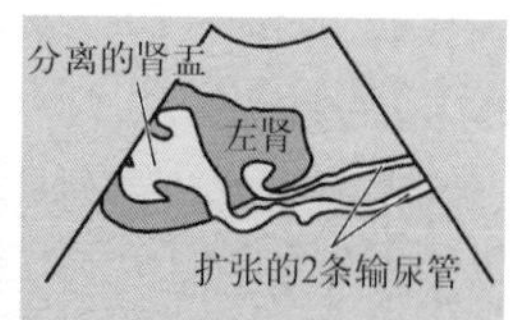

出生后不到半年的患儿，完全型重复肾盂输尿管伴肾积水。肾盂分为两部分，特别是上半部肾盂分离，各自的输尿管也扩张，排尿期膀胱尿道造影（VCG）诊断为膀胱输尿管逆流（VUR）Ⅲ级。

（二）马蹄肾

horseshoe kidney

【超声声像图特点】

1. 双肾下极融合，于脐部附近的腹主动脉前面可探及融合部（峡部）。

2. 肾表现为细长，侧腹部纵向扫查肾下极的边缘部显示不清。

【临床】

1. 双侧肾下极侧相互融合的先天性畸形，呈马蹄铁状。有时也可见上极侧相互融合的马蹄肾，但是很罕见。

2. 融合部称为峡部，由肾实质或纤维结缔组织构成。

3. 通常马蹄肾的肾门部位于前方，肾轴上极偏向外侧，呈"倒八字"形，输尿管走行于峡部前面，因此尿路流通受阻易并发肾积水或输尿管结石。

4. 马蹄肾在融合肾中最常见，融合肾其他类型有盆腔内肾的融合、交叉融合肾等。

5. 马蹄肾大多数无症状，有时有 Rovsing 征，伸展脊柱时产生腹痛或呕吐、呕气。

【注意点】

1. 肾下极边缘显示不清晰时，怀疑马蹄肾，需要确认腹主动脉上是否有融合部。

2. 因融合部位于腹主动脉上，需要与淋巴结肿大鉴别，鉴别要点是纵斜向扫查可以确认融合部与肾的连续性。

3. 18- 三体综合征和 Turner 综合征，经常并发马蹄肾等肾畸形。

病例 1 马蹄肾

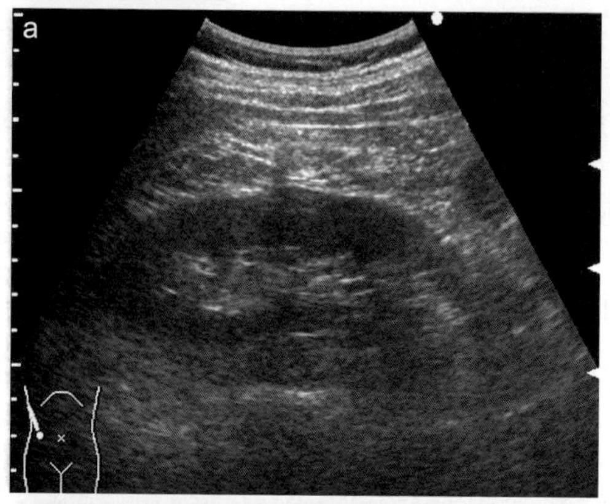

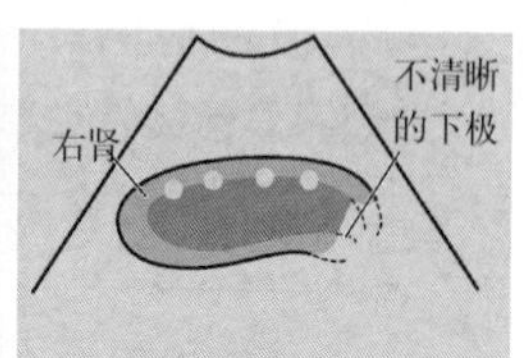

右肾下极的边缘显示不清晰，边缘有向正中方向深部呈弧形包绕样延伸。

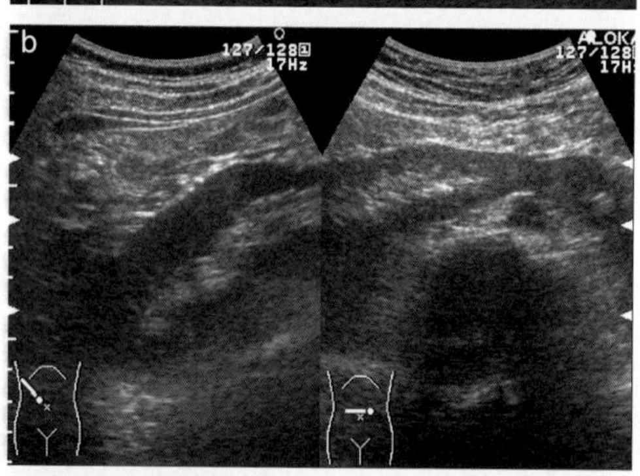

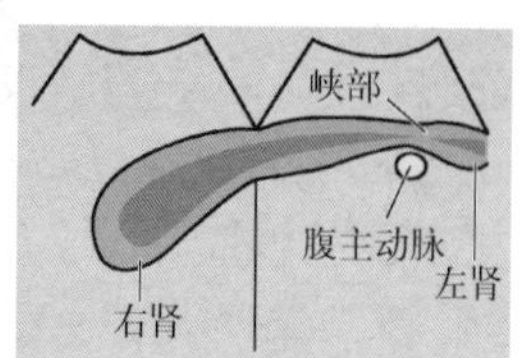

右肾下极细长，向正中侧连续性延伸，于腹主动脉腹侧可探及与左肾下极相融合。

病例 2 马蹄肾

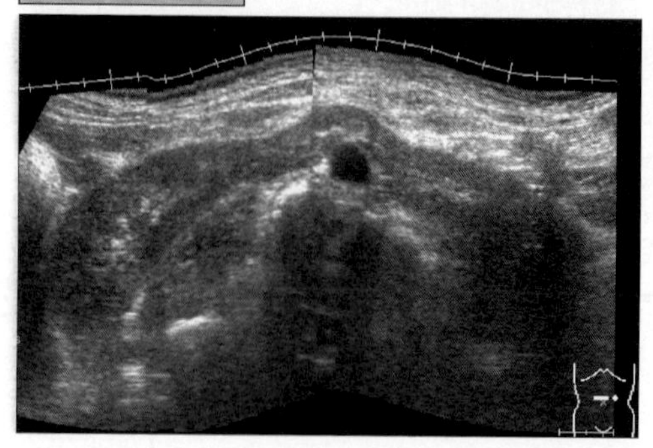

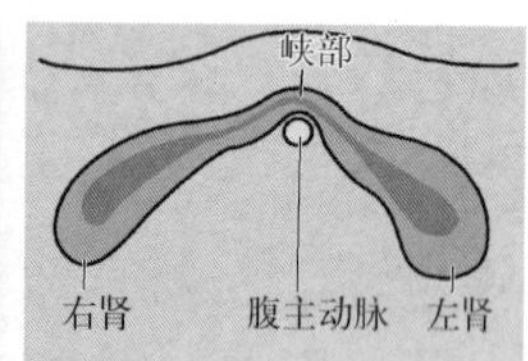

双肾下极在腹主动脉腹侧相互融合。

（三）异位肾

ectopic kidney

【超声声像图特点】

1. 在盆腔和髂窝等处可探及异位肾。

2. 正常位置上未探及肾时，搜索异位肾的同时，确认是否存在因融合肾导致的肾形态异常。

【临床】

1. 肾在发育期最初位于骨盆内，随着胎儿发育逐渐上升至腹部，如果上升发生障碍，即未能上升滞留于盆腔时称为盆腔肾（pelvic kidney）；如果上升停止于髂总动脉前面时则称为腰部肾（lumbar kidney）；如果上升过度至第10胸椎位置时便称为胸腔肾（thoracic kidney），这种情况较罕见。

2. 盆腔肾，因旋转不良肾门部位于前方，肾轴倾斜呈垂直或水平位。

3. 不伴融合肾的异位肾包括输尿管开口于膀胱的位置位相反的交叉性异位肾（crossed ectopic kidney）。交叉性异位肾包括：肾位于同侧的交叉性肾变位，单一肾并输尿管开口于膀胱的位置位相反的孤立交叉性肾变位，以及双肾的输尿管开口位置逆转的双肾交叉性变位等。

4. 伴有融合肾的异位肾包括融合性下方变位肾、S状肾、块状肾、L形肾、圆盘肾及融合性上方变位肾。

5. 异位肾有时合并生殖器畸形。常见有双角子宫、子宫阴道发育不良或缺损，隐睾、双尿道等。

【注意点】

在正常肾位置上未探及肾时，除异位肾外，有可能是因肾显著萎缩或单侧肾缺如而未显示。此时，大多数另一侧肾代偿性肥大。

异位肾（盆腔肾）

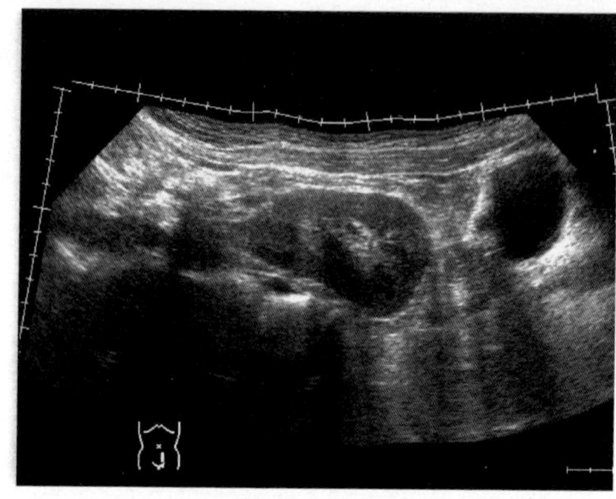

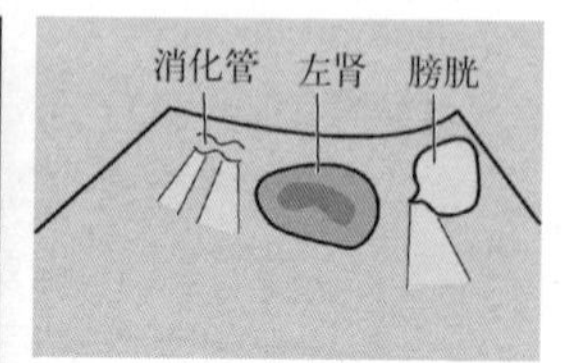

左下腹部纵断面声像图。在盆腔左侧膀胱附近探及左肾的盆腔肾。右肾位置正常。

（四）肾囊肿、肾盂旁囊肿、肾盏憩室

renal cyst，parapelvic cyst，calyceal diverticulum

【超声声像图特点】

1. 单纯性肾囊肿

（1）呈境界清晰的球形肿瘤，内部呈无回声，后方回声增强。

（2）位于皮质内或向皮质外突出。

（3）囊肿壁薄均匀，有时也伴有隔膜。

（4）囊肿壁有时伴有钙化。

（5）如果囊内出血或感染，内部即伴有回声（complicated cyst）。

2. 肾盂旁囊肿　中心部回声（集合系统）内部探及囊肿，囊肿较大时中心部回声分离。

3. 肾盏憩室

（1）中心部回声（集合系统）附近可探及囊性肿瘤，与单纯性囊肿比较其形状不规则及后方回声增强略差。

（2）肾盏憩室可伴有结石或钙乳。

【临床】

1. 单纯性肾囊肿（simple renal cyst）

(1) 考虑因肾单位闭塞、远端小管或集合管的憩室变大而形成的液体潴留，见于肾皮质。

(2) 肾囊肿在肾肿瘤性病变中最常见，且有随着年龄的增长而增多的趋势。

(3) 多发于肾的边缘部，有的伴有隔膜。

(4) 既有单侧性或双侧性的，也有单发或多发的。

(5) 大小不等，也可超过10cm。

(6) 大多数无症状，变大而压迫周围脏器时引起疼痛等。

(7) 有时合并出血或感染等，囊肿内容物内伴有出血或高蛋白等成分时，其超声表现与单纯性囊肿不同，囊内探及回声，称为复杂性囊肿（complicated cyst）。

2. 肾盂旁囊肿（parapelvic cyst）

(1) 位于肾门区的囊性肿瘤，考虑为淋巴源性囊肿。

(2) 囊肿较大时，压迫肾盂肾盏有时引起肾积水。

(3) 与肾积水鉴别要点是：肾盂旁囊肿并不与肾盂、输尿管相交通的独立性囊肿。

3. 肾盏憩室（calyceal diverticulum）

(1) 肾盏憩室是与肾盏相交通的先天性囊肿，称为肾盂源性囊肿（pyelogenic cyst）。

(2) 肾盏憩室是由肾盏向皮质侧突出的憩室，因此，想排空其中的尿液较困难，其内尿液因浓缩而容易形成钙乳或结石。

【注意点】

1. 肾囊肿大多数向外突出，容易漏诊，应给予注意。

2. 囊肿内出血时内部有回声，需要与囊肿内肿瘤鉴别。彩色多普勒检查可确认内部回声中有无血流信号。囊肿内出血时其内部无血流信号。

3. 肾门部的动脉瘤或动静脉畸形也常表现为囊肿样回声，但其后方回声无明显增强，可借彩色多普勒检查内部探及血流信号进行鉴别。

4. 肾门区肾静脉随着扫查方向不同可表现为囊肿样回声，两者的鉴别要点是与下腔静脉的连续性或彩色多普勒检查可以探及血流信号等。

5. 因肾盏漏斗部狭窄而致的肾盏扩张称为肾盏积水（hydrocalycosis）。肾盏扩张可以是单个或多个。其原因除了先天性漏斗部狭窄或巨大肾盏症外，也见于肾盏结石造成的狭窄。应与肾盏憩室或肾积水相鉴别，肾盏积水表现为与正常肾盏部分相同的囊肿样无回声区，其内大多数可探及钙乳或结石。

6. 较大的多房性肾囊肿（multilocular cyst），需要与囊性肾细胞癌鉴别。通常是单侧性孤立性肿瘤，大多数间隔内不含肾单位，而含有不成熟的组织，被称为多房囊性肾细胞瘤（multilocular cystic nephroma, MLCN），其归属于肾母细胞瘤，较为罕见。多发生于 4 ~ 20 岁或 40 岁以后两个年龄段，幼儿多为男性，成人多见于女性。在幼儿，常伴有肾母细胞瘤成分，因此又称为部分分化型囊性肾母细胞瘤（cystic partially differentiated nephroblastoma，CPDN）。另外，应注意也有合并肾细胞癌或 Wilms 瘤的情况。

7. 肾或输尿管外伤等引起尿液渗漏于肾周围而形成的尿性囊肿被称为尿瘤（urinoma）。

病例 1　肾囊肿

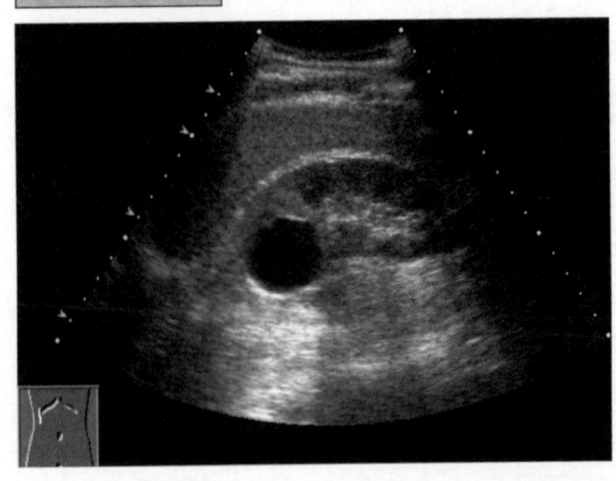

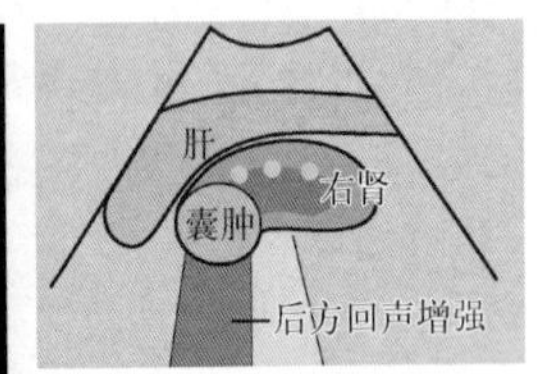

右肾上极侧探及内部无回声、后方回声增强的球形囊性肿瘤。

病例2 肾囊肿（囊内出血）

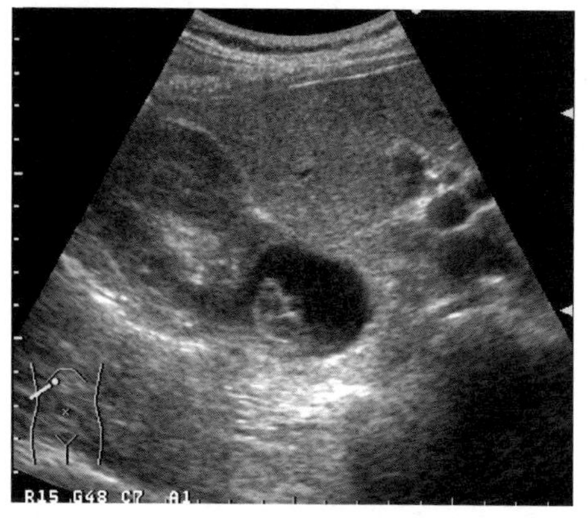

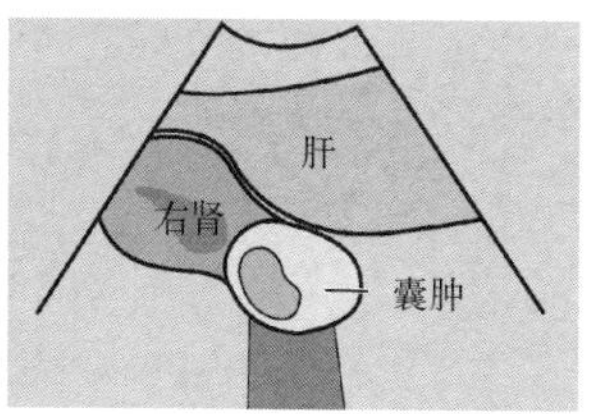

探及向右肾外突出的囊性肿瘤。囊内可见疑为凝血块的不定形的实性回声。

病例3 肾囊肿（囊内出血）

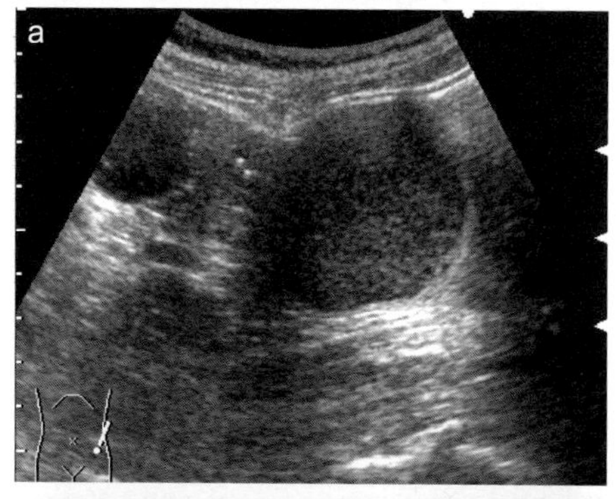

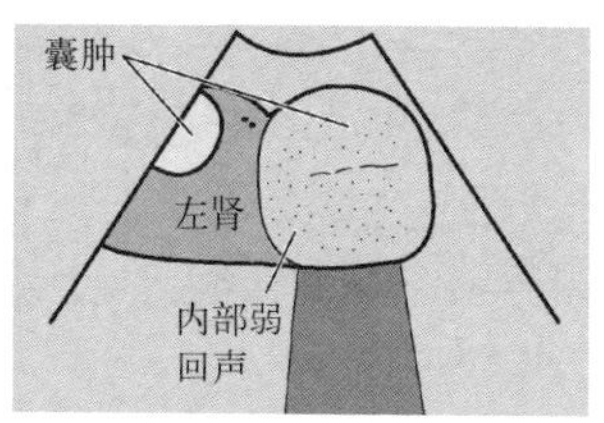

探及向左肾外突出的囊性肿瘤。囊内可见弱回声、后方回声增强的囊性肿瘤。

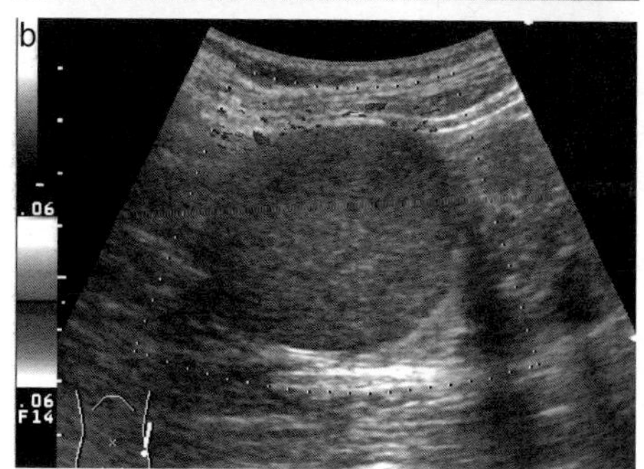

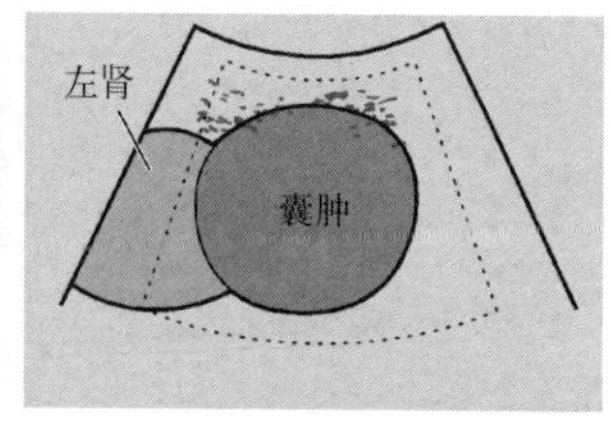

彩色多普勒检查肿瘤内部未探及明显的血流信号。

病例 4 肾盂旁囊肿

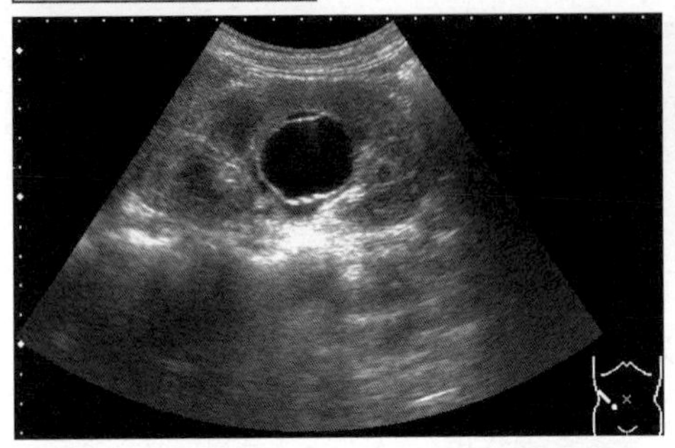

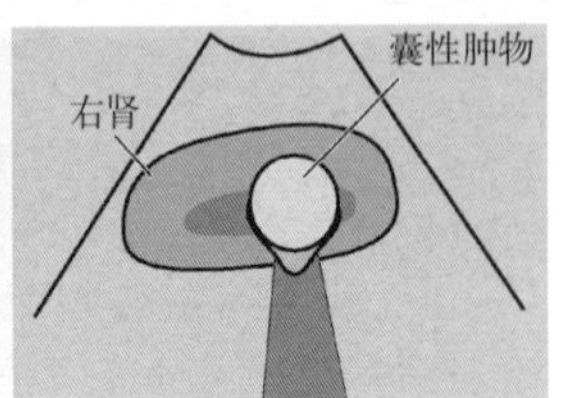

右肾中心部回声(肾窦)内探及囊性肿瘤，肾盂因受压迫略显分离。

病例 5 肾盏憩室

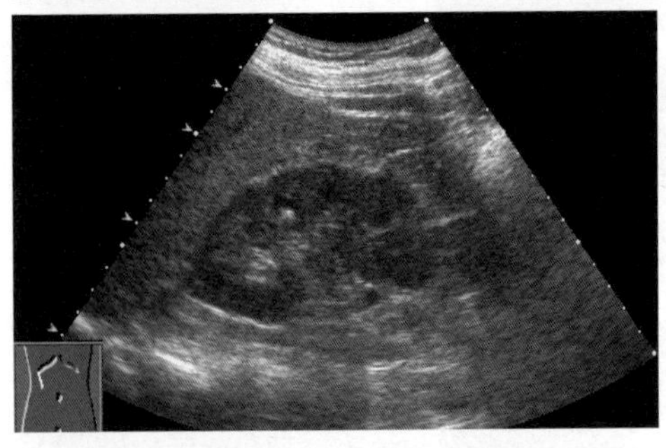

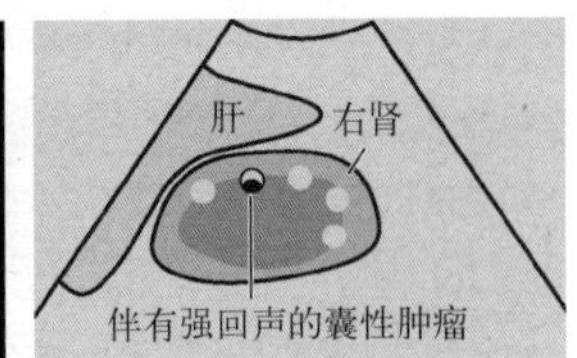

肾实质内中心部回声附近探及内部伴有的小囊性肿瘤,是伴有钙乳的肾盏憩室。

病例 6 肾盏积水

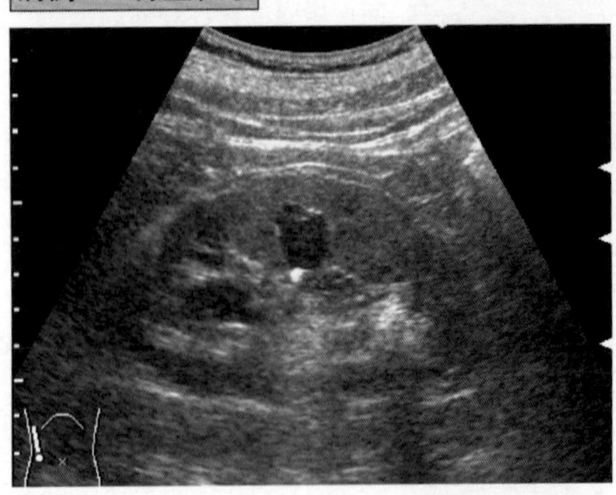

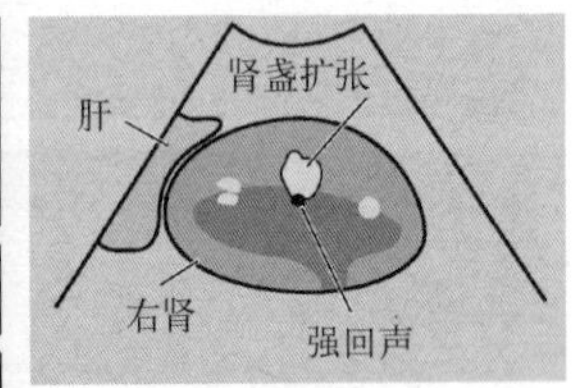

右肾的肾盏扩张，肾盏颈部探及强回声。

病例 7 多房性肾囊肿

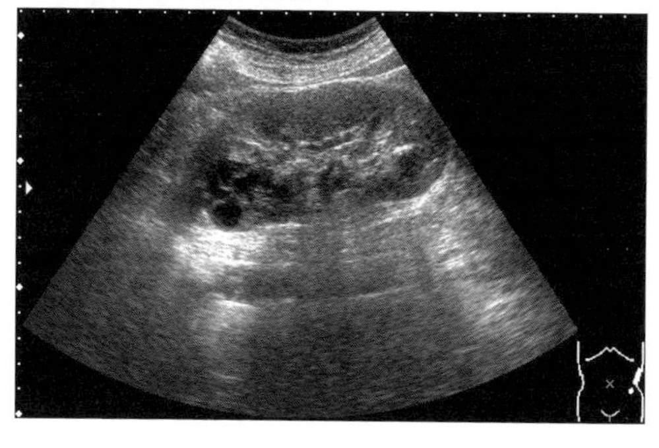

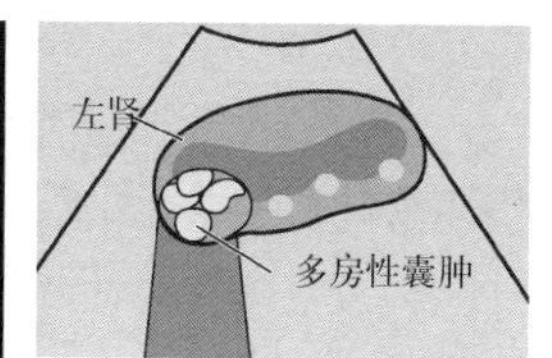

成人型多房性肾囊肿的病例。左肾上极探及单侧性多房性肾囊肿，超声检查难以与囊性肾细胞癌鉴别。

（五）多囊肾

polycystic kidney

【超声声像图特点】

1. 常染色体显性遗传多囊肾病

（1）随着年龄的增长囊肿的数量或大小也在增加，成人型呈双侧性，肾内布满无数个大小不等的囊肿。

（2）肾体积肿大，正常的肾实质几乎显示不清。

（3）小儿期肾皮质内探及非常小的囊肿。

2. 常染色体隐性遗传多囊肾病

（1）中心部回声（肾窦）显示不清晰，肾整体呈弥漫性高回声。

（2）肾双侧性肿大。

【临床】

1. 常染色体显性遗传多囊肾病（autosomal dominant polycystic kidney disease，ADPKD）

（1）本病又称成人型多囊肾病，遗传性多囊肾之一，遗传性肾疾病中发病率最高。责任基因（异常基因）位于第 16 号染色体短臂上的 PKD 1 基因和第 4 号染色体短臂上的 PKD 2 或 PKD 3 基因等。

（2）小儿期开始肾皮质内形成数个小囊肿，随着年龄的增长数量和大小都会增加，到成人期双肾内布满无数个大小不等的囊肿。

（3）多发病于 30 ～ 40 岁，大多数因背部痛或血尿、高血压等症状而被发现。

（4）随着囊肿的增大和增加，正常的肾单位受压迫而萎缩或纤维化导致肾功能进行性低下，40 岁以后会出现肾衰竭。

（5）肾以外的脏器内也能探及多发形态相似的囊肿，多见于肝，其次为脾、胰腺及肺等，此种多脏器内探及多发囊肿的疾病称为多囊肿性疾病（polycystic disease）。

（6）囊肿壁或实质内大多探及钙化，也可伴有囊肿内出血或感染。

（7）多数会合并大肠憩室或脑动脉瘤、心脏瓣膜症等。

2. 常染色体隐性遗传多囊肾病（autosomal recessive polycystic kidney disease，ARPKD）

（1）本病又称婴儿型多囊肾病，为遗传性多囊肾之一，较罕见。责任基因（异常基因）位于第 6 号染色体短臂的局部。

（2）本病来源于集合管的囊肿和集合管扩张性囊肿，双肾内探及无数个小囊肿。由于存在着大量的小囊肿而难以显示出明显的囊肿，无数散乱、反射的回声导致肾实质增强并显示出肾体积肿大。

（3）从幼儿期开始会出现肾功能不全且多数都会死亡，预后极其不良。另外，合并因羊水过少造成肺部发育不良的 Potter 综合征，导致死产或新生儿期死亡。

（4）肾外表现有伴有肝纤维化的门静脉压亢进症、胆管扩张等。

【注意点】

1. 尽管很罕见，但常染色体显性遗传多囊肾病偶尔也会合并肾癌，因此需要仔细观察囊肿内有无实性病变。

2. 出生后获得性肾囊性疾病（acquired cystic disease of kidney，ACDK），如慢性肾衰竭而长期透析患者的多囊性萎缩肾又称为获得性多囊肾（参见慢性肾功能衰竭）。

3. 胎生期肾单位、集合管、肾盂发育不良，肾小管膨大部前端呈囊状，数个大小不等的囊肿形成葡萄状囊肿称为多囊肾（multicystic kidney）或多囊性肾发育不良（multicystic dysplastic kidney）。是肾实质或肾盂、肾盏、输尿管缺如的发育不良，是一侧性的。另外，对侧肾也可探及膀胱、输尿管的尿液逆流或肾积水。本症大多数可在胎儿期超声检查时被发现。

4. 除先天性多囊肾以外也有疾病形成肾囊肿，如结节性硬化症或 von Hippel-Lindau 病等。

病例 1　多囊肾

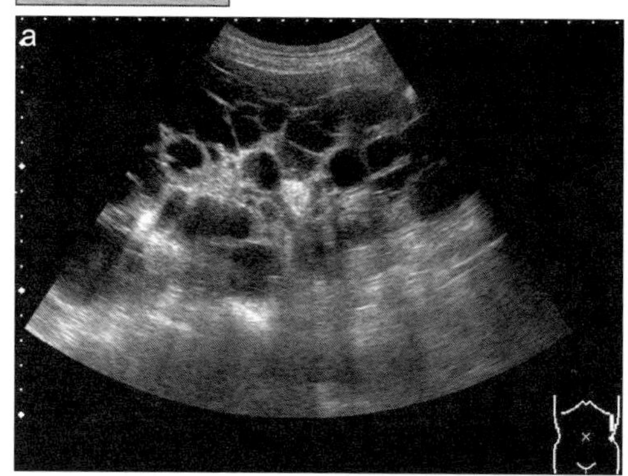

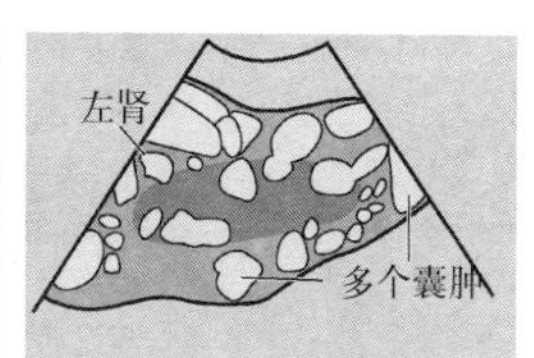

因侧腹部疼痛和触及肿瘤而进行超声检查。双肾内探及几乎占满整个肾的数十个囊性肿瘤，双肾明显肿大，皮质几乎难以显示，表现为多囊肾所见。尿定性检验蛋白（+++），隐血（±），示肾衰竭。另外，对侧肾也出现多囊肾症状。

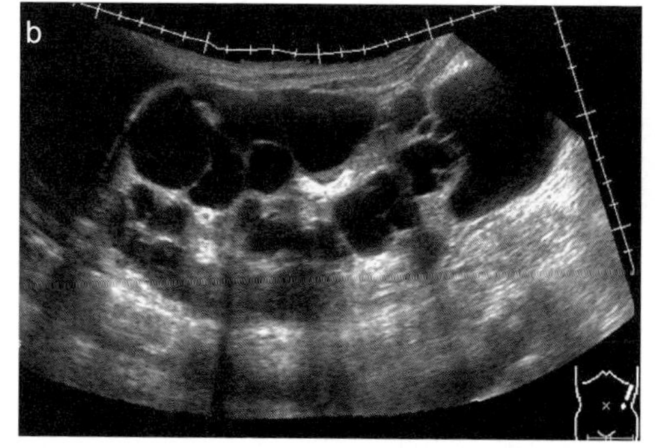

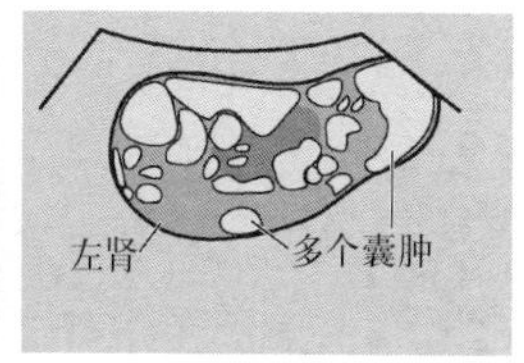

超宽视野超声成像。在一个切面上显示出大小不等的囊肿几乎占据满了整个肾。

病例 2 常染色体隐性遗传多囊肾病

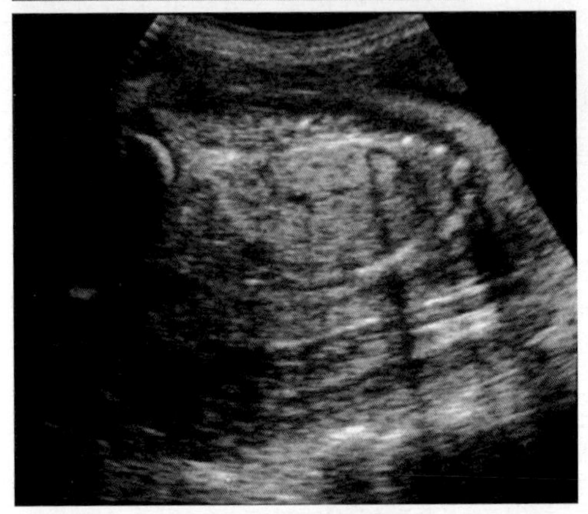

病例提供：东海大学医学部附属医院

整个胎儿肾呈强回声

胎儿肾，中心部回声（肾窦）显示欠清，整个肾呈强回声。

病例 3 多囊性肾发育不良

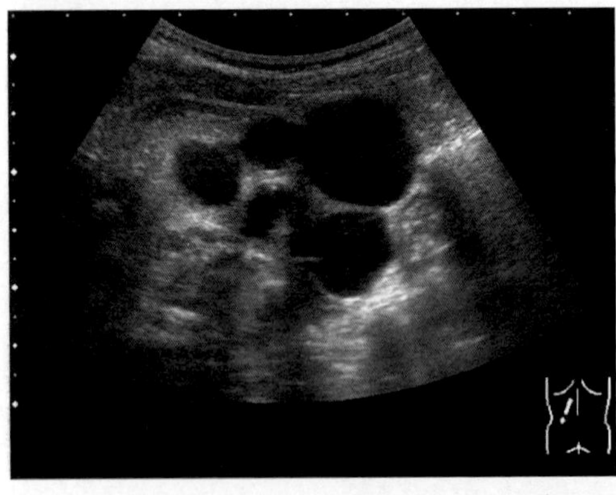

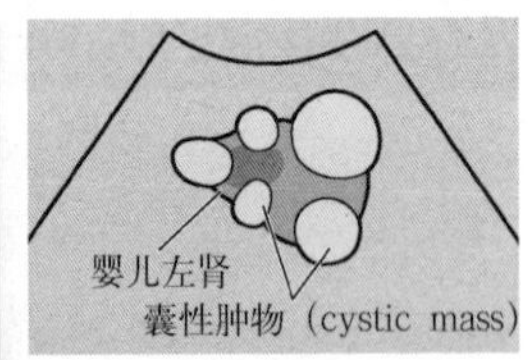

婴儿左肾超声声像图（胎儿产前超声检查已确诊）。左肾内被数个囊性肿物占据，仅见少量肾实质。

（六）肾结石

renal stone

【超声声像图特点】

1. 肾结石是指肾内伴有高回声（strong echo）的图像。
2. 占据中心部回声（肾窦）区的大结石称为珊瑚状结石。

3. 肾盏憩室或肾盏积水的内部常见沉积物样高回声（钙乳）或结石。

4. 肾实质内的高回声（肾小管酸中毒或海绵肾所致的钙化）。

5. 肾门至肾髓质周围高回声（肾动脉壁的钙化）。

6. 肾被膜下的高回声(外伤或出血等所致的血肿吸收后的变化)。

【临床】

1. 肾结石和输尿管结石合称为上尿路结石，膀胱结石和尿道结石合称为下尿路结石。

2. 肾结石根据其发生部位，有肾盏结石、肾盂结石和占据肾盂肾盏内的珊瑚状结石。

3. 结石包括草酸钙结石、磷酸钙结石、磷酸镁结石、尿酸结石、胱氨酸结石、黄嘌呤结石等，其中草酸钙结石或磷酸钙结石最多见。另外，尿酸结石、胱氨酸结石、黄嘌呤结石容易被X线透过，因此，在腹部X线平片上显影困难。

4. 肾结石症状，除了腰背部痛和血尿以外，也会有结石排出。

5. 肾除了在肾盂、肾盏内形成结石以外，也可因多种原因在肾内形成钙化。除了肿瘤内可形成的钙化以外，还有海绵肾（medullary sponge kidney）或痛风肾（gouty kidney）在髓质内形成的钙化，肾小管酸中毒（renal tubular acidosis，RTA）的远位型（Ⅰ型）在髓质内形成的钙化，结核在乳头部区形成的钙化或累及整个肾的钙化（自截肾），弓状动脉等肾动脉壁上的钙化，以及肾外伤后或出血后在肾边缘形成的钙化等。

6. 除了肿瘤、梗死、炎症及结核以外，在肾实质内形成的弥漫性钙化称为肾钙化症。大多数为髓质钙化症，多见于甲状旁腺功能亢进症、海绵肾及肾小管酸中毒等疾病，与长期高钙血症或酸中毒等相关。皮质钙化症多见于慢性肾小球肾炎或急性肾皮质坏死等疾病。

7. 肾小管酸中毒分为远端肾小管的酸排泄障碍的Ⅰ型、近端肾小管的重碳酸离子再吸收障碍的Ⅱ型和远端肾小管的醛固酮高钾血症的Ⅳ型，没有Ⅲ型。Ⅰ型的病因有遗传性或系统性红斑狼疮（SLE）或干燥综合征（Sjögren’s syndrome）等自身免疫性疾病，还有药物性，以磷酸钙性肾结石为多见。

【注意点】

小于 5mm 的肾结石几乎无声影，但是，超声入射角度微妙的变化可以显示点状高回声和声影。因此，平静呼吸时或改变经肋间扫查的位置，有时会出现声影，因此，不仅要在吸气时观察，还应在呼气时或改变经肋间扫查的位置时进行观察。

病例 1 肾结石

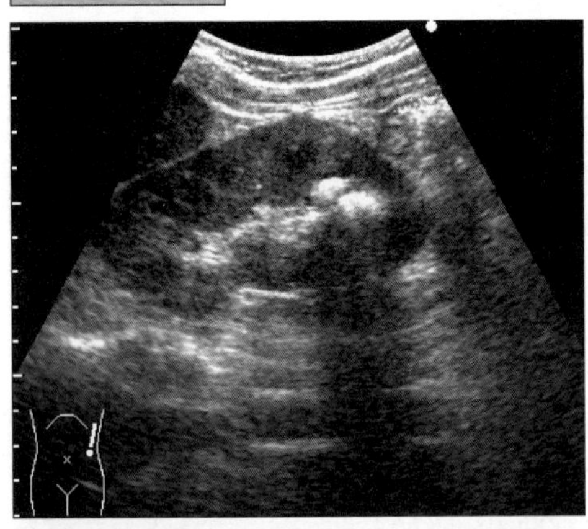

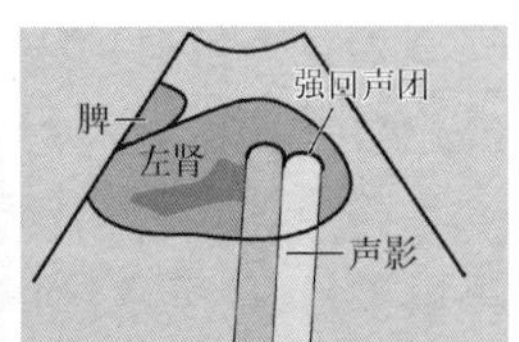

左肾下极侧探及 2 个重叠的伴有声影的强回声团。

病例 2 肾结石

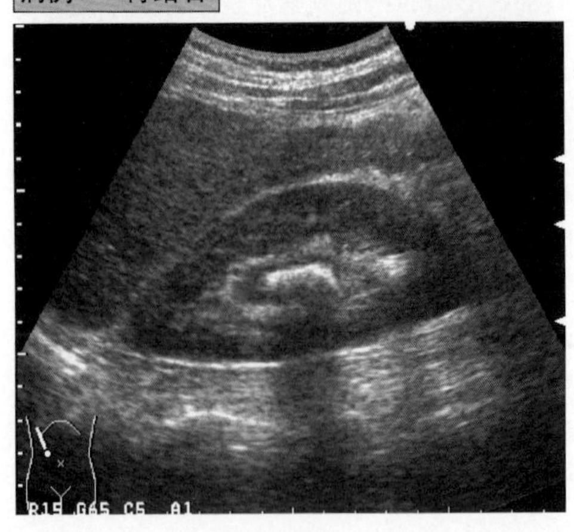

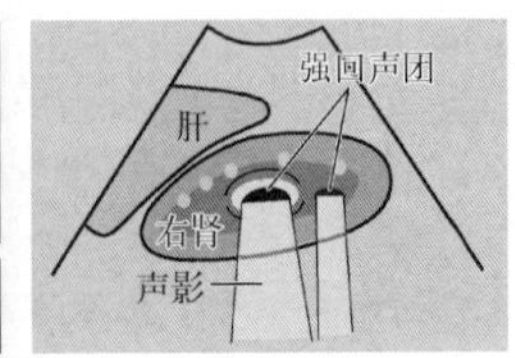

右肾肾窦内探及伴有声影的强回声团。尿化验显示隐血（++）。

病例 3 肾结石

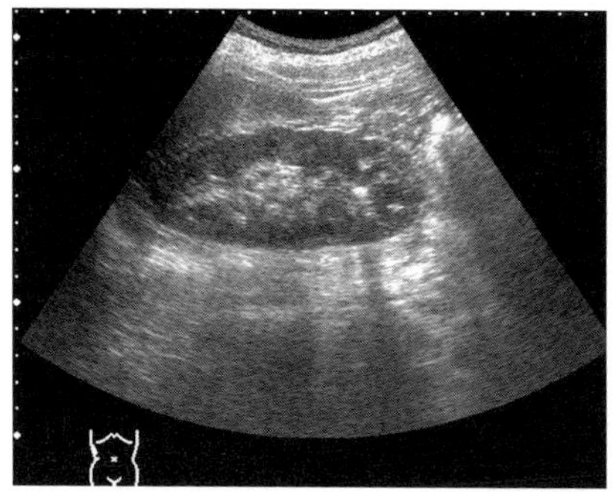

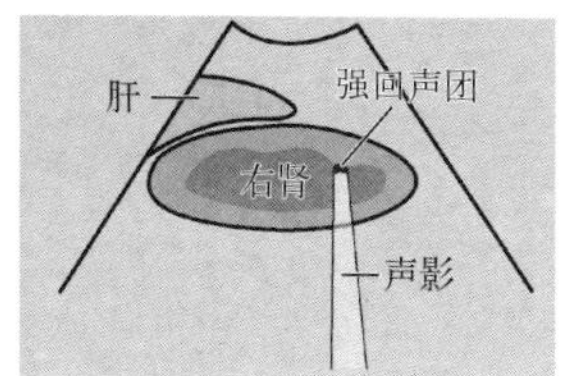

右肾下极侧探及伴有弱声影的强回声团。

病例 4 珊瑚状结石

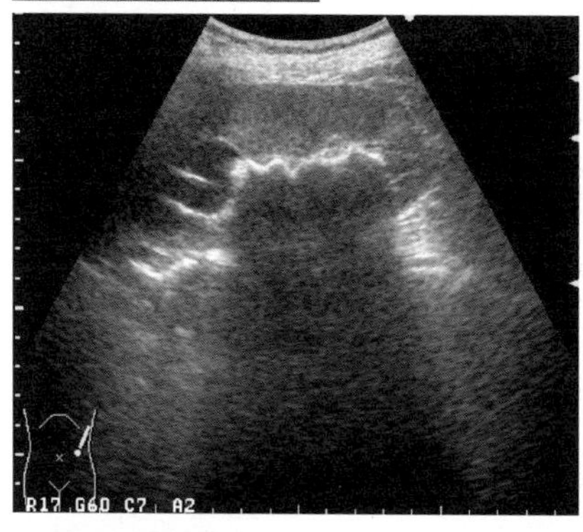

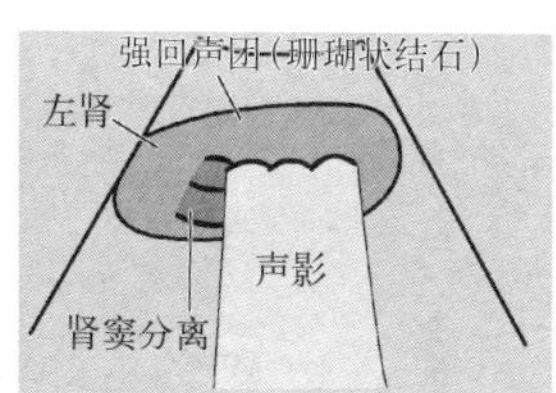

左侧肾窦内探及范围较广的后伴声影的强回声团，上极侧肾窦部分离为肾积水。

病例 5 肾钙化

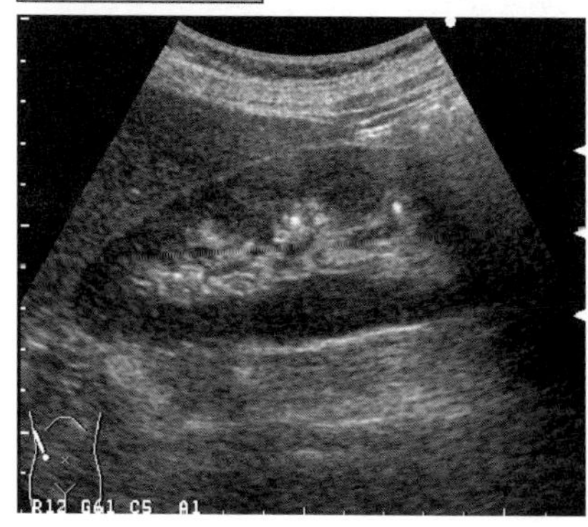

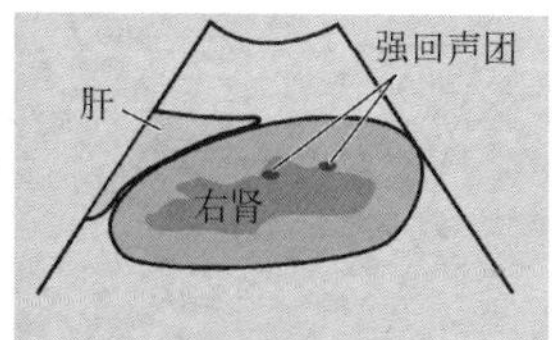

右肾中央和下极侧内探及后方无声影的小强回声团。

病例 6 钙乳

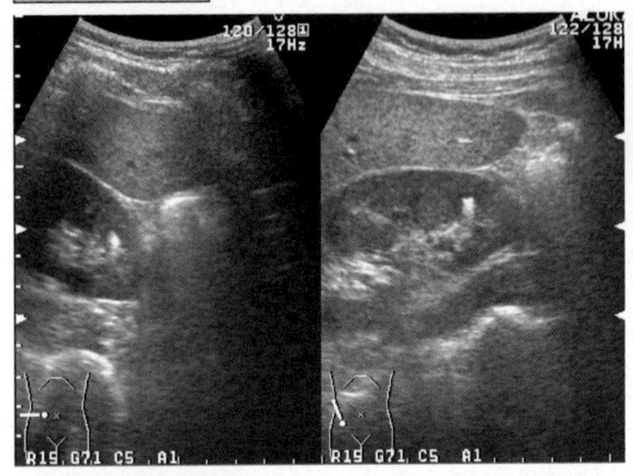

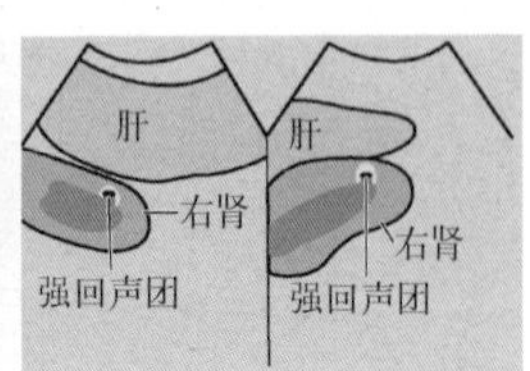

右肾下极侧的肾盏憩室病例。实质内探及伴有钙乳（milk of calcium）小囊性肿物。

病例 7 痛风肾

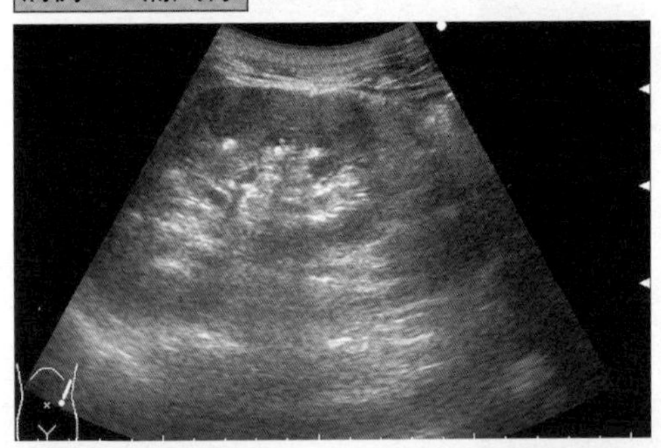

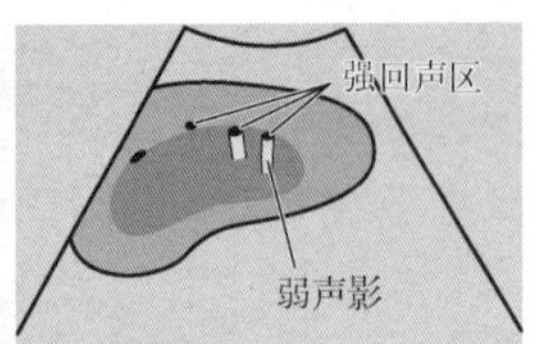

探及与肾髓质一致的强回声区，部分伴有弱声影。

病例 8 弓状血管

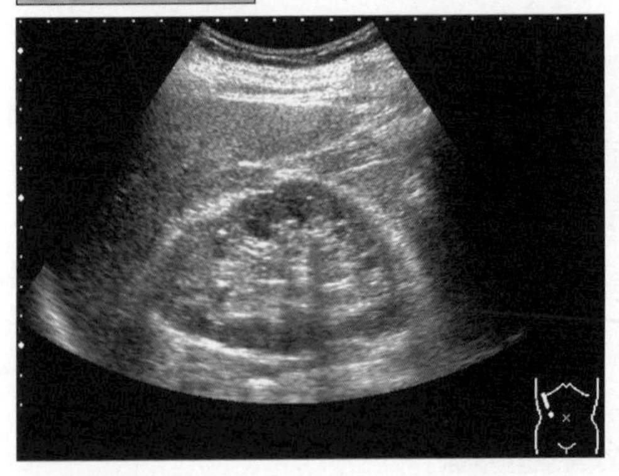

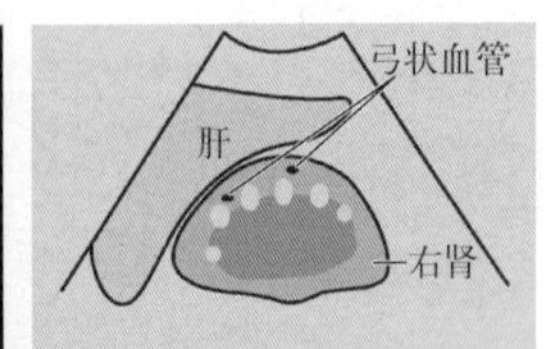

在肾上极侧和中央部探及沿着右肾髓质边缘分布的线状强回声。

（七）输尿管结石

ureteral stone，ureterolithiasis

【超声声像图特点】

1. 扩张的输尿管内探及伴有声影的高回声（strong echo）。

2. 伴有中心部回声（central echoes，central echo complex，CEC；肾窦）分离（肾积水）。

3. 肾周围探及无回声区（肾盂尿自然外渗）。

【临床】

1. 大部分输尿管结石是肾结石掉入输尿管，大多数嵌顿于生理性三个狭窄部位：①肾盂输尿管移行部；②输尿管与髂总动脉的交叉部；③输尿管膀胱移行部，引起输尿管扩张（输尿管积水），几乎所有的病例均导致肾积水。

2. 输尿管结石的间接征象是肾周围积液，是由于输尿管结石所致的肾盂内压力上升，尿液向肾盂外自然渗出所致，称为尿自然外渗。除输尿管结石外还可见于输尿管癌或输尿管转移癌、分娩及体外冲击波碎石术（extracorporeal shock wave lithotripsy，ESWL）后等。

输尿管结石好发部位（输尿管生理性狭窄部位）

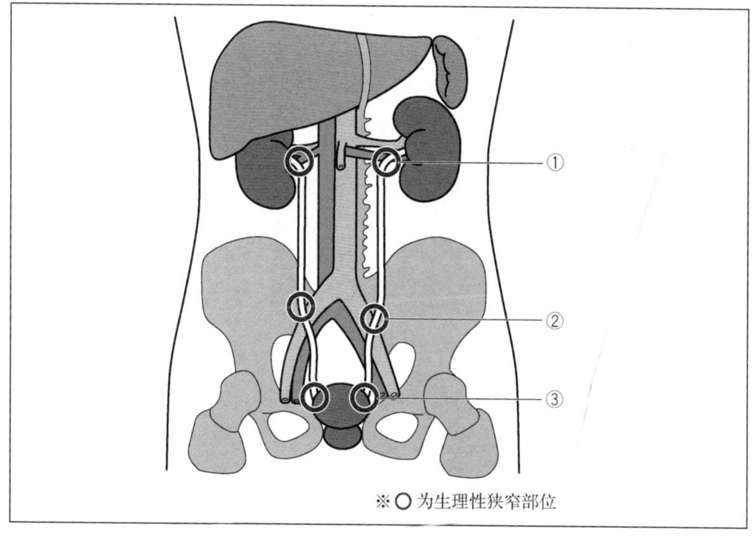

【注意点】

输尿管膀胱移行部附近的输尿管下段结石所致的输尿管扩张，一般程度较轻，因此，超声检查发现肾积水程度很轻的情况下，也一定要确认输尿管膀胱移行部有无结石。

病例1　输尿管结石（肾盂输尿管移行部）

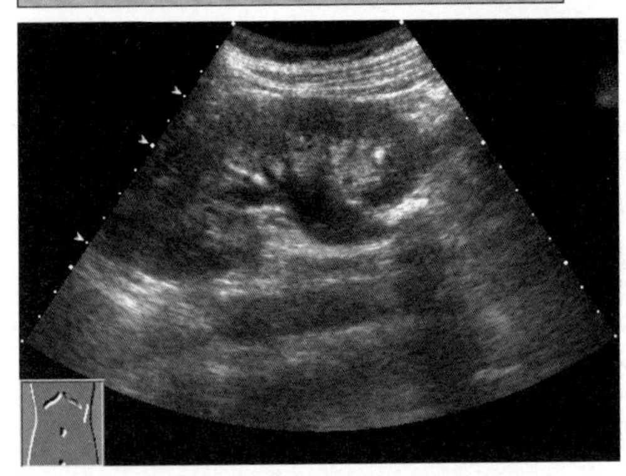

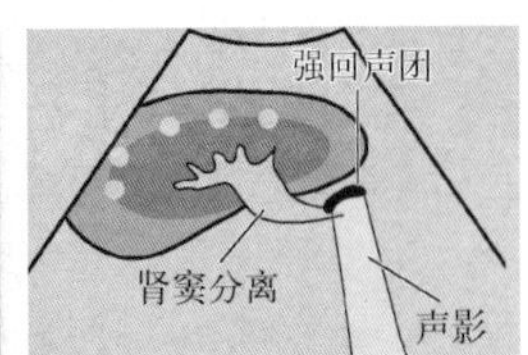

左肾集合系统分离，肾盂输尿管移行部探及伴有声影的强回声团。

病例2　输尿管结石（髂总动脉交叉部）

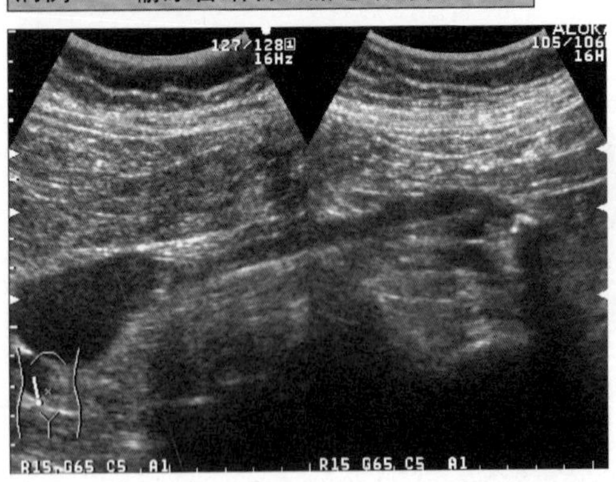

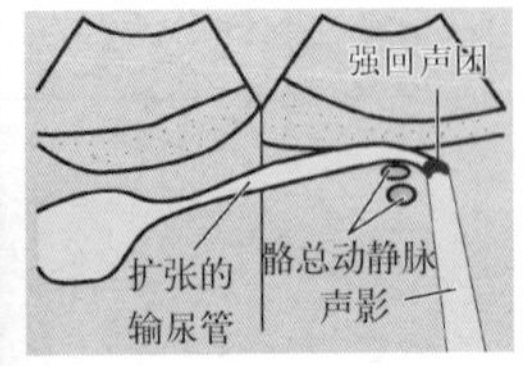

为查明右背部至腰部疼痛的原因，行超声检查，见右侧肾及输尿管积水，于髂总动脉交叉部探及伴有声影的强回声团。

病例 3 输尿管结石（输尿管膀胱移行部）

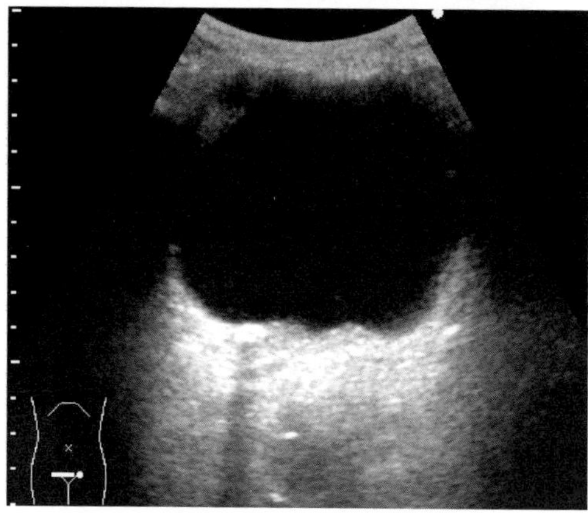

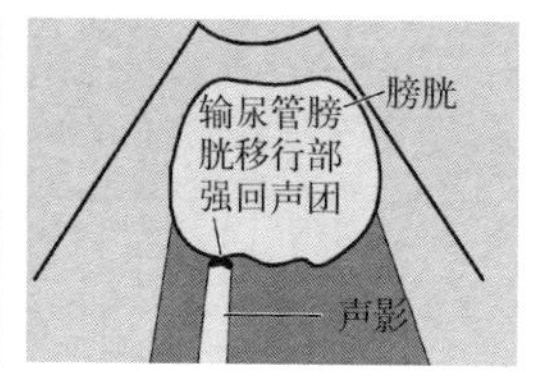

下腹部痛，为查明其原因行超声检查。尿定性检查隐血（++）。右输尿管膀胱移行部探及伴有声影的强回声团。

病例 4 肾盂尿外渗

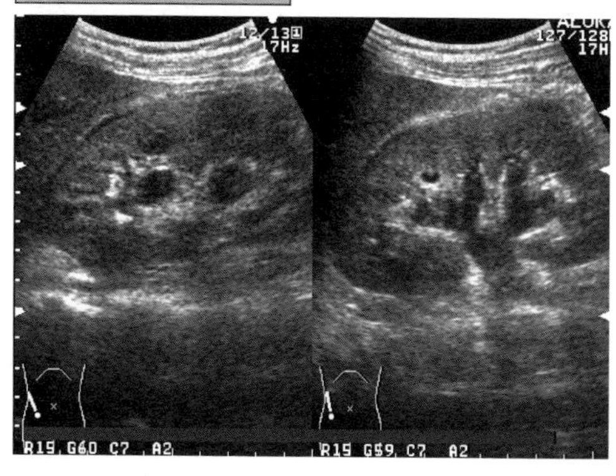

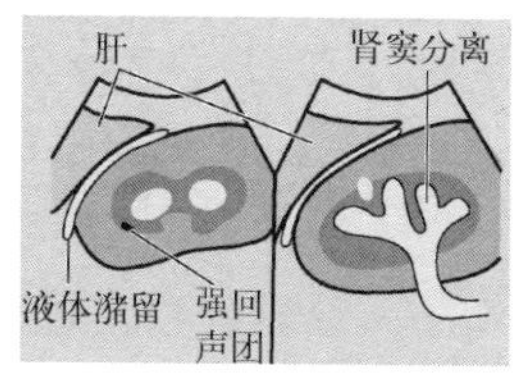

因右下腹部至腰背部疼痛急诊的输尿管结石病例。探及右肾上极侧的强回声团和右肾积水，并可探及肾被膜下少量液体潴留。

（八）肾积水

hydronephrosis

【超声声像图特点】

1. 集合系统分离。

（1）轻度：仅有肾盂分离。

（2）中度：肾盂肾盏分离。

（3）高度：肾盂肾盏分离严重，有肾实质菲薄化。

2. 若输尿管扩张，需要确认肾盂至膀胱的输尿管及其周围有无引起输尿管通畅受阻的病变。

3. 有时肾周围探及无回声区，是肾盂自然外溢所致。

【临床】

1. 肾积水是尿流受阻，引起肾盂肾盏处于扩张的状态，多种原因均可导致肾积水。

2. 肾积水的原因有结石或血凝块导致的输尿管狭窄或闭塞、输尿管的肿物或纤维化所致的狭窄或闭塞、输尿管的先天性异常和来源于输尿管外部的压迫或浸润所致的狭窄或闭塞，另外，还有输尿管的蠕动能力的低下或尿液的逆流等功能性的原因。

3. 引起肾积水或输尿管积水的代表性疾病是肾结石、输尿管结石、肾盂肿瘤或输尿管肿瘤、肾盂旁囊肿、能压迫输尿管的后腹膜肿瘤或后腹膜纤维症、子宫内膜异位症、子宫肌瘤或妊娠期子宫、尿崩症等多尿的病例、神经源性膀胱或前列腺肥大等膀胱排尿障碍、伴有细菌感染的毒素所致的输尿管蠕动的麻痹、外伤等。

4. 儿童的输尿管闭塞多见于肾盂输尿管移行部梗阻（uretero-pelvic junction obstruction）。还有因输尿管肌层原因或发育不全所致的输尿管本身的原因和入肾下极侧的肾动脉分支把输尿管向上顶起所致的输尿管狭窄等外部原因。大多数为双侧性，有的伴有马蹄肾等畸形。另外，引起小儿肾积水的原因还有输尿管囊肿、膀胱输尿管逆流症、原发性巨大输尿管症（primary megaureter）等先天性异常。

5. 输尿管长期完全性闭塞时，肾血流或肾小球滤过能力低下越来越严重，不产生尿液，最终导致肾萎缩。此时，因无尿液产生，输尿管扩张不会进一步加重。

6. 肾上极处的漏斗部受交叉走行血管影响，导致不同程度的压迫或闭塞，进一步引起上极处的肾盏扩张和肾实质萎缩，出现强烈的疼痛，称为 Fraley 综合征。

【注意点】

1. 高度肾积水时，容易与肾囊肿混淆，但可借探及扩张的肾盂、肾盏与扩张的输尿管之间的连续性进行鉴别。

2. 轻度肾积水时，容易与肾静脉混淆。可通过右肾静脉与下腔静脉的连续性或彩色多普勒检查探及血管内的血流信号进行鉴别。

3. 膀胱、前列腺或子宫卵巢等检查需要借膀胱充盈状态下进行，肾中心部有时会表现出生理性轻度分离。尽管有个体差异，但是生理性分离范围不会超过 10mm。中央肾窦高回声区分离受饮水量或膀胱充盈程度的影响，应注意的是，有时排尿后不久膀胱又处于充盈状态而再度分离或排尿 30min 后仍然分离。因此，若同时进行肾检查，最好避免过度充盈膀胱。

4. 中央肾窦高回声区没有分离，仅有肾门部局限性轻度分离时，只是肾外肾盂增大而已，而不是肾积水。

5. 超声检查对胎儿期至小儿期肾积水严重程度的评价，一般采用胎儿泌尿外科学会（The Society for Fetal Urology，SFU）制订的严重程度分级法或日本小儿泌尿科学会制订的分级法（表 2-3）。

表 2-3 肾积水严重程度的分级（日本小儿泌尿科学会提倡）

0 级	无肾盂扩张
1 级	仅有肾盂扩张，无肾盏扩张
2 级	肾盂扩张，伴有部分肾盏扩张
3 级	所有的肾盏都扩张
4 级	所有的肾盏扩张，伴有肾盏呈凸型扩张所致的肾实质菲薄化

病例 1 肾积水（轻度）

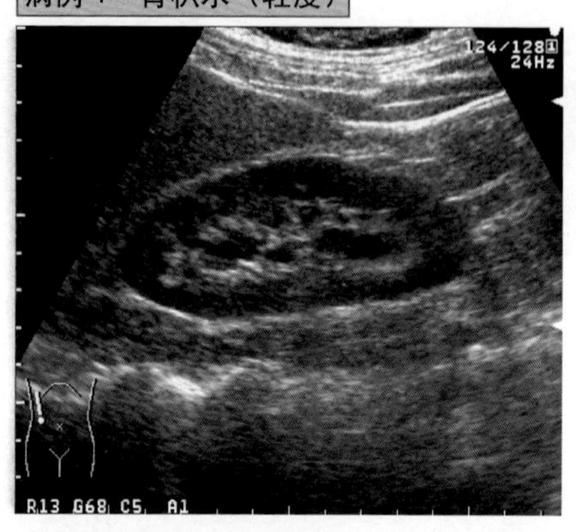

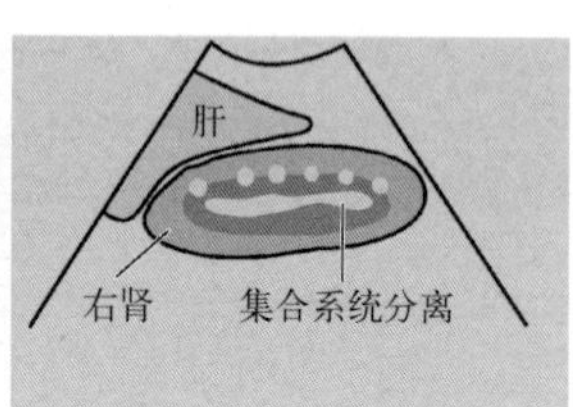

观察右肾结石病程中的患者。前次所见的右肾下极侧的结石消失。见有右侧输尿管扩张，其内探及结石，右肾的集合系统轻度分离。

病例 2 肾积水（中度）

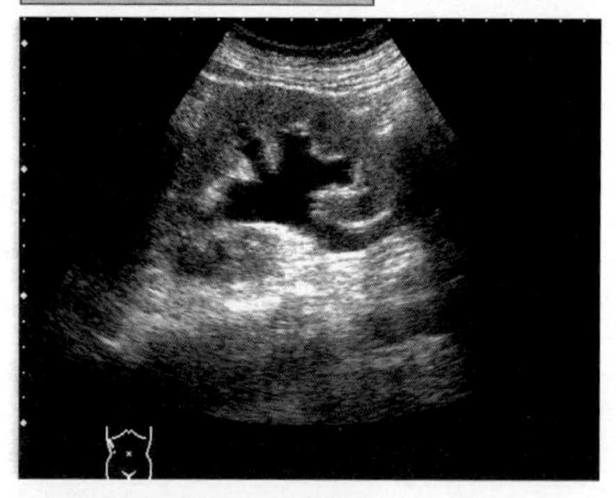

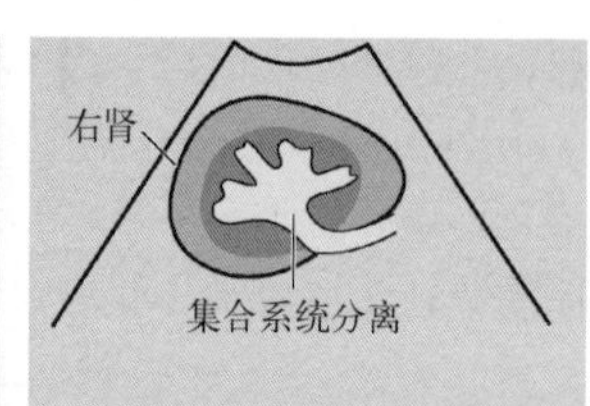

因卵巢癌复发所致的输尿管梗阻病例。右肾集合系统分离，但是未见明显肾实质菲薄化。

病例 3 肾积水（重度）

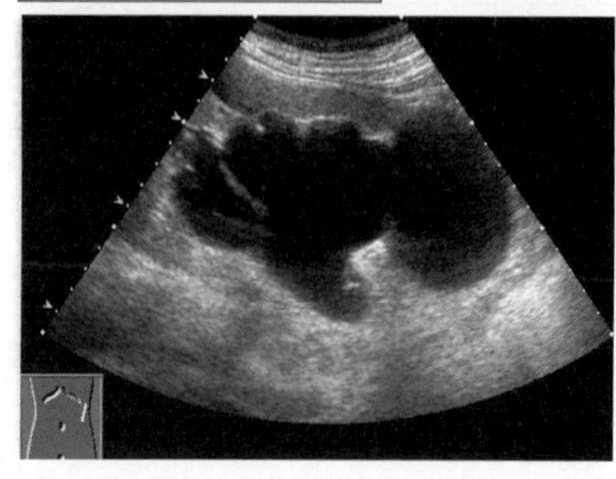

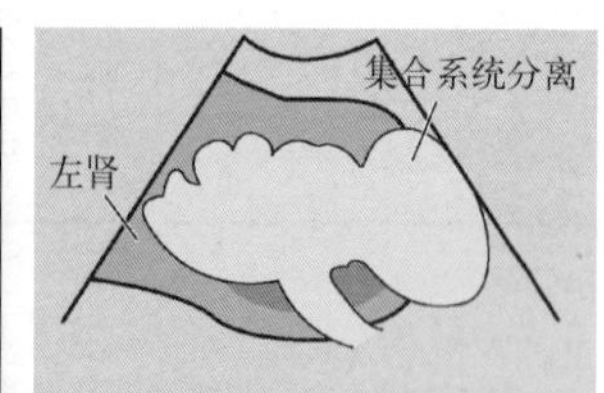

因输尿管结石拟做手术的病例。探及右肾集合系统明显分离，合并部分肾实质的菲薄化。

病例4 肾积水和输尿管异位开口

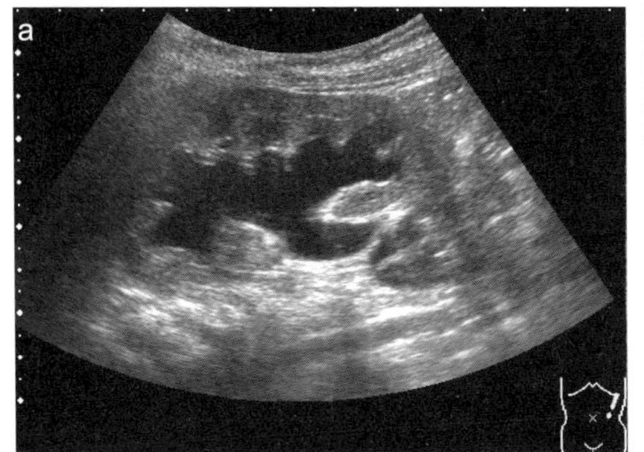

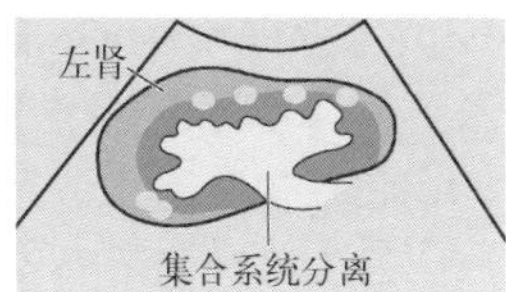

左肾集合系统中度分离。

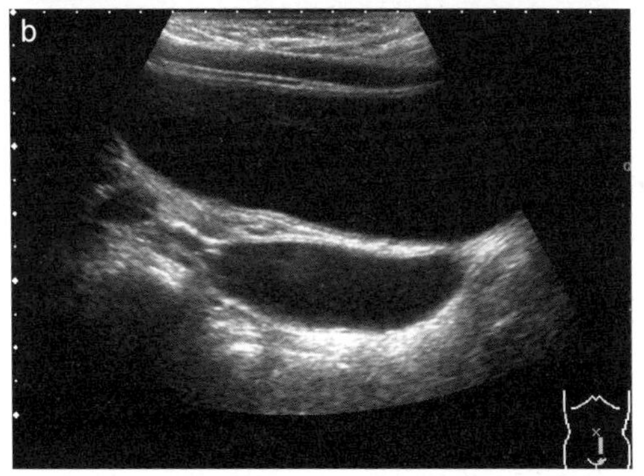

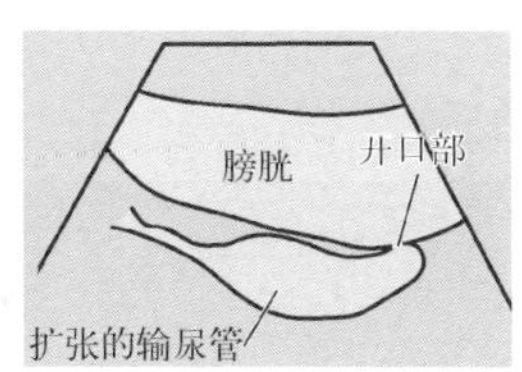

输尿管扩张至膀胱开口部区，开口部偏位，形成异位开口。

病例5 肾外肾盂扩张

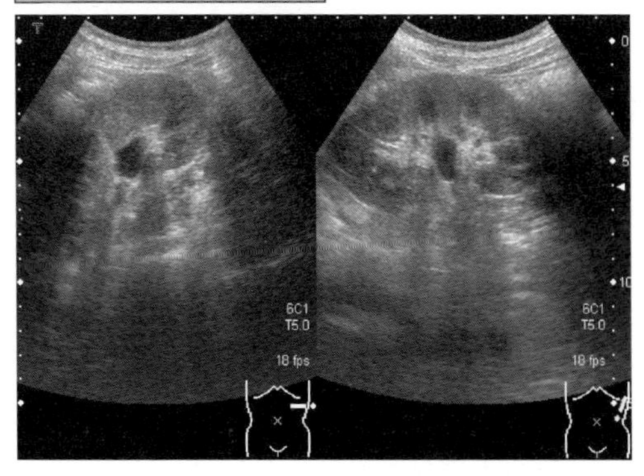

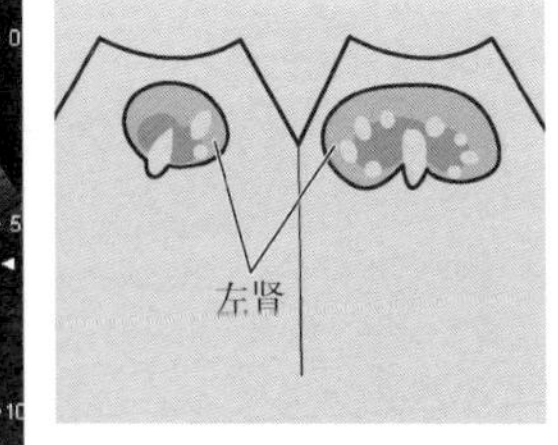

未探及集合系统分离。肾门部区域至肾外探及局限性肾盂扩张。

（九）海绵肾

medullary sponge kidney

【超声声像图特点】

1. 双侧肾髓质呈强回声。
2. 大多数髓质内探及小囊肿或钙化。

【临床】

1. 肾的集合管呈囊肿状扩张的非遗传性先天性疾病，几乎均为双侧性。
2. 因小囊肿结构易产生超声散乱，使髓质显示为高回声。
3. 肾小管或集合管扩张显示为囊肿状。
4. 小囊肿内易淤积尿液，大多数合并感染或结石。

病例 1　海绵肾

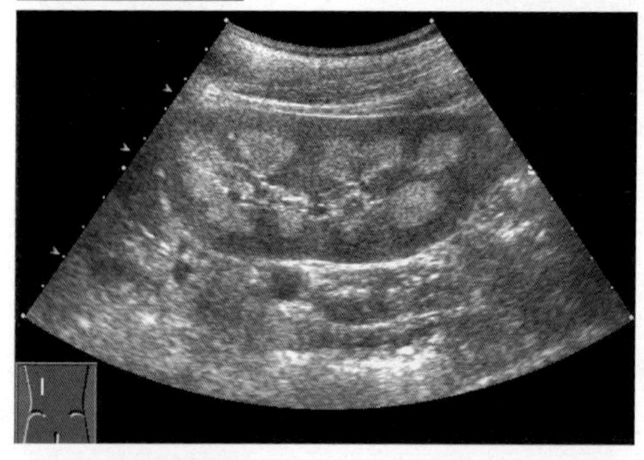

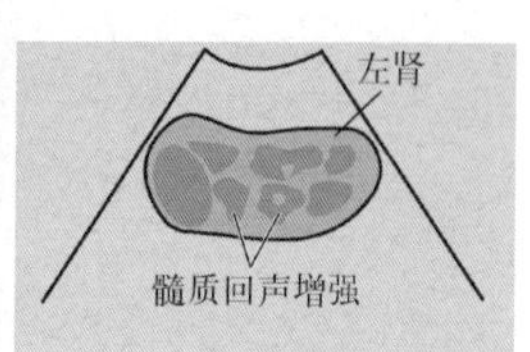

左肾集合系统回声模糊，髓质部分回声明显增强。

病例 2　海绵肾

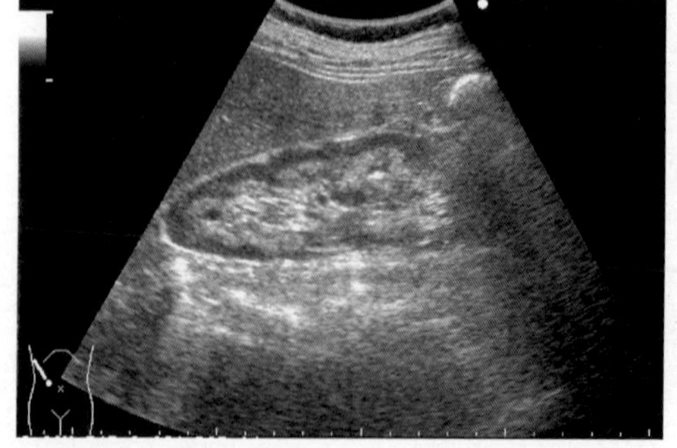

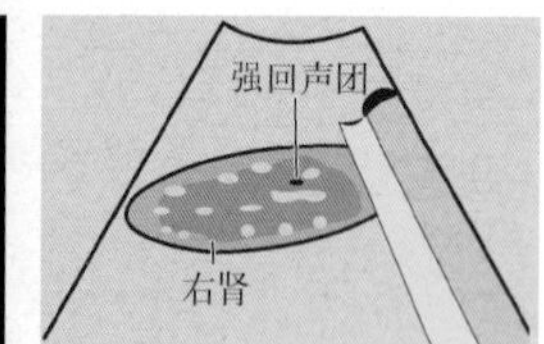

伴有钙化的海绵肾病例。右肾的髓质部分回声增强并探及强回声团。

（十）肾结核

renal tuberculosis

【超声声像图特点】

自截肾是指累及整个肾的伴有声影的强回声，无正常肾组织，肾萎缩变小。

【临床】

1. 结核杆菌经血行感染于肾，通常单侧性，但随着病程的进展，可以发展为双侧性。

2. 肾结核与肺结核一样都伴有干酪样坏死或空洞化，空洞处可探及钙乳沉积。病变起始于肾髓质部分，在肾盂肾盏内形成脓肿，病变蔓延至整个肾形成脓肾，病变进一步进展可以在肾周围形成脓肿。肾因这些结核性病变表现出暂时性肾肿大，但是肾实质被破坏，末期发展为明显钙化而萎缩变小的无功能肾。肾结核末期明显钙化而萎缩变小状态称为自截肾（chalk kidney，mortar kidney，putty kidney，cement kidney）。

3. 结核杆菌随排尿把病变蔓延至肾盂、输尿管、膀胱及尿道。

4. 肾结核大多数无明显症状，尿检以酸性无菌性脓尿所见为特征性，一般情况下检查不出细菌，但是经抗酸菌染色可以检测出结核杆菌。此外，还有血尿或脓血尿等。

5. 肾结核累及输尿管导致输尿管瘢痕性狭窄，引起肾积水，出现背部痛、腰痛。另外，进一步发展为膀胱结核时，会出现排尿剧痛，还会出现血尿、频尿及残余尿感。

【注意点】

由于自截肾表现为肾萎缩变小，整个肾呈伴有声影的强回声而无明显正常肾结构等，这时，须确认有无与肠管周围的连续性，以防与消化管内气体混淆。

肾结核（自截肾）

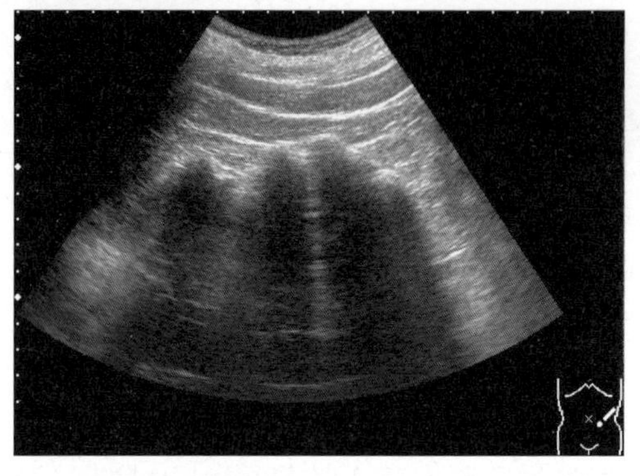

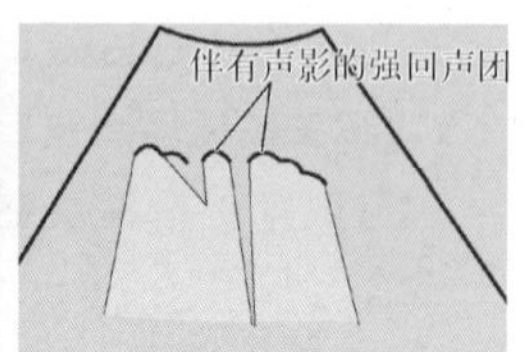

左肾表现为几乎无明显的肾实质回声，整个被伴有声影的强回声团所占据的自截肾状态。

（十一）肾炎

nephritis

【超声声像图特点】

1. 急性肾盂肾炎

（1）肾肿大（肿大的肾横切面上呈圆形）。

（2）皮质回声增强。

2. 急性局灶性（限局性）细菌性肾炎

（1）境界不清晰的低回声区（有时低回声周围探及高回声区）。

（2）彩色多普勒检查见低回声区内无血流信号。

（3）肾轻度肿大。

3. 慢性肾盂肾炎

（1）因形成瘢痕致肾表面凹陷和回声增强。

（2）肾实质菲薄化。

（3）进一步发展的病例有肾萎缩。

【临床】

1. 急性肾盂肾炎（acute pyelonephritis）

（1）大多数病因是膀胱的上行性尿路感染，多见于因性行为等原因所致的 20 岁左右的女性。致病菌几乎均为大肠埃希菌，又称为急性单纯性肾盂肾炎。此外，尿路或全身有基础性疾病的急性肾盂肾炎称为复杂性细菌性肾盂肾炎，见于前列腺肥大等梗阻性输尿管疾病或膀胱肿瘤、代谢性疾病、儿童的膀胱输尿管逆流等基础疾病，还可见于上行性尿路感染以外的血行性感染。在出生后1周以内新生儿中，大多数为男孩患病。

（2）同时伴有其他疾病的难治性细菌性肾盂肾炎，如果前者的疗效不佳，感染极易复发，炎症就会转为慢性。其致病菌除大肠埃希菌外，还有铜绿假单胞菌、肺炎杆菌、黏质沙雷菌等。

（3）症状除了恶寒、发热和患侧肾部的疼痛之外，还有膀胱炎所致的排尿疼痛或频尿、脓尿。另外，尿检有尿蛋白阳性或细菌尿。发展至慢性化时，这些症状较轻，但是活动期表现与急性相同。

2. 急性局灶性（限局性）细菌性肾炎（acute focal bacterial nephritis，AFBN）

（1）急性肾盂肾炎是一种病理状态，局部的一个或多个肾叶内会形成局限性的炎性瘤，处于准脓肿状态。

（2）症状或基础疾病与急性肾盂肾炎相同。

3. 慢性肾盂肾炎（chronic pyelonephritis）

（1）多发于慢性感染，多见于梗阻性尿路疾病或儿童膀胱输尿管逆流。

（2）病程进一步进展时，肾萎缩变小，出现肾功能不全或高血压。

【注意点】

1. 比较罕见的肾盂肾炎中有黄色肉芽肿性肾盂肾炎（xanthogranulomatous pyelonephritis，XGPN） 主要是由结石所致的长期性肾盂梗阻引起慢性肾盂肾炎，为单侧性。黄色瘤细胞（xanthoma cell）浸润于肾实质内，形成黄色肉芽肿，扩张的肾盏或实质内形成脓肿，其内可探及气体或钙化，肾实质进行性破坏而变得菲薄。分为弥漫型或限局型，大多数为病变蔓延至整个肾的弥漫型。多见于中老年女性，症状类似于急性肾盂肾炎。超声检查表现为扩张的肾盏内出现低回声团，肾肿大。肾集合系统模糊，肾盂内探及结石（有时为珊瑚状结石）。

2. 气肿性肾盂肾炎（emphysematous pyelonephritis）

（1）急性肾盂肾炎的重症型，肾实质内或被膜下探及气体，有时可波及肾周围，肾实质受破坏。有时会因肾实质的破坏或气体的进展范围扩大或脓肿的形成而施行肾切除术。有时也会因病程急速进展而致死亡。几乎所有的病例均为糖尿病患者，多见于女性。超声检查表现为伴有由气体反射所致的声影的高回声区域。

（2）此外，肾炎还有肾小球肾炎或间质性肾炎等，急性期双侧肾肿大，慢性期肾萎缩变小。

病例 1　急性肾盂肾炎

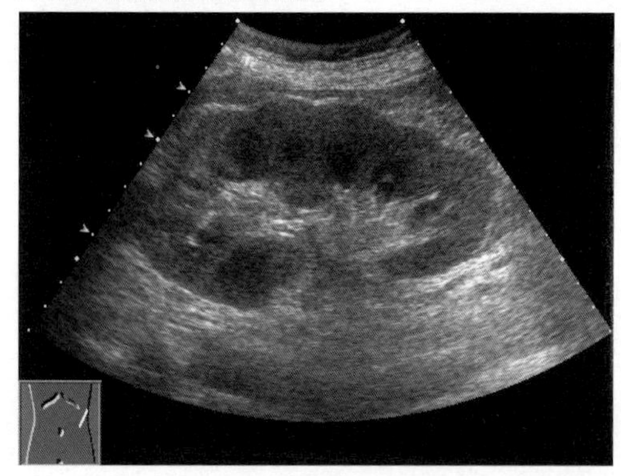

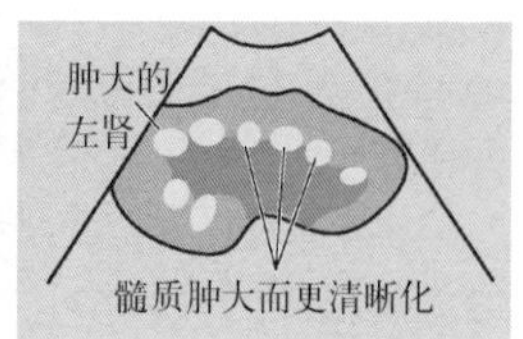

因几天前开始发热超过 40℃。有左下腹部至背部痛，尿检查白细胞（++），蛋白（+++），隐血（+++）。是以急性肾盂肾炎入院的病例。超声检查发现左肾肿大，皮质回声增强，髓质肿大。

病例2 急性局灶性（限局性）细菌性肾炎

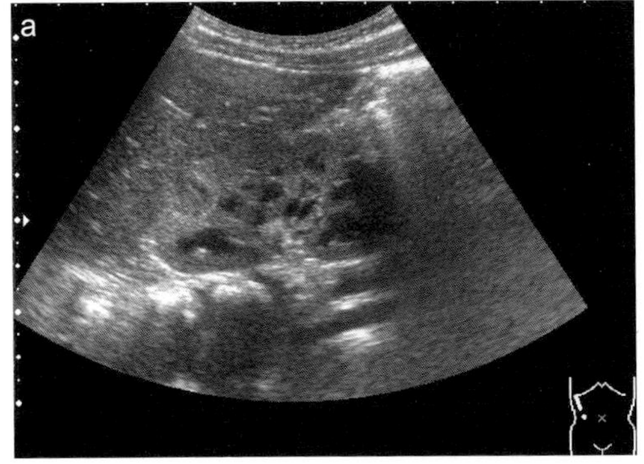

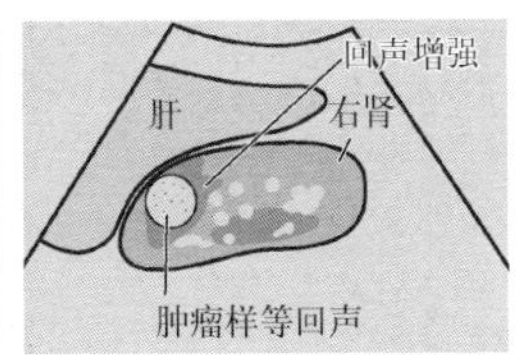

因几天前开始发热，尿检查蛋白（+），白细胞（+++），隐血（+++）。血细胞计数白细胞为32.7×10^3/μl，CRP 6.120mg/dl。怀疑尿路感染。超声检查显示右肾上极探及内部呈肿瘤样不均匀的等回声结节，其周围实质回声增强。尿培养检出大肠埃希菌（*E.coli*）。

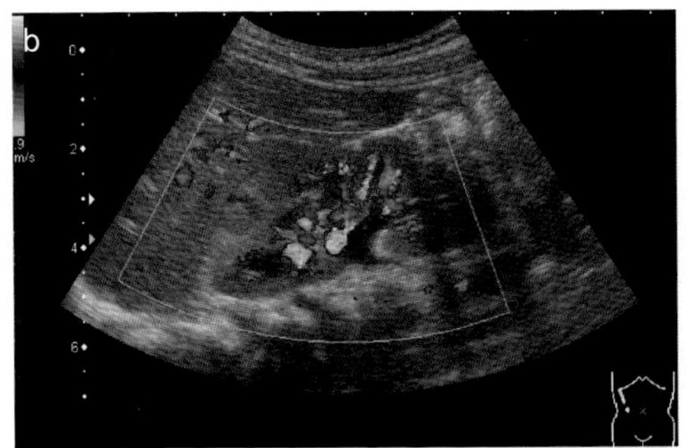

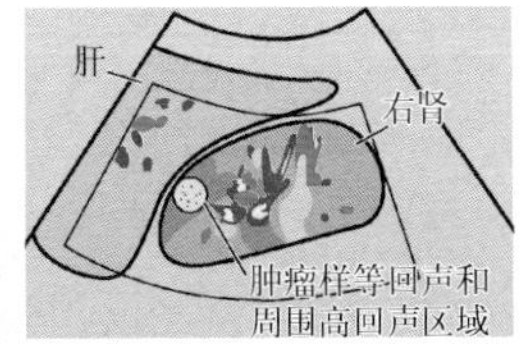

彩色多普勒检查表现为右肾自上极侧的肿瘤样部分至其周围高回声区域中血流信号缺如。

病例 3 急性局灶性（限局性）细菌性肾炎

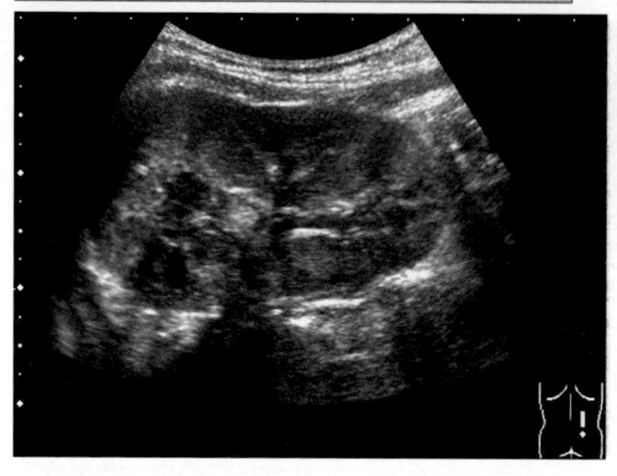

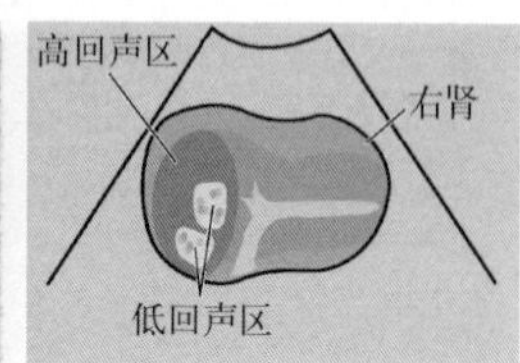

因几天前开始持续发热，尿检查蛋白（++），白细胞(+)，隐血(+++)，血液检查白细胞：22.9×10^3/μl，CRP 23.72mg/dl。怀疑为尿路感染。尿培养检出大肠埃希菌(*E.coli*)。超声检查，右肾上极探及境界不清晰的低回声区，其周围实质回声增强。

病例 4 慢性肾盂肾炎

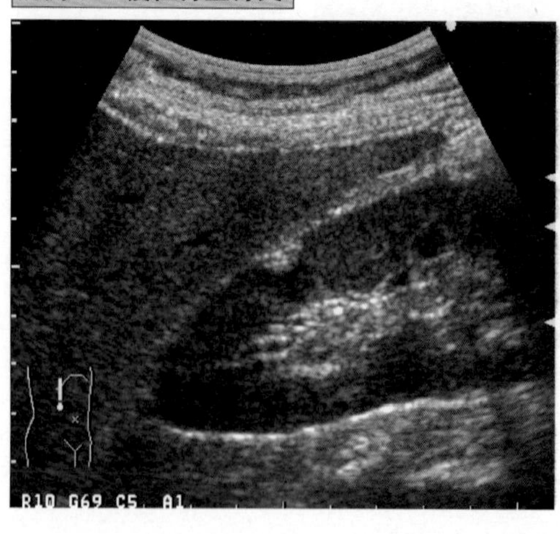

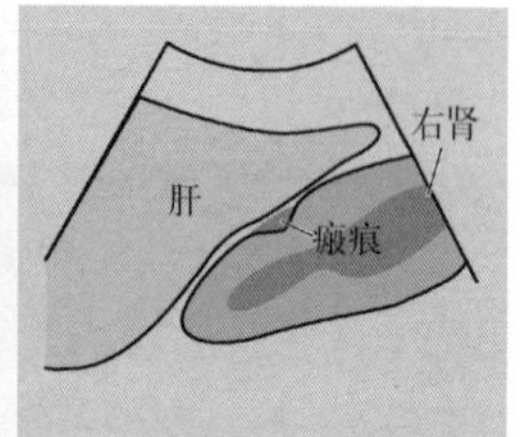

右肾表面显示高回声的局部凹陷区，怀疑慢性肾盂肾炎所致的瘢痕。

病例5 慢性肾盂肾炎

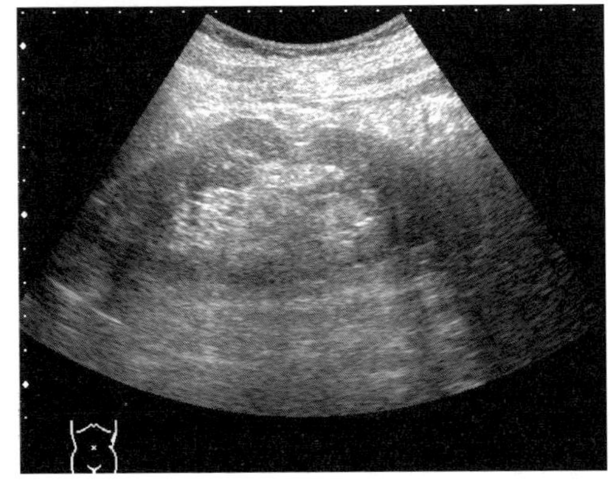

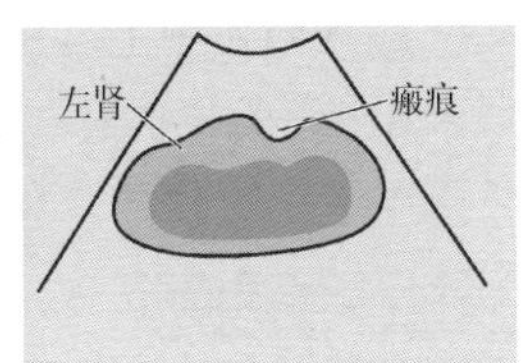

左肾中部表面探及局部凹陷的部分，怀疑瘢痕形成。

（十二）肾脓肿

renal abscess

【超声声像图特点】

1. 内部呈弱回声的低回声肿物（有时伴有高回声气体反射）。

2. 壁厚不规整的囊性肿物，有液面形成。

3. 患侧肾因肿物而肿大（肾实质因肿物菲薄化）。

4. 彩色多普勒检查低回声肿物内部缺乏血流信号。

【临床】

1. 几乎均为急性或复杂性肾盂肾炎进一步严重而致，基础疾病大多数为糖尿病。

2. 肾实质因脓肿受到破坏导致菲薄化。若伴有肾被膜穿孔，脓肿蔓延至肾周围，肾周围形成脓肿。

3. 症状类似于急性肾盂肾炎，但是仅以单纯内科治疗难以治愈，多数需要穿刺引流。

4. 尿路结石或先天性肾盂输尿管移行部狭窄、术后的尿路损伤等尿路梗阻所致的尿流受阻引起肾感染，肾实质进行性破坏导致大部分肾脓肿化的状态称为肾积脓症（pyonephrosis），有结石性肾积脓症或结核性肾积脓症。治疗有脓肿穿刺引流或行肾切除术。

【注意点】

超声声像图上容易与囊肿和血肿混淆。若壁厚囊肿需要注意观察有无内部气体反射，还可以参考发热或疼痛等临床体征或白细胞数量或血清 CRP 值等实验室检查的结果。

病例 1　肾脓肿

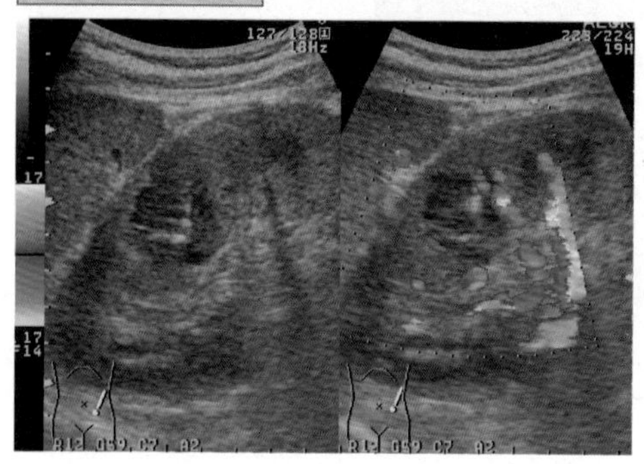

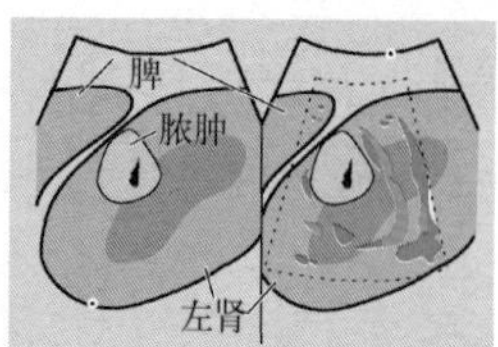

左肾中央部探及限局性不规整的低回声结节。彩色多普勒检查其内未探及血流信号。1 周前因发热、腰痛、排尿痛就诊。血液检验白细胞数为 $15.6 \times 10^3/\mu l$，CRP 28.24mg/dl 表现为炎症反应性升高。

病例 2　肾脓肿

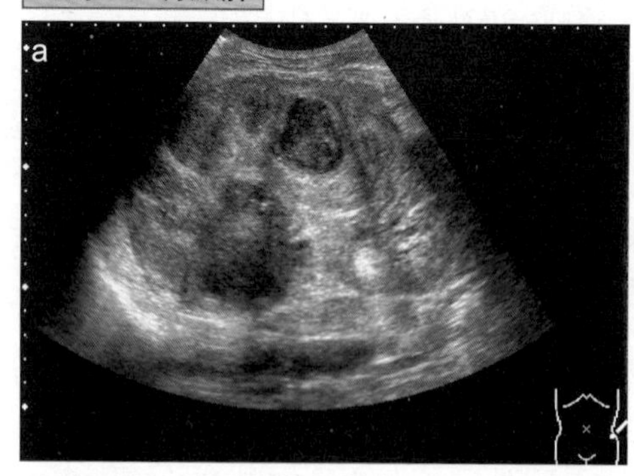

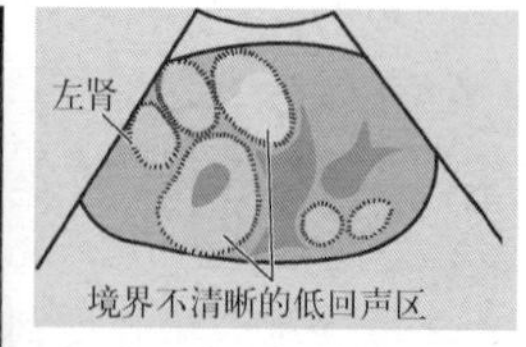

1 个月前开始出现肉眼血尿并发热。血液检查白细胞数为 $13.5 \times 10^3/\mu l$、尿蛋白（+）、白细胞（+++）、隐血（+）。怀疑尿路感染。超声检查发现左肾肿大，上极至中央部探及范围较大的数个低回声区，其边界模糊，后方回声略增强。

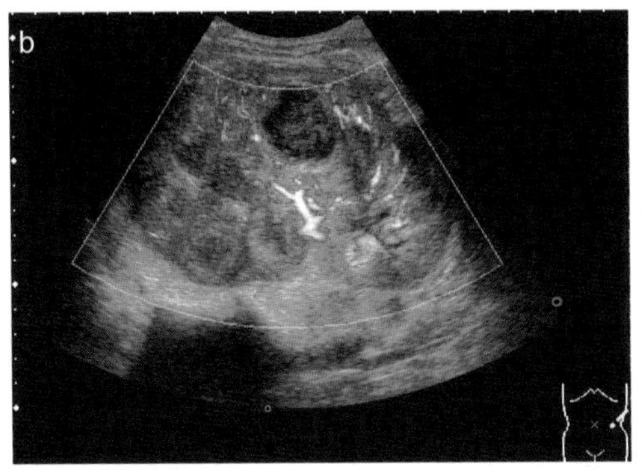

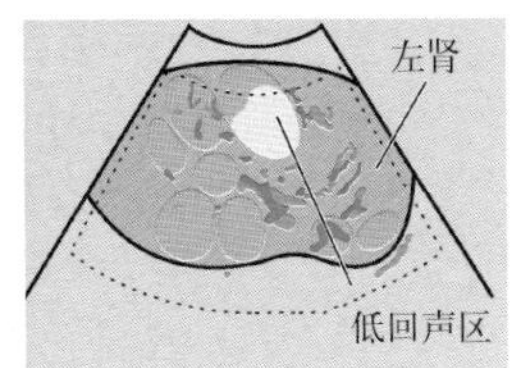

彩色多普勒检查低回声区及其周围左肾中央部至上极侧均未探及血流信号。

病例3 肾脓肿

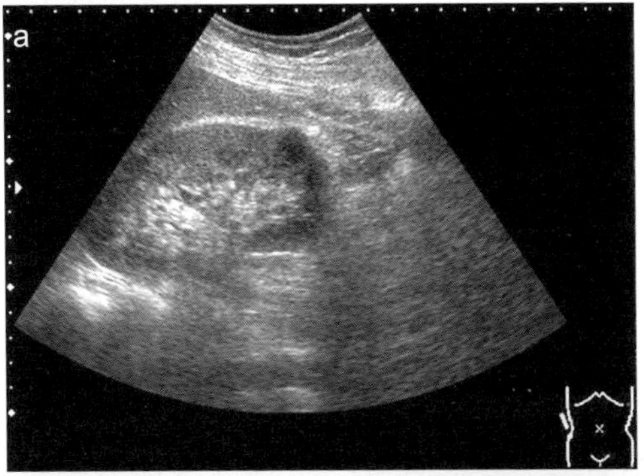

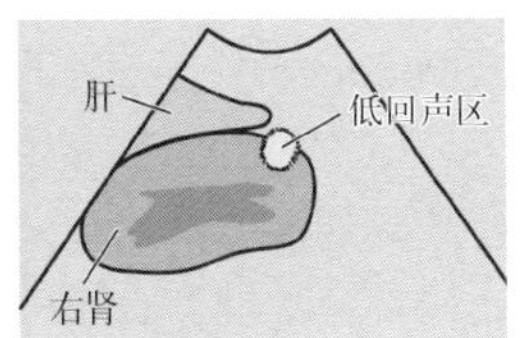

急性骨髓性白血病接受化学疗法中的患者。发热原因待查。超声检查发现右肾内探及境界略不清晰的低回声区，怀疑脓肿。

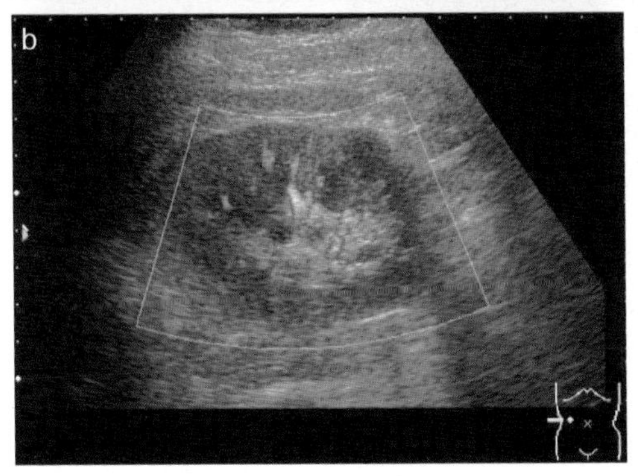

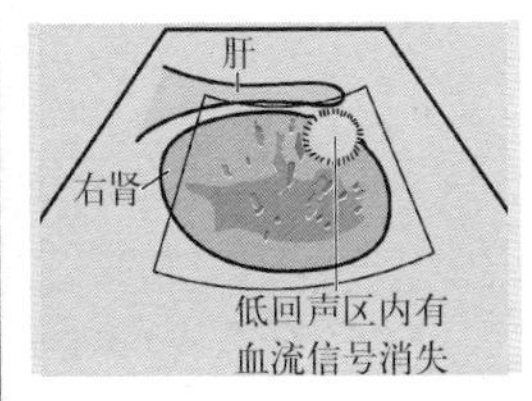

彩色多普勒检查低回声区内血流信号消失。

（十三）肾病综合征

nephrotic syndrome

【超声声像图特点】

1. 肾肿大。

2. 皮质回声增强。

3. 髓质肿大并清晰化。

【临床】

1. 导致蛋白尿或低蛋白血症，出现水肿或全身倦怠感等症状。

2. 成人肾病综合征的诊断标准必要条件为持续性蛋白尿（尿蛋白量每天超过 3.5g）和低蛋白血症（血清总蛋白量低于 6.0g/dl 或血清白蛋白低于 3.0g/dl）。此外，还可伴有高脂血症（血清总胆固醇超过 250mg/dl）或水肿。

3. 肾病综合征的病因有来源于肾本身疾病的原发性和来源于全身疾病的继发性疾病。原发性疾病有肾小球肾炎，继发性疾病有系统性红斑狼疮（systemic lupus erythematodes，SLE）或糖尿病、原发性或继发性淀粉样变性等。

肾病综合征

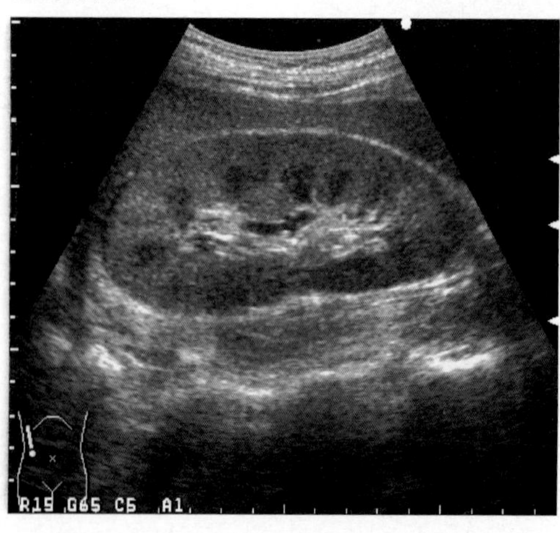

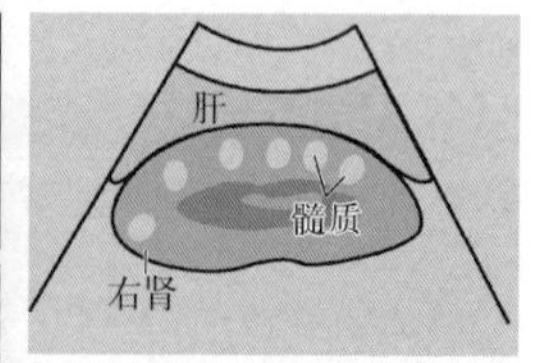

肾病综合征的病例。血液检查中，血清总蛋白 4.6g/dl，白蛋白 1.9g/dl 呈低值，蛋白尿（+++）。超声表现为右肾轻度肿大，皮质回声增强。

【注意点】

肾病综合征有时伴有肾静脉血栓，因此，需要确认肾静脉内有无血栓。

（十四）急性肾衰竭

acute renal failure，ARF

【超声声像图特点】

1. 肾肿大。

2. 皮质回声增强。

3. 髓质肿大或清晰化。

4. 肾后性的肾集合系统分离或输尿管扩张(肾积水,输尿管积水)。

【临床】

1. 急性肾功能不全源于肾小球滤过率急性下降，无法维持体液恒定性的状态，根据血清尿素氮值或血清肌酐值急剧性上升可做出诊断。

2. 病因分三类：①肾血流量减少所致的肾前性原因；②肾实质病变所致的肾性原因；③肾以下尿路梗阻所致的肾后性原因，其中以肾前性急性肾衰竭最为多见。

3. 肾前性急性肾衰竭多见于心肌梗死或心肌炎，心脏压塞等所致的心功能减退，食物摄取量的减少或呕吐、腹泻等循环血浆量的减少及非甾体类镇痛消炎药的药物治疗等，尿量减少（每日 400ml 以下）。

4. 肾性急性肾衰竭多见于急性肾炎，急性进行性肾小球肾炎，急性间质性肾炎,外科手术、出血、外伤及脱水所致的缺血,抗癌药物、免疫抑制性药物及造影剂等肾毒性物质所致的肾小管坏死等。

5. 肾后性急性肾衰竭多见于前列腺肥大或前列腺癌，腹膜后肿瘤或腹膜后纤维症等，反复出现少尿和多尿，但是多无尿蛋白或尿沉积物异常。另外，与前两者的超声表现不同处在于有肾积水。

【注意点】

肾前性急性肾衰竭，只要接受有效的治疗几乎均可得到恢复，而肾后性尿路梗阻时间较长时会转变为慢性肾衰竭。

急性肾功能不全

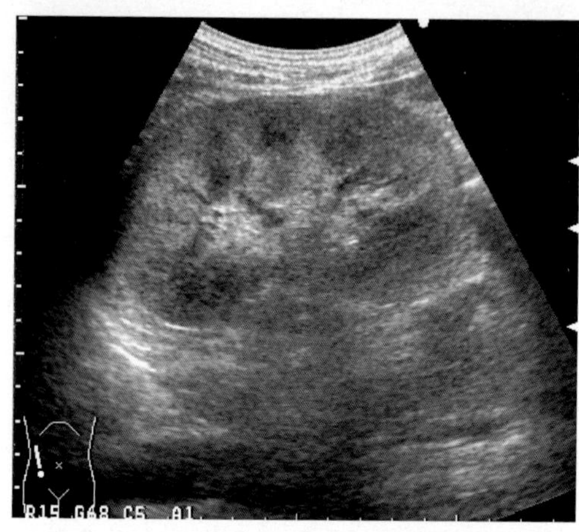

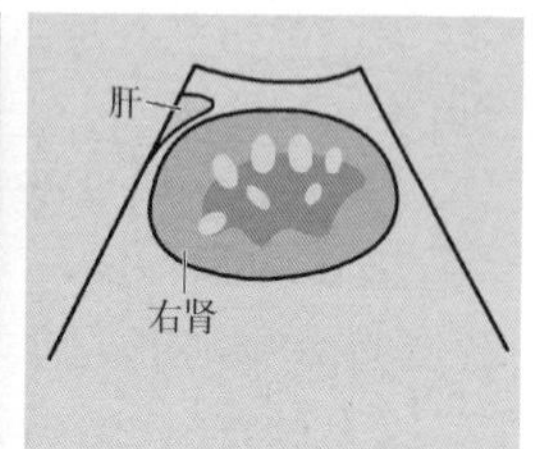

主诉发热、血尿就诊。尿定性试验蛋白（++）、酮体（±）、隐血（+++）；血液检查肌肝 3.6mg/ dl、尿酸 11.8mg/ dl、尿素氮 42mg/ dl。诊断为急性肾衰竭而入院。超声表现为右肾轻度肿大，皮质回声增强。

（十五）慢性肾衰竭

chronic renal failure，CRF

【超声声像图特点】

1. 肾萎缩或肾实质菲薄化。
2. 皮质回声增强。
3. 髓质和皮质境界不清晰化。
4. 肾的边缘不规则及与周围组织的境界不清晰化。
5. 伴有囊肿或钙化（囊肿内出血时伴有液面形成等内部回声）。
6. 确认有无合并肾癌。

【临床】

1. 肾实质的病变或慢性肾血液循环障碍或尿路梗阻所致的肾小球滤过率降低，导致不能正常维持体液恒定，是不可逆性的进行性过程。

2. 最常见的病因为糖尿病肾病，约占透析患者的 43%，其次为慢性肾小球肾炎、继发性肾硬化症。此外，虽然少见但还有多囊肾、急性进行性肾小球肾炎、SLE 肾炎、慢性肾盂肾炎等。

3. 糖尿病肾病的主要临床特征为持续性蛋白尿、高血压、水肿及肾功能降低。病期可分为 5 期：第 1 期为肾病前期；第 2 期为早期肾病期，尿内微量清蛋白阳性；第 3 期为显性肾病期，尿蛋白阳性；第 4 期为肾衰竭期，尿毒症、肾病综合征；第 5 期为透析期。

4. 肾硬化症是因高血压所致的肾细小动脉的动脉粥样硬化，或血管病变引起的肾功能下降的病态，分为良性肾硬化症和恶性肾硬化症。良性肾硬化症是高血压所致的肾细小动脉硬化引起的肾功能低下；而恶性肾硬化症是急剧性血压升高（恶性高血压）所致的肾细小动脉血管病变引起的肾功能低下。

5. 肾衰竭末期是尿毒症，需要透析治疗。透析疗法为血液透析和连续性携带式腹膜透析（continuous ambulatory peritoneal dialysis，CAPD）。

6. 长期性透析治疗导致肾内出现多发性囊肿，称为多囊性萎缩肾（acquired cystic disease of kidney，ACDK）或获得性多囊肾。囊肿的大小几乎全小于 10mm，有时囊肿内伴有出血。此外，并发肾细胞癌的频率为正常人的 7 ～ 8 倍，因此需要定期的影像学检查。

【注意点】

1. 大多数 ACDK 伴有囊肿内出血，需要与肾癌鉴别。彩色多普勒检查肾细胞癌的肿瘤内有丰富的血流信号，而囊肿内出血时其内部无明显的血流信号，以此即可鉴别。

2. 在 CAPD 需要注意合并包裹性腹膜硬化症（encapsulating peritoneal sclerosis，EPS）。EPS 发病时除了腹膜炎引流液混浊、其内白细胞数超过 100/μl 并可检出致炎菌外，还会出现发热或腹痛等症状。若炎症后腹膜肥厚和粘连，也会出现肠梗阻症状。CAPD 所致腹水较多时，超声检查可以测量肠系膜厚度，小肠附着部位的肠系膜厚度超过 7mm，即可怀疑包裹性腹膜硬化症。此外，还可探及肠管呈块状回声或内部透声差的包裹性腹水。

病例 1 慢性肾不全

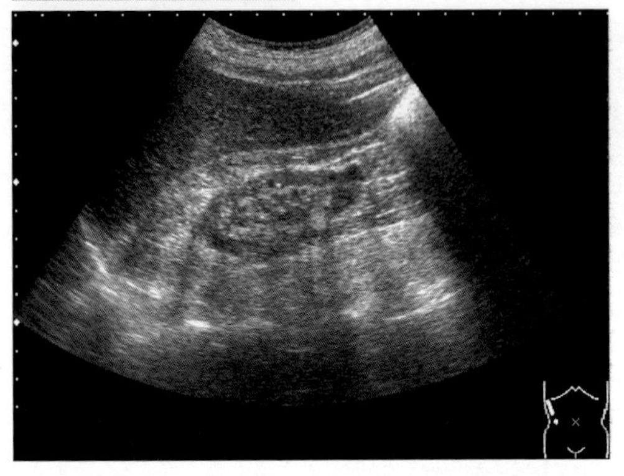

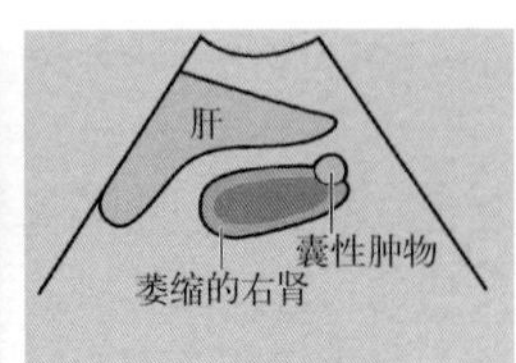

尿检查蛋白（+++），白细胞（+），隐血（±）。血液的检查肌酐 6.0mg/dl，尿酸 10.3mg/dl，尿素氮 72mg/dl。为慢性肾衰竭拟行血液透析的病例。超声检查探及右肾萎缩，皮质回声增强并菲薄化，另还探及散在分布的数个小囊肿。

病例 2 慢性肾不全（ACDK）

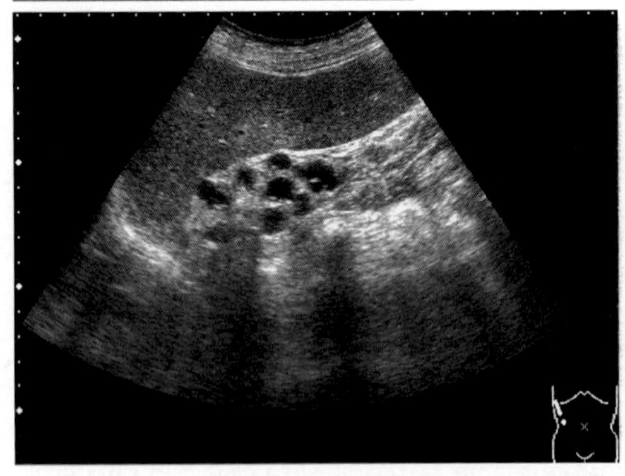

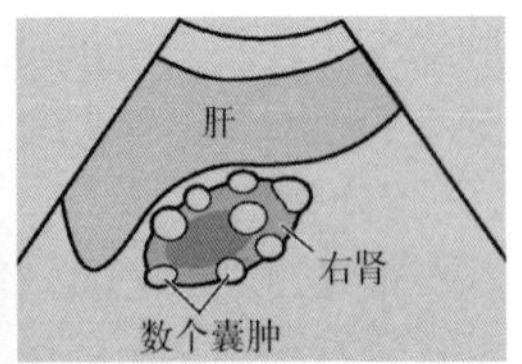

因慢性肾衰竭接受血液透析疗法的病例。超声检查探及右肾萎缩，皮质回声增强并菲薄化，皮髓质分界欠清晰，内部探及散在分布的数个囊肿。

病例3 CAPD时肠系膜厚度的测量

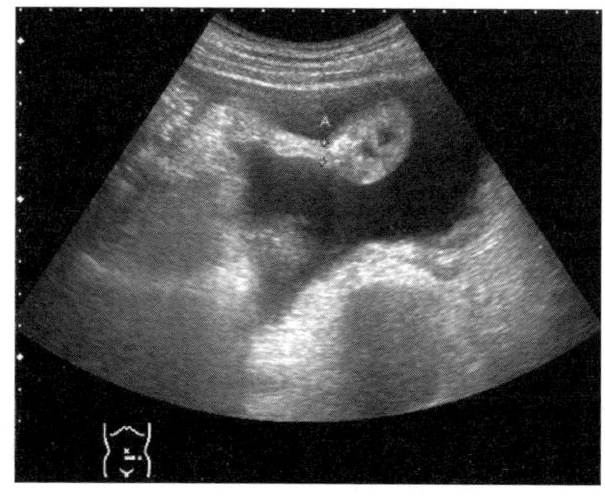

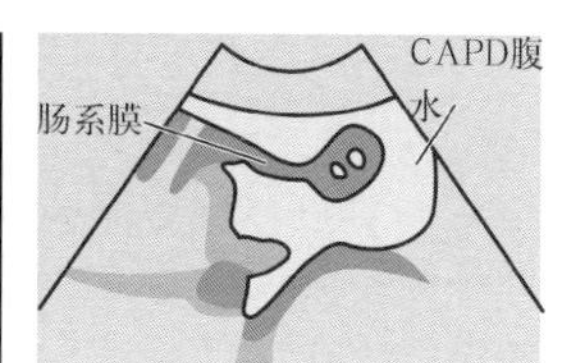

接受CAPD治疗的慢性肾衰竭患者。肠系膜厚度为6mm，无明显肥厚，无包裹性腹膜硬化症的怀疑所见。

（十六）肾外伤

injuries to the kidney

【超声声像图特点】

1. 被膜下血肿，仍保持有肾实质，仅受压迫，边缘见囊性肿物或液体潴留。

2. 肾损伤，探及肾边缘模糊、累及肾实质囊性肿物及高回声区。

3. 血肿在受伤不久呈囊性，随着时间推移逐渐转变为内部出现回声的血凝块，进一步自行溶解液化，逐渐吸收而缩小。

4. 肾周围或腹膜后腔内有液体潴留（有无尿性囊肿或尿瘤）。

【临床】

1. 肾损伤多见于交通事故、灾害、体育外伤等，还可见于肾活检后或体外冲击波碎石术（extracorporeal shock wave lithotripsy，ESWL）后等医源性被膜下血肿。

2. 评价肾损伤的程度时，需要确认是否有被膜下血肿、肾实质的损伤、肾实质至肾盂的损伤、肾门血管的损伤并应确认血肿（hematoma）的范围。

3. 肾实质裂伤导致尿外溢，肾周围或腹膜后腔内形成尿瘤（urinoma）。

4. 主要症状，根据受伤程度出现不同的创伤性休克、血尿、局限性疼痛及腰背部肿胀等。

【注意点】

1. 评价肾损伤程度可利用 CT 检查，在短时间内迅速进行。由于仰卧位经侧腹部途径检查容易评价过低，最好取俯卧位或侧卧位经背部途径检查。

2. 输尿管损伤时，输尿管周围或腹膜后腔内可探及尿瘤。

病例 1　肾损伤

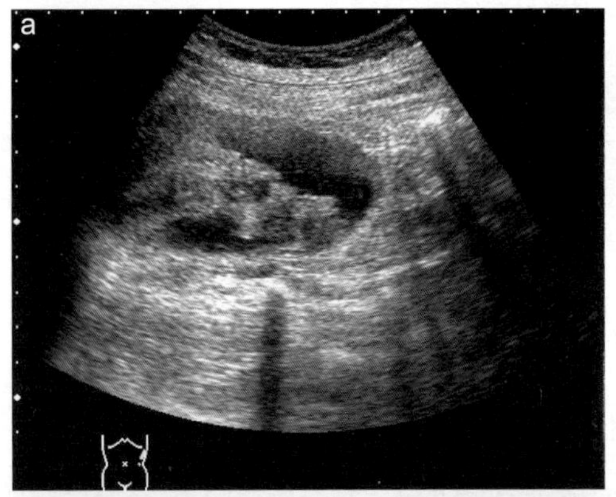

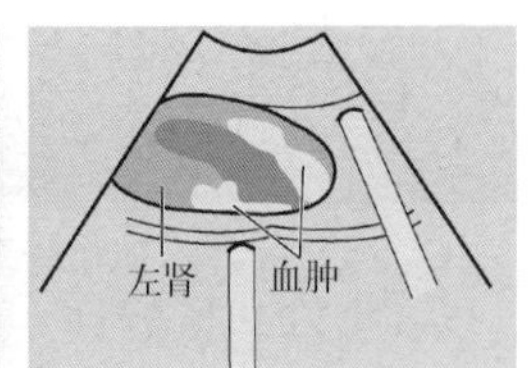

因交通外伤导致左侧气血胸、左肾损伤、脾损伤及肋骨骨折的病例。左肾下极侧实质回声不清晰，探及不规整的低回声血肿。

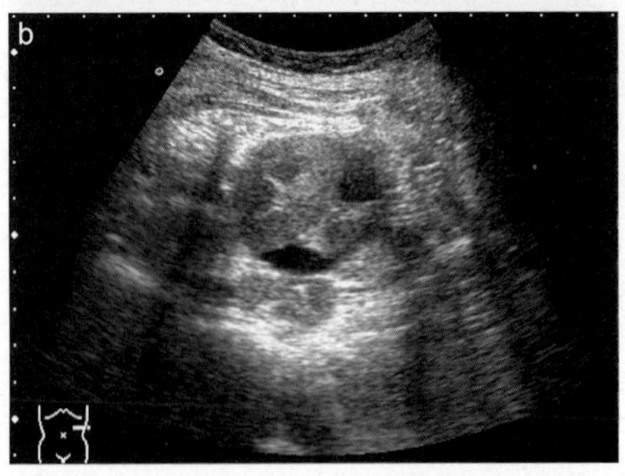

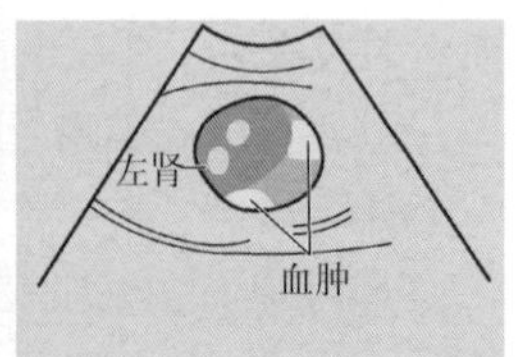

横断面扫查可发现血肿局限于肾被膜下。

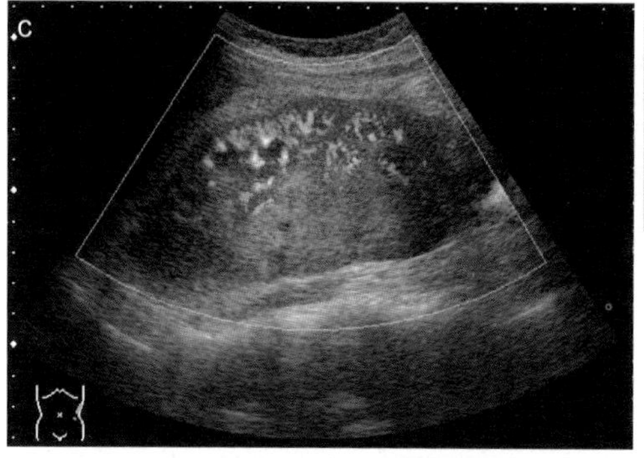

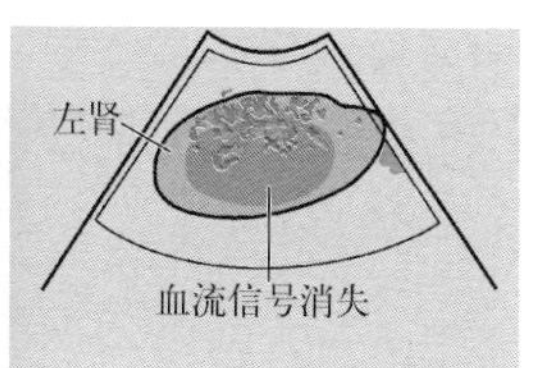

左肾集合系统略模糊，彩色多普勒检查探及损伤部位的血流信号消失。

病例2　肾活检后血肿

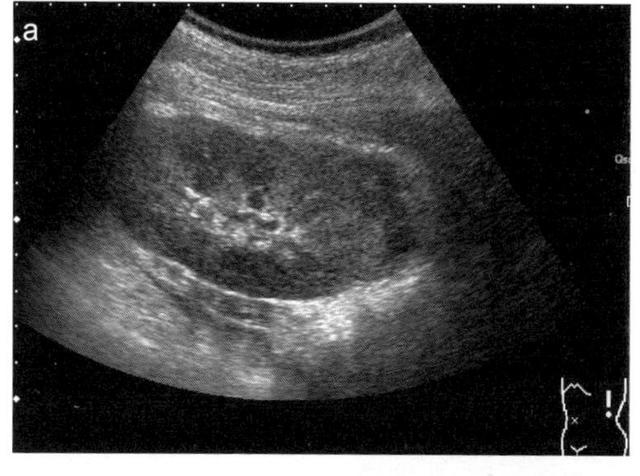

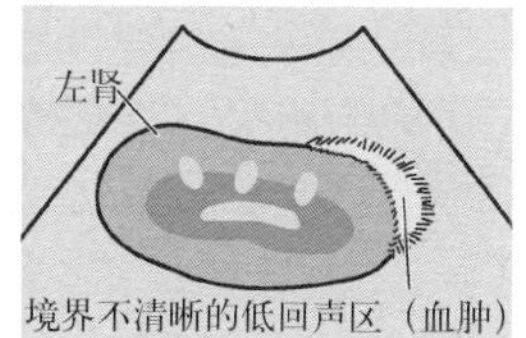

怀疑肾盂肾炎而行肾活检。活检后出现腹痛和红褐色尿。为查明有无血肿而行超声检查。探及围绕左肾下极边缘出现境界不清晰的低回声区。

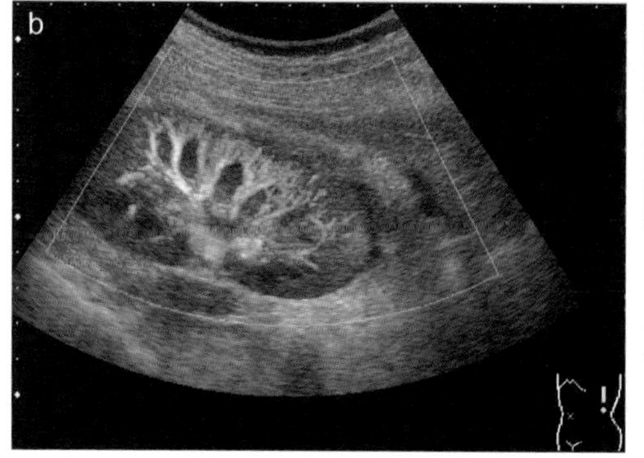

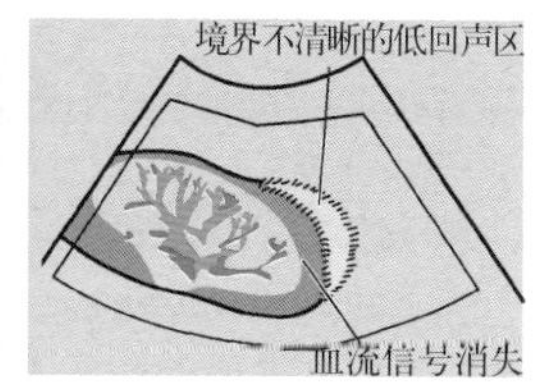

彩色多普勒检查可探及左肾下极边缘区血流信号。

病例 3 肾活检后血肿

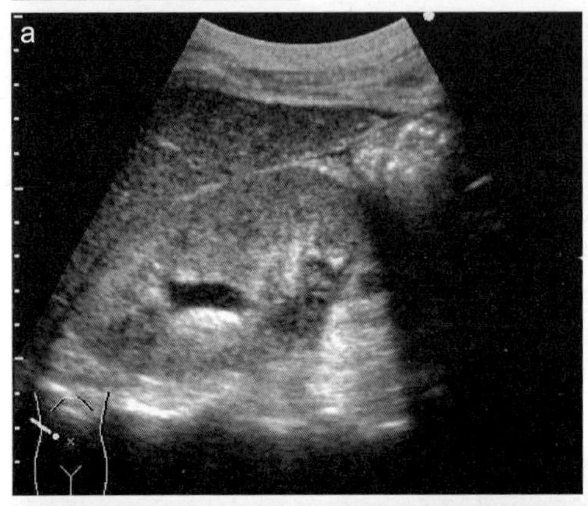

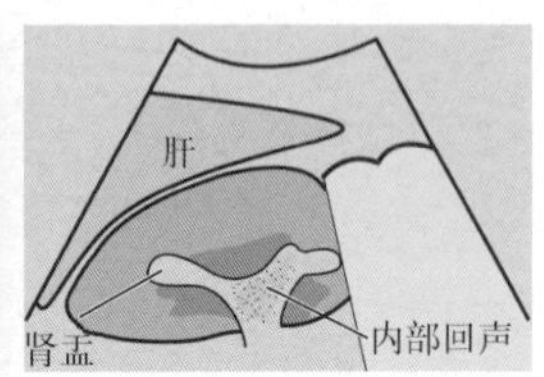

怀疑为糖尿病肾病引起的肾病综合征行肾活检后，右肾盂的下极侧见有血肿回声。

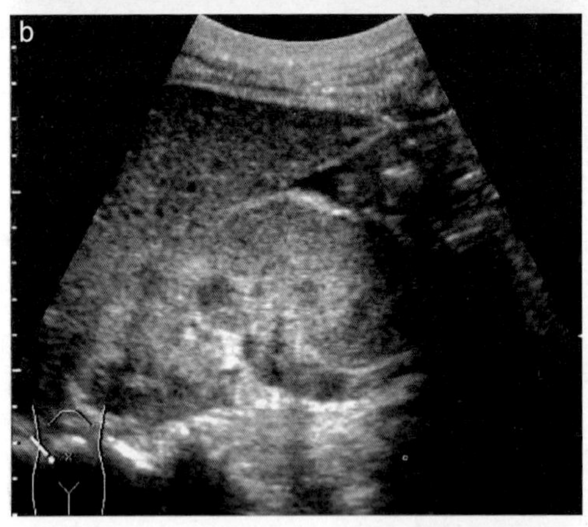

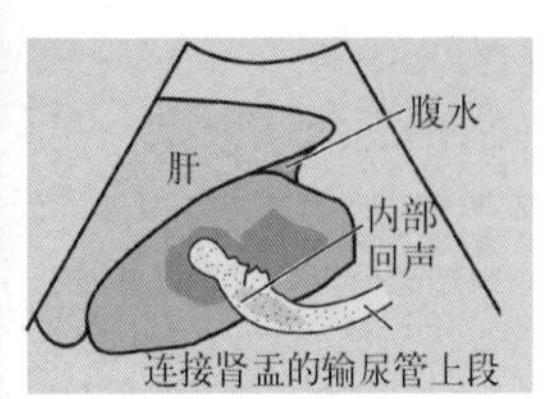

在连接肾盂的输尿管上段内见有血肿回声。

（十七）肾梗死

renal infarction

【超声声像图特点】

1. 梗死部位呈略低回声区（二维声像图上难以确诊）。

2. 彩色多普勒检查梗死部位缺乏局限性血流信号。

3. 肾梗死后瘢痕部位表现为实质回声的局限性增强并菲薄化及肾表面凹陷。

【临床】

1. 肾动脉闭塞导致血供中断，其支配区域缺血而坏死。可以发生于肾动脉主干至肾内分支的任何部位。

2. 栓塞原因多见于心房颤动或心肌梗死，感染性心内膜炎或心脏瓣膜症等的心脏疾病。此外，还可见于外伤或导管检查后血管损伤或动脉硬化所致的血栓等。

3. 梗死部位范围达到一定程度时，患侧肾区出现急剧性的疼痛，并伴有血尿或蛋白尿。

4. 肾梗死后的慢性变化，是由肾实质纤维化所致的瘢痕形成使肾实质菲薄和肾表面凹陷。

病例 1　肾梗死

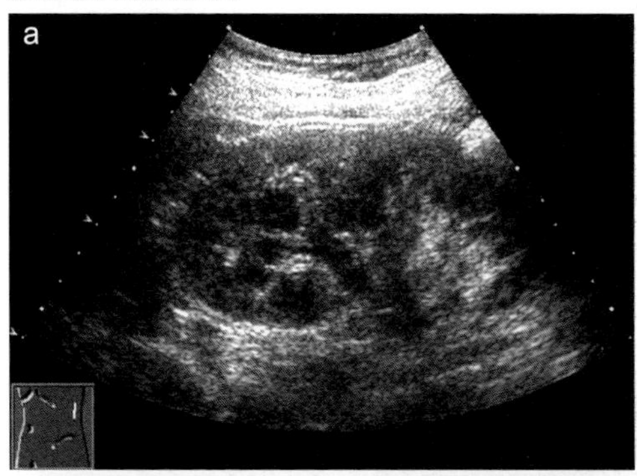

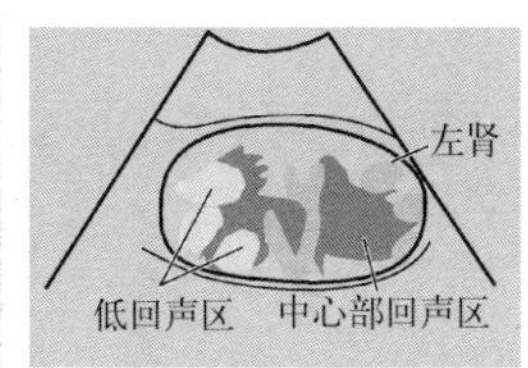

左肾集合系统分离，其内探及因出血所致的不均匀的内部回声。另外，上极侧探及低回声区。

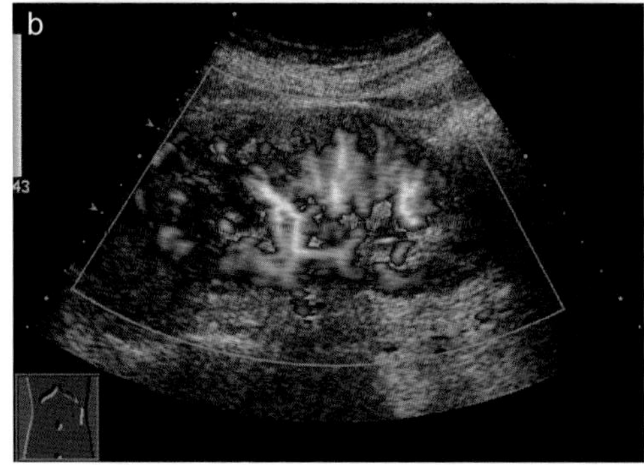

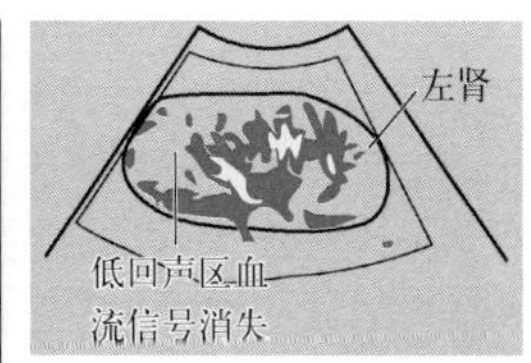

彩色多普勒检查左肾上极处探及无明显血流信号的部分，怀疑梗死。

病例 2 肾梗死

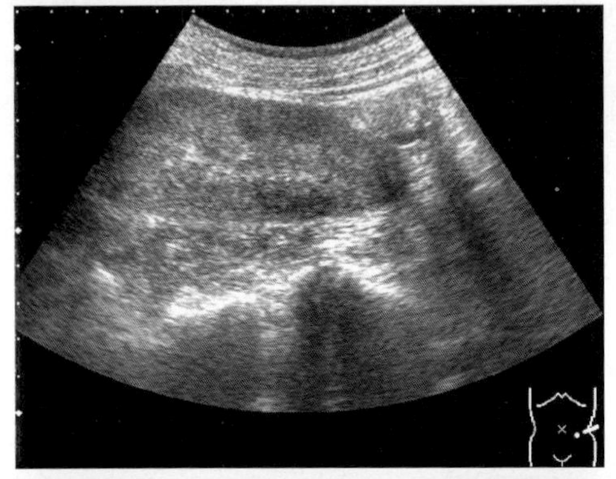

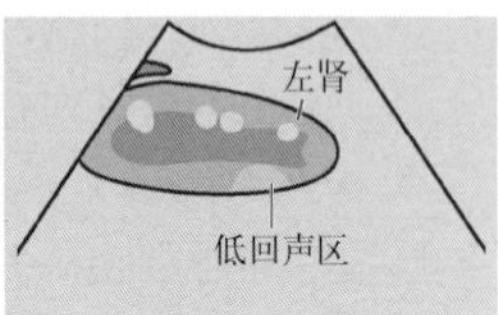

感染性心内膜炎的病例。左肾下极侧探及境界不清晰的低回声区。怀疑肾梗死，同时发现脾梗死。

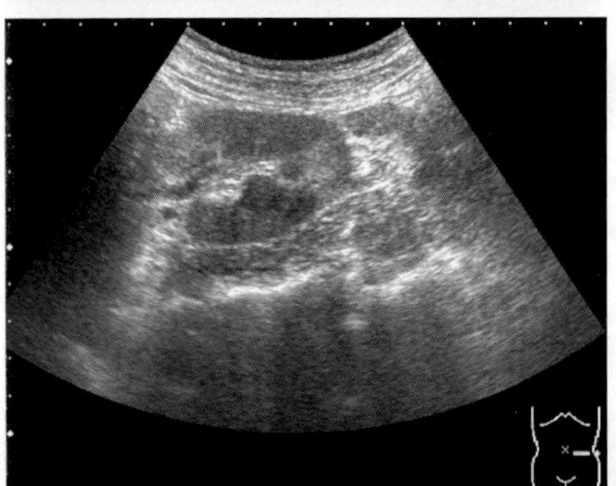

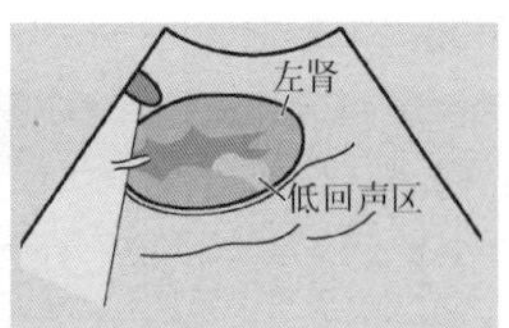

左肾的横断声像图。探及局限性低回声区，与髓质不同，低回声区延伸至肾边缘。

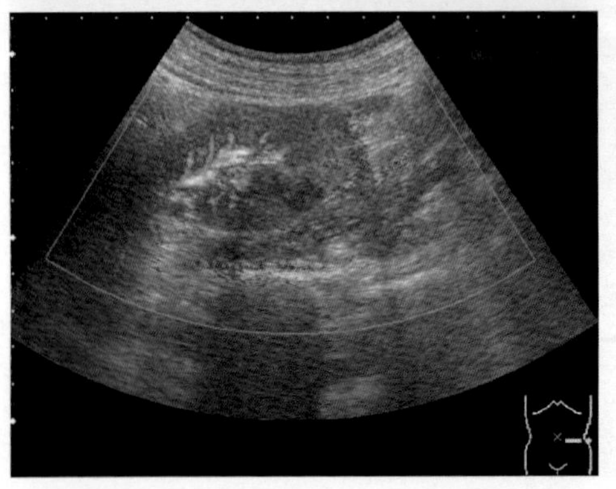

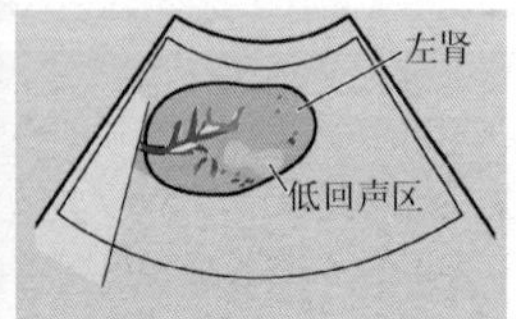

彩色多普勒检查左肾内低回声区中心部分内血流信号消失。

（十八）肾动脉狭窄

renal artery stenosis

【超声声像图特点】

1. 确认肾动脉起始部有无狭窄或钙化（腹部正中横断切面扫查）。

2. 利用彩色多普勒检查确认肾动脉起始部有无马赛克样血流信号（腹部正中横切面扫查或经侧腹部纵向切面扫查）。

3. 利用脉冲多普勒检查测量肾动脉狭窄部的最高血流速度（超过 180cm/s 时对怀疑狭窄有意义）。

4. 计算肠系膜上动脉起始部水平的腹主动脉和肾动脉狭窄部的最高血流速度的比值 [肾动脉最高流速 / 腹主动脉最高流速（renal/aorta ratio，RAR）] 大多数报道超过 3.5 应怀疑有明显的狭窄。

5. 确认叶间动脉的最高血流速度、RI 低及加速时间（acceleration time）延长（多见于起始部明显狭窄时）。

6. 肾的萎缩（患侧肾伴有血流低的肾萎缩）。

【临床】

1. 肾性高血压分为肾血管病变引起的高血压和肾实质病变引起的高血压。肾血管性高血压（renovascular hypertension，RVH）是由肾小球旁器分泌过多的肾素刺激肾动脉狭窄所致，约占高血压的 1%。

2. 肾动脉狭窄的病因大多数为动脉粥样硬化，还有大动脉炎综合征或纤维肌性发育不良、主动脉夹层形成、血栓栓塞症等。

3. 动脉粥样硬化或大动脉炎主要发生于腹主动脉附近的肾动脉起始部，而纤维肌性发育不良发生于肾动脉的远段部呈串珠样狭窄。

4. 动脉粥样硬化多见于 50 岁以上的男性，纤维肌性发育不良多见于 50 岁以下的女性。另外，大动脉炎多见于 20 ～ 50 岁的女性。

5. 腹部血管杂音未必均有，若能闻及血管杂音，即可怀疑肾动脉狭窄。

【注意点】

1. 肾动脉的起始未必左右各一条，也可出现 2 ～ 3 条，因此需要通过腹主动脉的横断面仔细扫查确认。

2. 因肠气干扰主动脉的横断面声像图显示不清时，经侧腹部纵向扫查以肾为透声窗观察肾动脉。

3. 腹部正中横切面扫查对右肾动脉进行观察时，左肾静脉汇入下腔静脉部分重叠，血流方向也相同，因此仅仅利用彩色多普勒检查容易混淆，所以一定要再通过脉冲多普勒检查进一步确认。

4.RAR 或叶间动脉的血流频谱的变化有个体差异，因此仅作为参考，重要的是借二维声像图确认狭窄部位。

病例 1　肾动脉狭窄

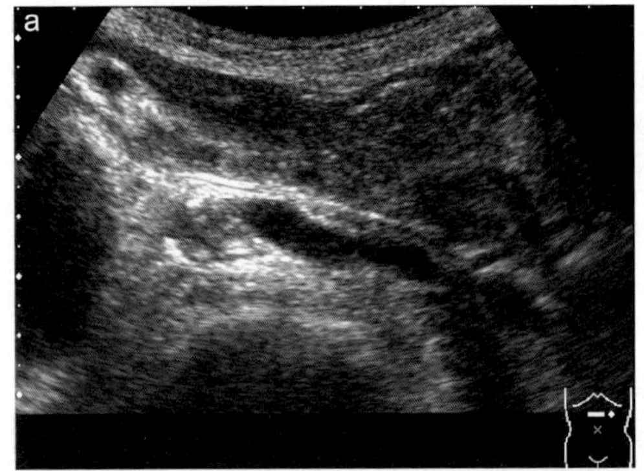

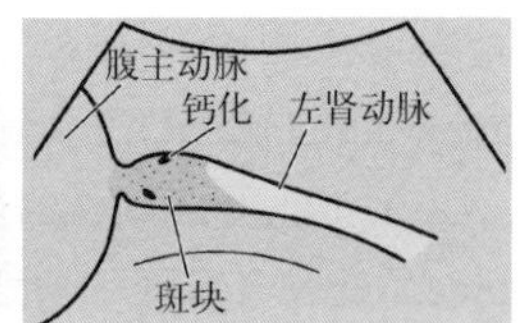

左肾动脉分支后，在管腔内探及钙化和斑块，此处有明显的狭窄。

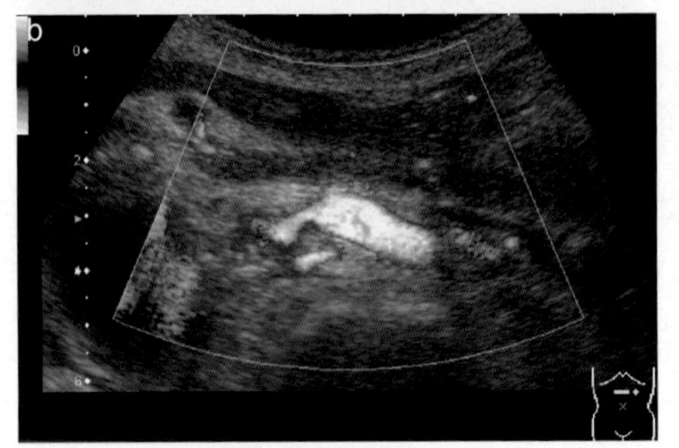

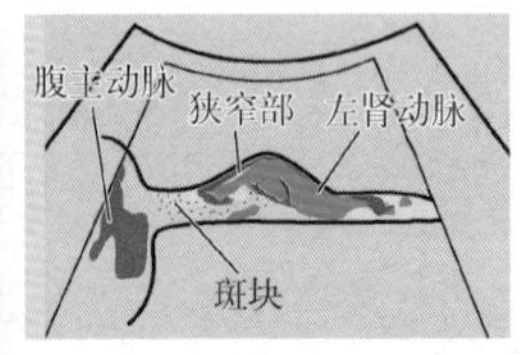

彩色多普勒检查可以确认因斑块所致的左肾动脉的狭窄。

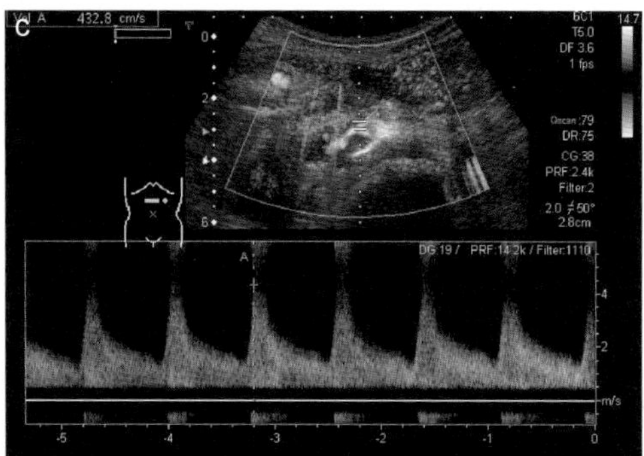

脉冲多普勒测量左肾动脉狭窄部的最高血流速度约 433cm/s，呈明显高速血流。

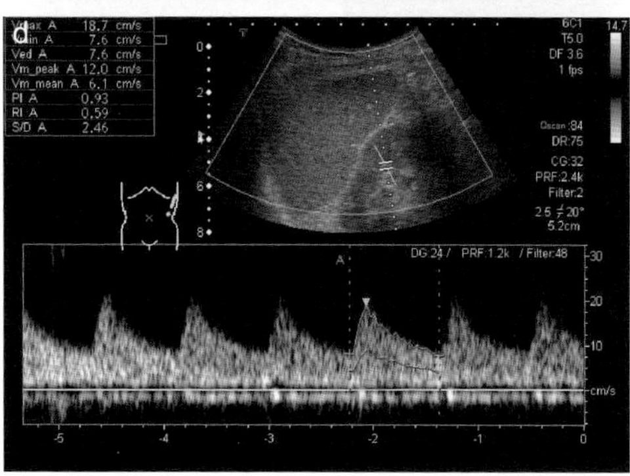

脉冲多普勒检查探及左肾叶间动脉的最高血流速度低和 RI 低。

病例 2　肾动脉狭窄

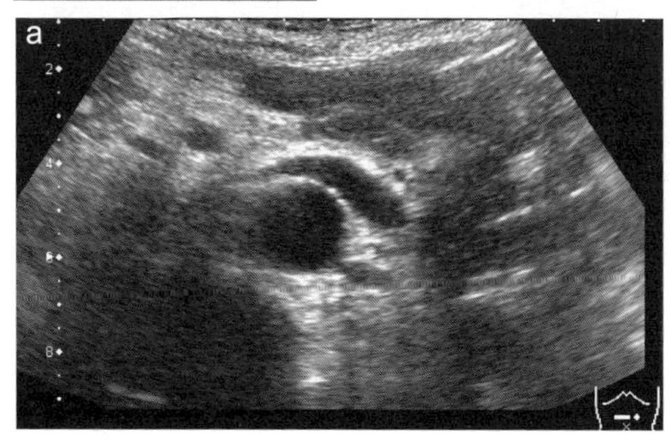

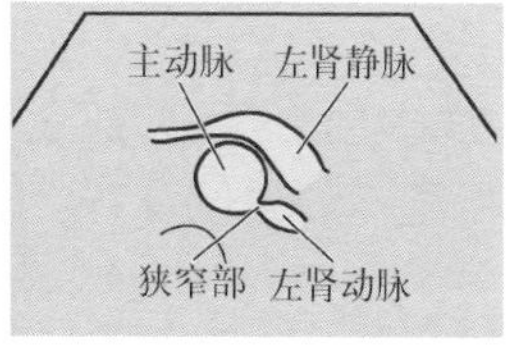

正中横切面扫查。在左肾动脉分叉部见肾动脉狭窄。

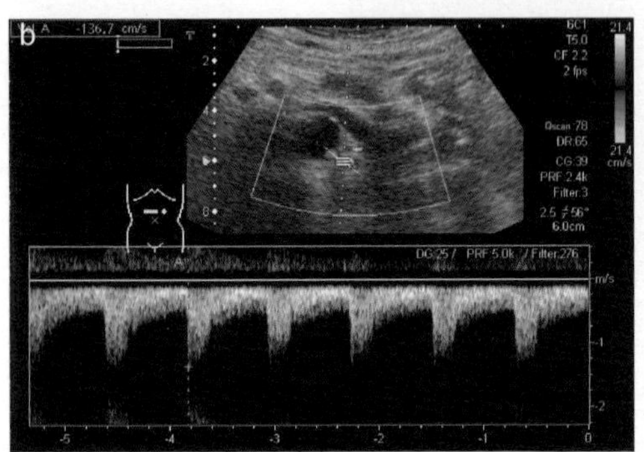

脉冲多普勒检查，左肾动脉最高血流速度为137cm/s，呈略高速血流。

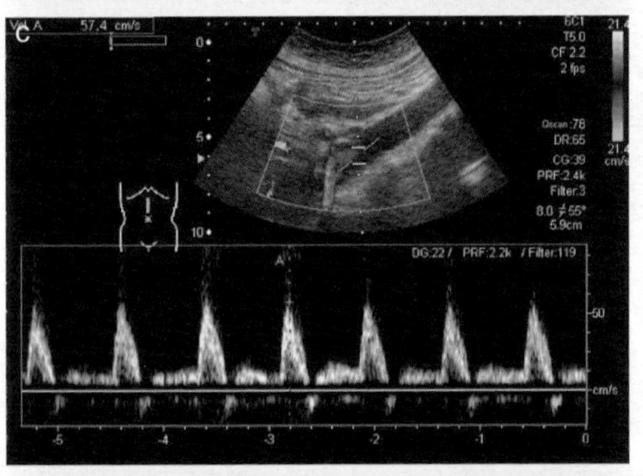

脉冲多普勒检查，在肠系膜上动脉起始部水平处的主动脉最高血流速度约为 57cm/s。RAR 2.4，略高。

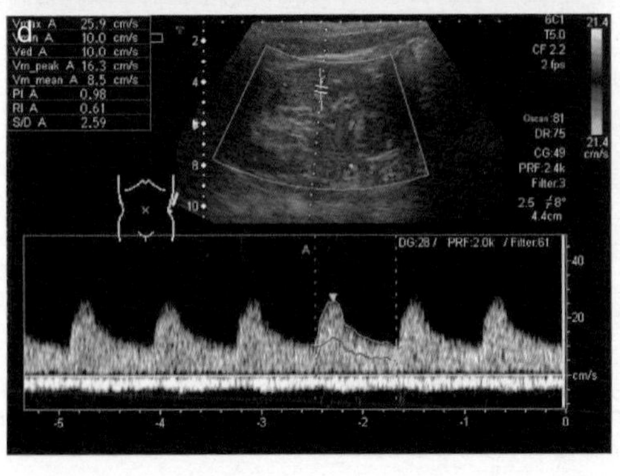

肾动脉造影检查左肾动脉分叉部狭窄率为75% ~ 90%，而左肾叶间动脉最高血流速度低，RI也低。

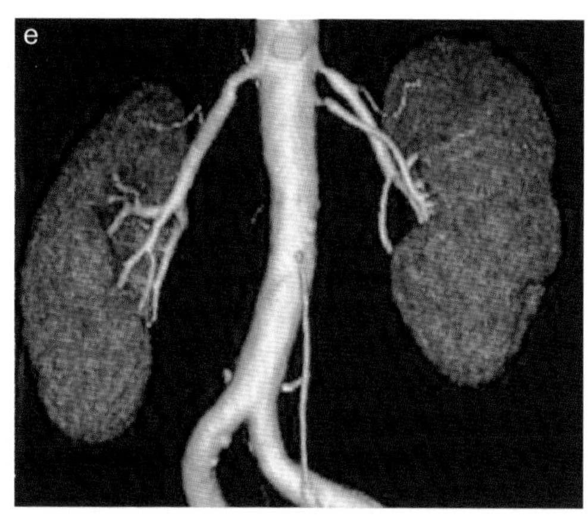

三维CT图像。左肾动脉分出2支，2支动脉的分叉处均可探及狭窄。

（十九）肾动静脉瘘

renal arteriovenous fistula，AVF

【超声声像图特点】

1. 对静脉曲张型（cirsoid type）或获得性（继发性）肾动静脉瘘，二维超声检查难以直接发现，但是病变部位比较大时，表现为无回声区。

2. 动脉瘤样型（aneurysmal type）肾动静脉瘘，二维超声检查显示为囊肿状的无回声区。

3. 彩色多普勒检查病变部位呈马赛克样血流信号。

4. 扩张的肾盂内探及弱回声或呈实性回声的血凝块。

【临床】

1. 肾动静脉瘘是引起血尿的肾血管病变，分为先天性和后天性两类，先天性称为肾动静脉畸形（arteriovenous malformation，AVM）。

2. 先天性肾动脉畸形又分为曲张型（cirsoid type）和动脉瘤样型（aneurysmal/cavernous type）。前者为肾内动静脉直接交通，形成扭曲扩张的血管团（nidus征）；后者为先天性动脉瘤或静脉瘤逐渐增大后与动脉、静脉交通而形成的畸形。

3. 静脉曲张型肾动静脉畸形，与动脉瘤样型比较，肾动脉扩张较轻，但是由叶间动脉开始可以探及纡曲的异常血管。

4. 后天性肾动静脉瘘除了见于外伤、肿瘤及炎症以外，还可见于肾活检等的医源性原因。

5. 分流量增加，除了肉眼血尿以外，还可出现患侧肾区疼痛、高血压及心功能不全。

【注意点】

大多数因血尿偶然发现，为查明血尿原因行肾超声检查时一定要用彩色多普勒检查确认有无马赛克样血流信号。此时，若流速范围降低为 20cm/s 以下，病变部位探及包含来源于周围组织伪像的马赛克样血流信号，较容易确认病变，然后增高流速范围，可以探及较准确的病变部位。

肾动静脉畸形

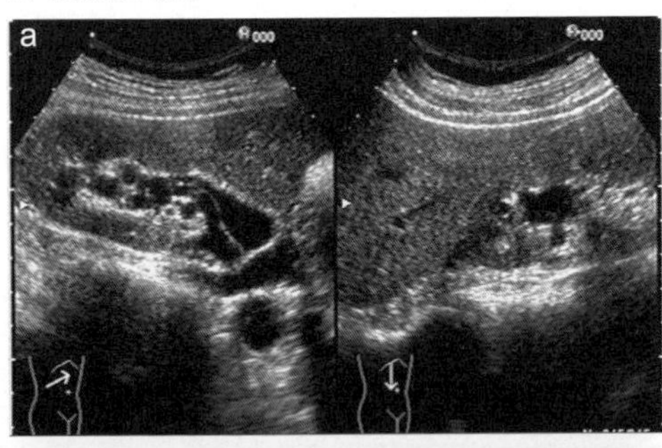

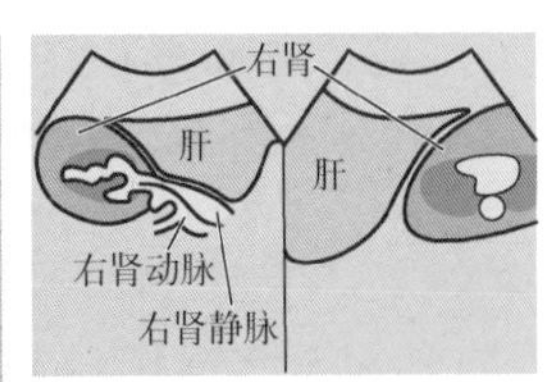

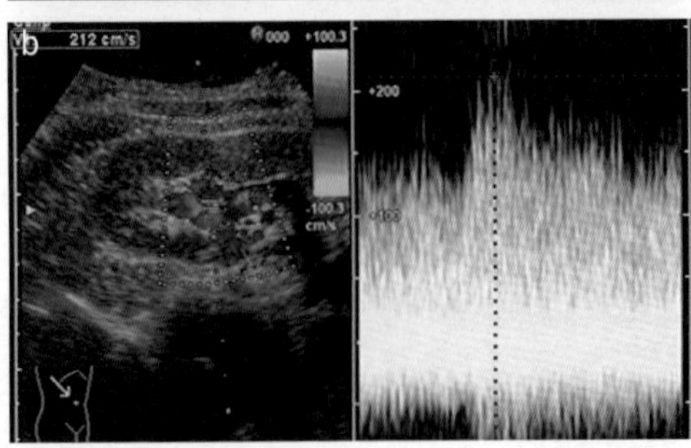

（病例提供者：综合守谷第一病院，小沼清治先生）

a. 右肾动静脉瘘导致回流静脉瘤样扩张，在中央肾窦高回声区内形成囊状无回声区。

b. 脉冲多普勒检查表现为搏动和常波混合性频谱，其最高血流速度达212cm/s。

（二十）肾动脉瘤

renal artery aneurysm

【超声声像图特点】

1. 观察肾动脉起始部至肾窦部的肾动脉全段，确认瘤状扩张（局限性的囊性肿瘤样回声）。

2. 确认有无瘤内附壁血栓或钙化。

3. 彩色多普勒检查及脉冲多普勒检查确认搏动性血流。

【临床】

1. 发生于肾动脉主干至肾内分支的任何部位。

2. 病因多见于动脉硬化，还可见于外伤、炎症等，动脉硬化多发于段动脉的分叉部。另外，结节性多发性动脉炎，在叶间动脉至弓状动脉可形成 5mm 以下的小动脉瘤。

3. 根据动脉瘤的形态分为囊状（saccular type）、纺锤形（fusiform type）、解离性（dissecting type），其中大部分为囊状。

4. 大多数瘤内伴有钙化，多数伴有附壁血栓，但是纺锤状动脉瘤很少伴有钙化。

5. 几乎无明显症状，大多数在影像学检查中偶然发现，但是一旦动脉瘤破裂容易引起休克。

肾动脉瘤

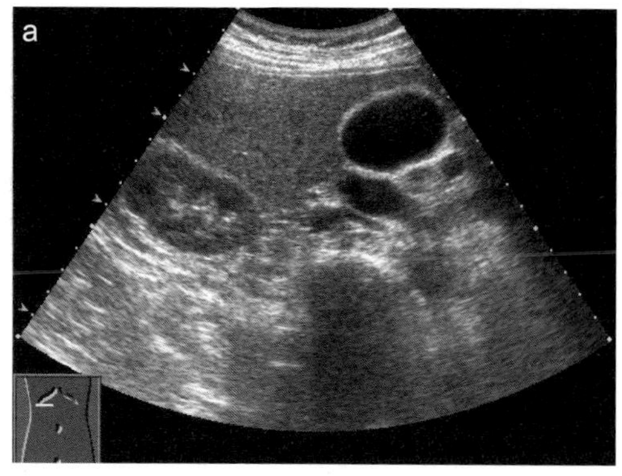

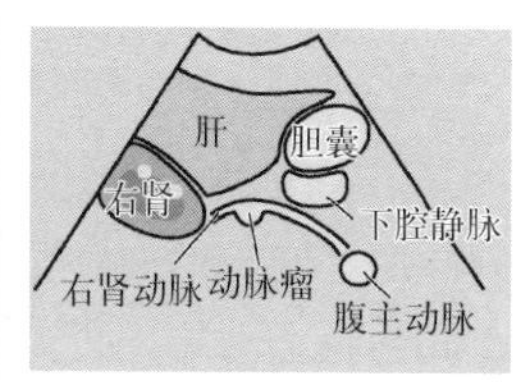

右肾动脉主干管腔内探及约 11mm × 9mm 囊状动脉瘤。

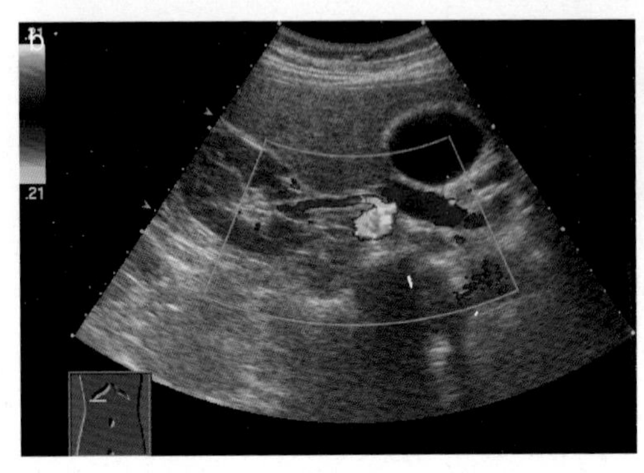

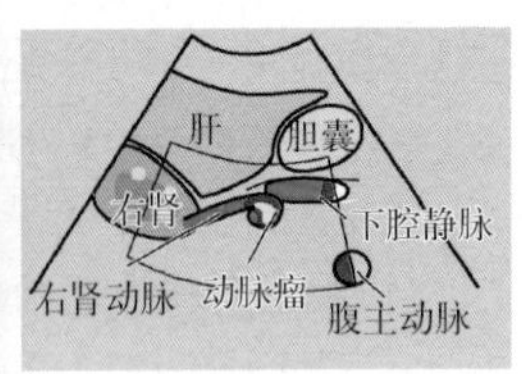

彩色多普勒检查可探及此肾动脉瘤内血流信号呈乱流。

【注意点】

伴有附壁血栓时，需要与肿瘤性病变相鉴别，利用彩色多普勒检查确认瘤内血流与肾动脉的连续性，即可鉴别。

（二十一）胡桃夹征象

nutcracker phenomenon

【超声声像图特点】

1. 左肾静脉明显扩张和肠系膜上动脉至腹主动脉之间的狭窄。
2. 肠系膜上动脉至腹主动脉的距离缩短（一般基准为5mm以下）。
3. 确认扩张的左肾静脉内有无血栓。
4. 脉冲多普勒检查测量左肾静脉狭窄部的压差。
5. 确认有无自左肾静脉的侧支循环。

【临床】

1. 胡桃夹征象是左肾静脉受压迫，肾静脉血流淤积，引起左肾静脉压升高，毛细血管被破坏，导致出现血尿的疾病。左肾静脉走行于肠系膜上动脉和腹主动脉之间并受此两条动脉的压迫是胡桃夹征象的主要病因。

2. 胡桃夹征象的诊断需要确认来源于左上尿路的出血或左肾静脉压升高和排除引起血尿的其他疾病。超声检查观察肠系膜上动脉至腹主动脉间的距离，有时仅通过肾静脉扩张而怀疑为胡桃夹征象的也不少，在肾静脉狭窄部测量左肾静脉和下腔静脉间的压差，若压差为

3mmHg以上，应怀疑有胡桃夹征象。

3. 胡桃夹征象也是小儿无症状性血尿的病因之一，大多数为间歇性肉眼血尿，但是随着年龄增长，症状会逐渐得到改善。

4. 有时左肾静脉扩张的同时还可伴有侧支循环，注意观察扩张的静脉内有无血栓形成。此外，若侧支循环发达，就不会出现血尿。

5. 有时并发左侧精索静脉曲张，发现有精索静脉曲张时需要排查胡桃夹征象的可能。

【注意点】

1. 对身体消瘦患者，若用力加压探头，容易出现类似胡桃夹征象的声像图，因此检查时避免用力加压探头，还应仔细观察左肾静脉的狭窄部和扩张部。

2. 测量左肾静脉或下腔静脉的脉压差时，把取样容积放置于狭窄部，调节多普勒入射角度至60°以下，测量最高流速（v），根据简化的伯努利方程计算出脉压差（ΔP）。

$$\Delta P=4v^2$$

病例1 胡桃夹征象

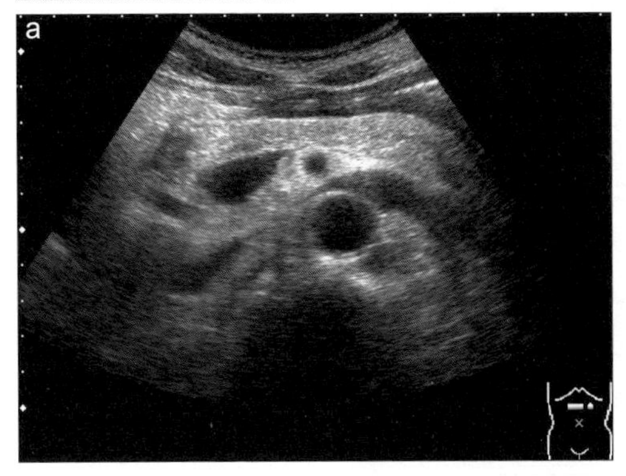

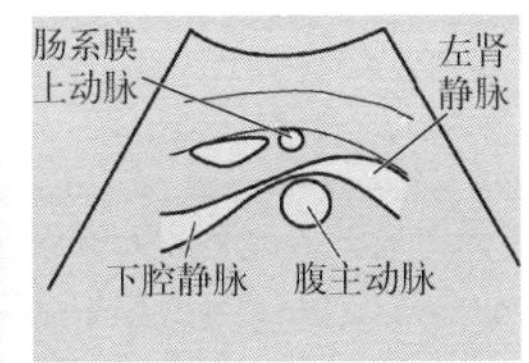

因血尿行超声检查。左肾静脉夹在腹主动脉与肠系膜上动脉之间走行，在左肾侧扩张，在下腔静脉侧狭小化。

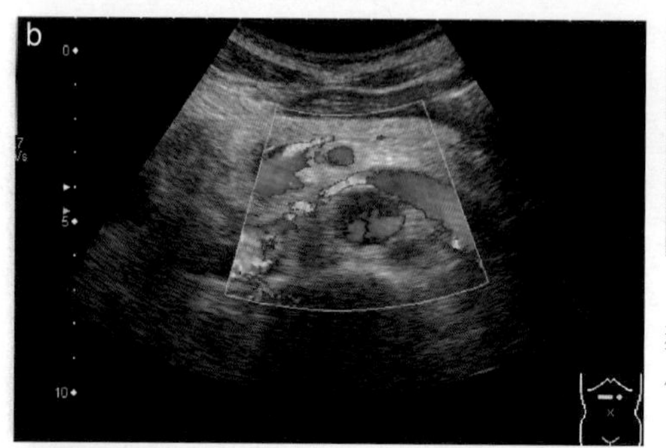

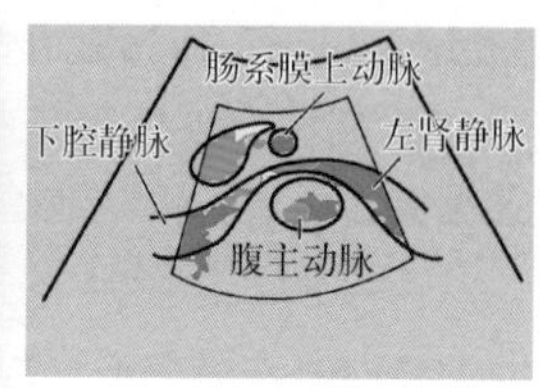

彩色多普勒检查探及狭窄部呈马赛克样血流信号。

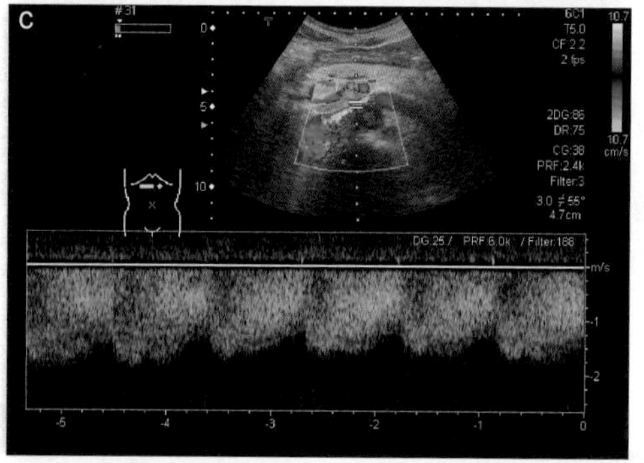

狭窄部分的最高血流速度 167cm/s，压差 112mmHg 显示为高值。

病例 2　胡桃夹征象

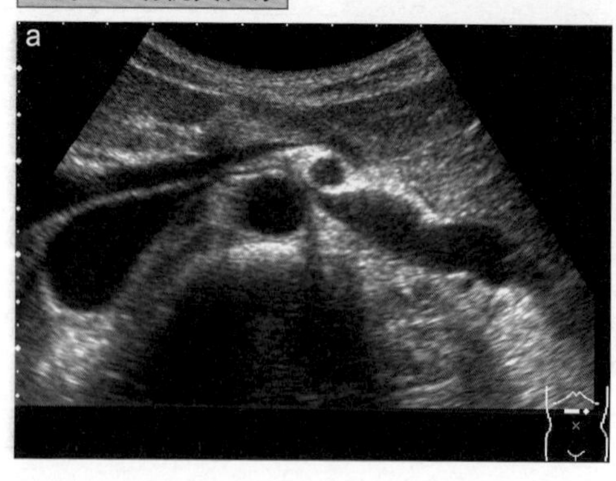

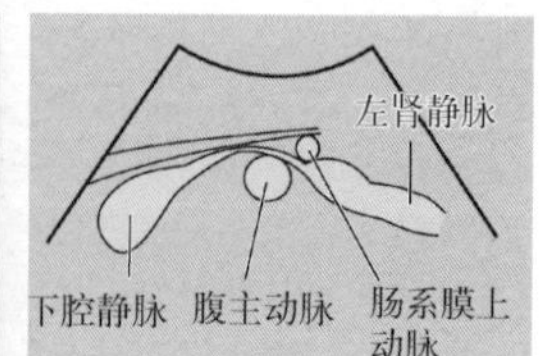

以查明血尿原因行详细的超声检查。左肾静脉夹在腹主动脉与肠系膜上动脉之间而变得狭窄，且见有左肾侧扩张。

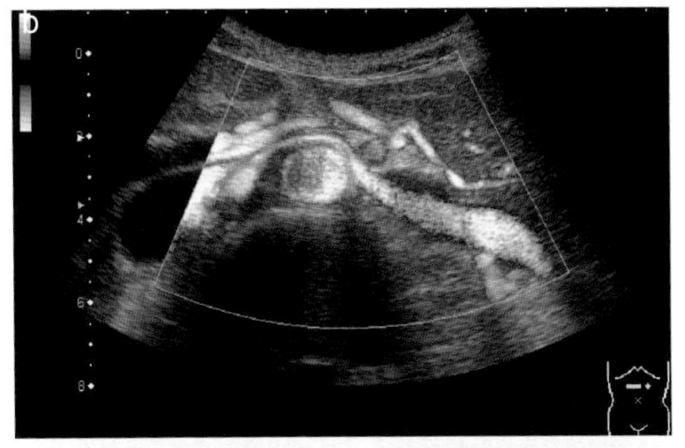

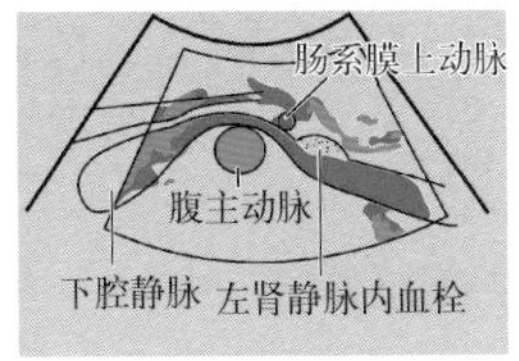

彩色多普勒检查探及扩张的左肾静脉壁面上无血流信号，怀疑附壁血栓。

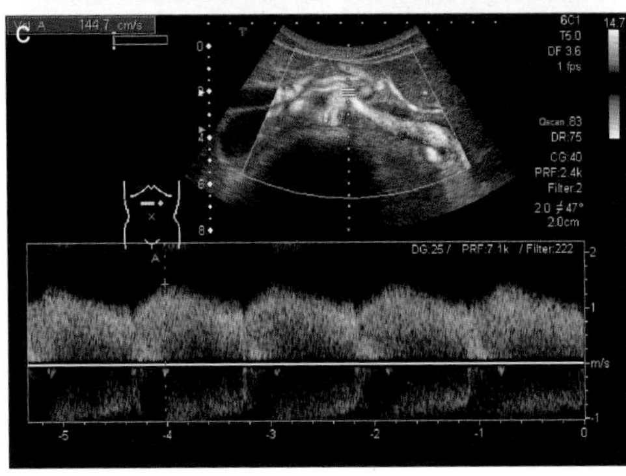

脉冲多普勒检查左肾静脉狭窄部的最高血流速度为144.7cm/s，脉压差约8.41mmHg，均呈高值。

（二十二）肾静脉血栓

renal vein thrombosis

【超声声像图特点】

1. 肾静脉内实性回声（初期仅为弱回声，随着时间推移回声逐渐增强伴有钙化）。

2. 彩色多普勒检查肾静脉内无明显血流信号。

3. 急性期肾肿大。

【临床】

1. 病因很多，除了肾病综合征、炎症、肿瘤、外伤、脱水及血凝亢进外，还有胡桃夹征象。

2. 肾静脉血栓多无明显症状，但是伴有肾梗死时出现患侧肾部疼痛或血尿。另外，急性期出现肾肿大。

【注意点】

1. 需要与肾细胞癌伴有的肾静脉内瘤栓相鉴别，血栓时静脉壁上探及血栓回声，但是管腔未完全闭塞；而瘤栓时因瘤栓呈压迫性生长导致静脉扩张。

2. 深静脉血栓引起下腔静脉血栓时，肾静脉内也会探及血栓。

肾静脉血栓

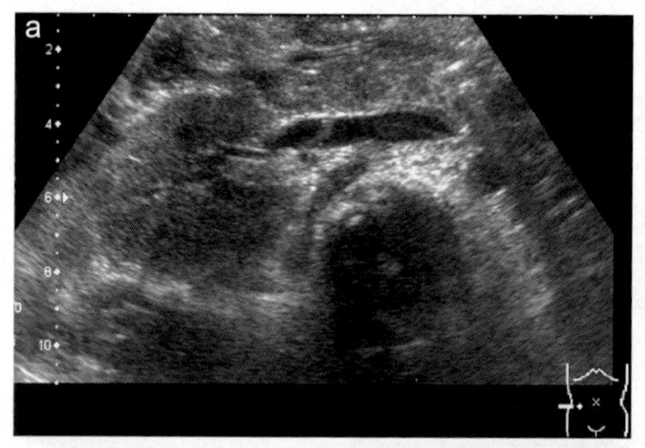

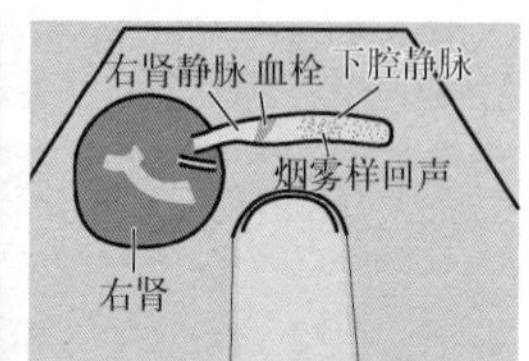

肾病综合征的病例。右肾静脉内探及绳状血栓。

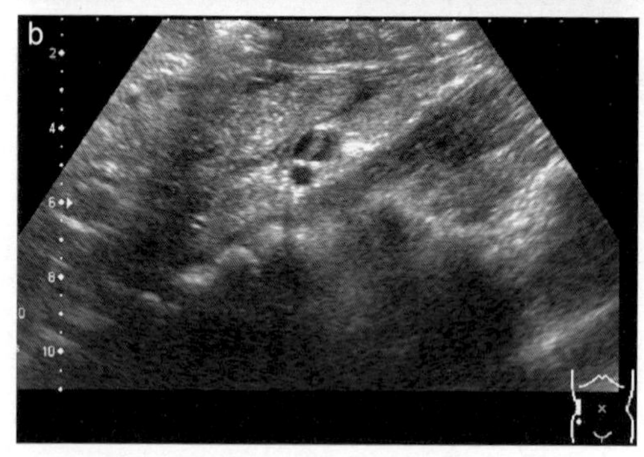

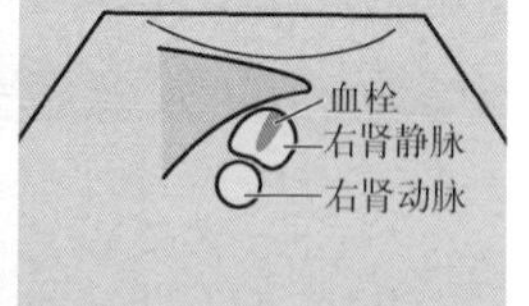

（二十三）肾血管平滑肌脂肪瘤

renal angiomyolipoma

【超声声像图特点】

1. 边界清晰的圆形高回声肿瘤（脂肪成分丰富时呈高回声）。

2. 平滑肌成分较多时类似于肾实质回声的部分增多，呈不均匀的肿瘤。

3. 大肿瘤内部回声不均匀，向肾外突出，边缘不规整。

4. 无明显晕环或囊性变性。

5. 彩色多普勒检查瘤内无明显血流信号。

【临床】

1. 是发病率最高肾实质性良性肿瘤，多数为女性，约 80% 为单发性，但是结节性硬化症多数为双侧性。

2. 是由血管、平滑肌、脂肪组成的错构瘤，无明显被膜。根据其内组织成分的比例不同，其内部回声也不同。一般，大多数为以脂肪成分较丰富肿瘤，无囊性变。

3. 一般无症状，大多数为偶然发现。若肿瘤大小在 4cm 以下且无症状，可以定期观察；若肿瘤较大，容易出血并伴有患侧肾部疼痛，可考虑行手术或血管栓塞术。

【注意点】

1. 若脂肪成分较少时肿瘤呈等回声，需要与肾细胞癌鉴别。肾血管平滑肌脂肪瘤（肾错构瘤）内无血流信号有助于鉴别。

2. 因脂肪成分较多的肾细胞癌呈高回声，需要与肾血管平滑肌脂肪瘤鉴别。确诊时，需要借助 CT 平片或 MRI 确认有无脂肪成分。

病例 1　肾血管平滑肌脂肪瘤

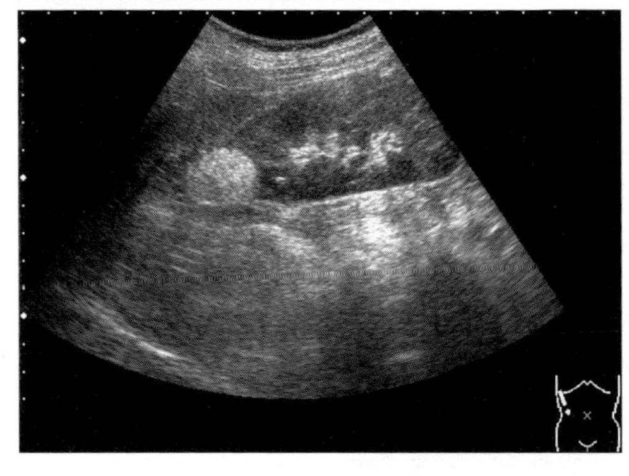

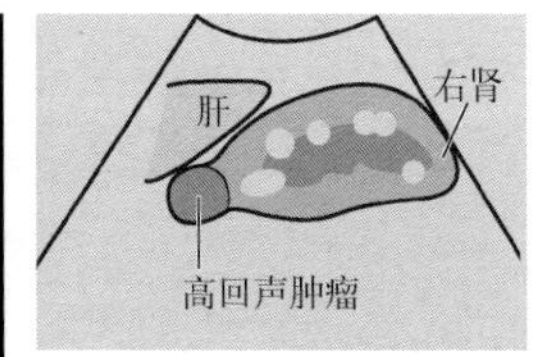

右肾上极探及向外突出的高回声肿瘤，呈类圆形，边界清晰，边缘粗糙，内部回声较均匀。

病例 2 肾血管平滑肌脂肪瘤

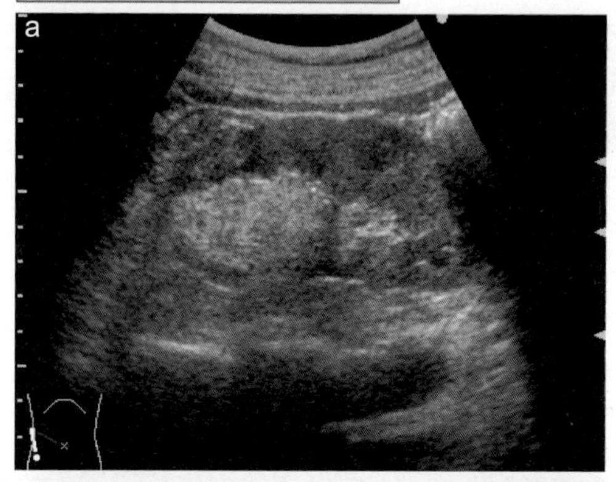

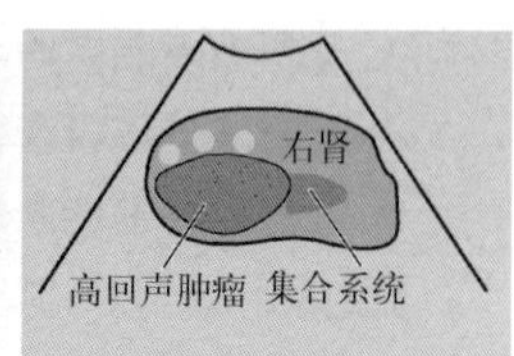

探及位于右肾上极至集合系统的边界较清晰，内部回声不均匀的高回声肿瘤。

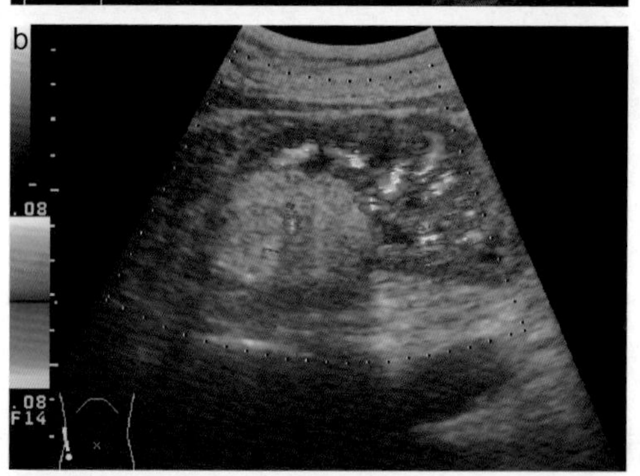

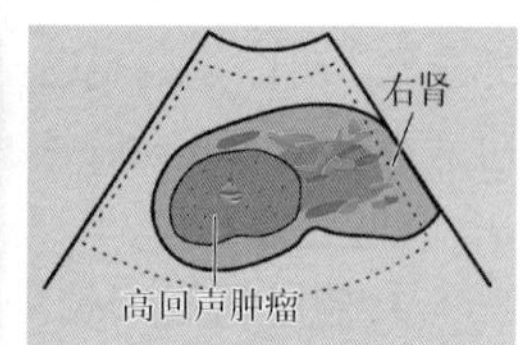

彩色多普勒检查肿瘤内部探及极少量的血流信号。

病例 3 肾血管平滑肌脂肪瘤

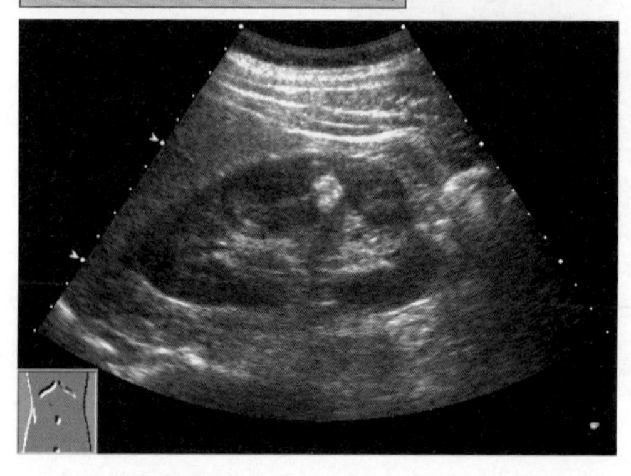

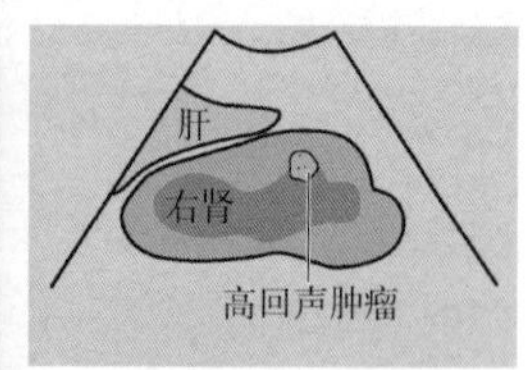

右肾集合系统内探及形状略不规则、内部回声不均匀的高回声肿瘤，后方回声略衰减。

病例4　肾血管平滑肌脂肪瘤

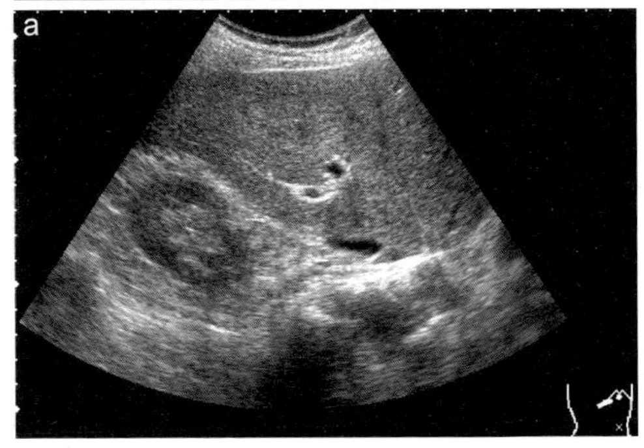

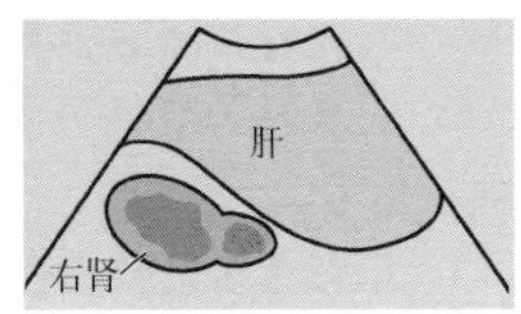

右肾上极向内突入的、边界不清晰的高回声肿瘤。肿瘤边缘呈低回声、内部回声不均匀。较肾血管平滑肌脂肪瘤回声低，怀疑伴有脂肪成分的肾细胞癌，但是病理组织学为伴有出血并脂肪成分较少的肾血管平滑肌脂肪瘤。

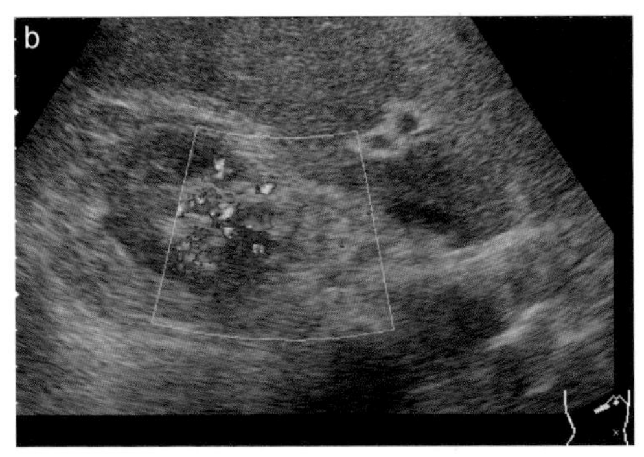

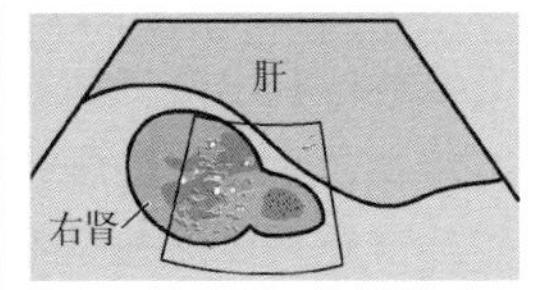

彩色多普勒检查肿瘤内部探及明显的血流信号。

（二十四）肾细胞癌

renal cell carcinoma

【超声声像图特点】

1. 大多数为边界清晰的实性肿瘤，有时伴有晕环。
2. 多数肿瘤向外突出。
3. 肿瘤内部回声呈低至高回声不等。
4. 随着肿瘤的增大，可以伴有出血、坏死及囊性变，内部回声不均匀。

5. 随着肿瘤的增大，肾集合系统受压变形。

6. 有时为囊性肾细胞癌，呈多房性，隔膜（间隔）增厚并伴有血流信号。

7. 彩色多普勒检查肿瘤内探及丰富的血流信号。

8. 肿瘤容易转移至肾静脉或下腔静脉内，形成癌栓，必须注意观察确认。

【临床】

1. 肾细胞癌在肾实质性恶性肿瘤中发病率最高，多见于 50 岁的男性，两侧肾发病率无差异。

2. 是来源于近端肾小管上皮的恶性肿瘤，有被膜。大多数肿瘤呈膨胀性生长，随着肿瘤的增大，内部会出现出血、坏死及囊性变。

3. 肾细胞癌中以透明细胞癌为最多，约占肾细胞癌的 70%，大多数伴有出血、坏死及囊性变。颗粒细胞癌伴有出血或坏死的频率较高，而嫌色细胞癌伴有出血、坏死及囊性变的频率较低。

4. 透明细胞癌是血管较丰富的肿瘤，而乳头状肾细胞癌为血管较贫乏的肿瘤。

5. 囊性肾癌可来自囊肿壁癌性变，也可为癌灶囊性变而成；前者形成囊内乳头状结节，后者为分隔增厚的多房囊性肿物。

6. 肾静脉或下腔静脉内容易形成瘤栓，特别是多见于右肾发生的肾细胞癌。

7. 三大主要征象为血尿、腹部肿瘤、侧腹部痛，但是最近通过体检等发现，在无症状时期早期检出的频率越来越高。

8. 透析肾所致的获得性肾囊肿病例转变为肾细胞癌的发生率较高，为通常的数十倍。因此，检查透析肾所致的获得性肾囊肿病例时，应注意观察肾内有无实性肿瘤或混合性肿瘤。

9. von Hippel-Lindau（VHL）病探及双侧性肾囊肿的频率较高，肾癌发生肾囊肿的频率也约 40%，也有双侧性的情况。

【注意点】

1. 向肾外突出的肿瘤容易漏诊，因此，不仅需要纵断面扫查，更重要的是还需要横断面扫查至肾上下或内外两个极限为止，特别要避免对向内侧突出肿瘤的漏诊。

2. 高回声肿瘤需要与肾血管平滑肌脂肪瘤（肾错构瘤）鉴别。肾细胞癌一般情况下血流丰富，因此利用彩色多普勒检查有助于与血流贫乏的肾血管平滑肌脂肪瘤、转移性肿瘤及囊肿内出血等鉴别。

3. 肾的良性肿瘤还包括发病率较低的嗜酸细胞瘤（oncocytoma），需要与肾细胞癌鉴别。嗜酸细胞瘤是边界清晰的球形实性肿瘤，内部回声均匀。随着嗜酸细胞瘤的整体增大，内部可探及特征性的中央部呈星状分布的中央性瘢痕（satellite scar）且呈低回声。但是，多数难以与肾细胞癌鉴别，多数需要行肾摘除术。

肾肿瘤的组织学分类见表 2-4。

表 2-4　肾肿瘤的组织学分类 [源自肾癌处理规则（第 3 版）]

肾实质的上皮性肿瘤（epithelial tumours of renal parenchyma）
Ⅰ. 良性：腺瘤 benign adenoma
A. 乳头状 / 管状乳头状腺瘤（papillary/tubulopapillary adenoma）
B. 嗜酸细胞瘤 [oncocytic adenoma（oncocytoma）]
C. 后肾性腺瘤（metanephric adenoma）
Ⅱ. 恶性：肾细胞癌（renal cell carcinoma）
A. 透明细胞癌（clear cell carcinoma）
B. 颗粒细胞癌（granular cell carcinoma）
C. 嫌色细胞癌（chromophobe cell carcinoma）
D. 梭形细胞癌（spindle cell carcinoma）
[肉瘤样癌（sarcomatoid carcinoma）]
E. 伴有囊肿的肾细胞癌（cyst-associated renal cell carcinoma）
①来源于囊肿的肾细胞癌（renal cell carcinoma originating in a cyst）
②囊性肾细胞癌（cystic renal cell carcinoma）
F. 乳头状肾细胞癌（papillary renal cell carcinoma）
Ⅲ. 集合管癌（Bellini 管癌）（collecting-duct carcinoma）（Bellini duct carcinoma）

病例 1 肾细胞癌

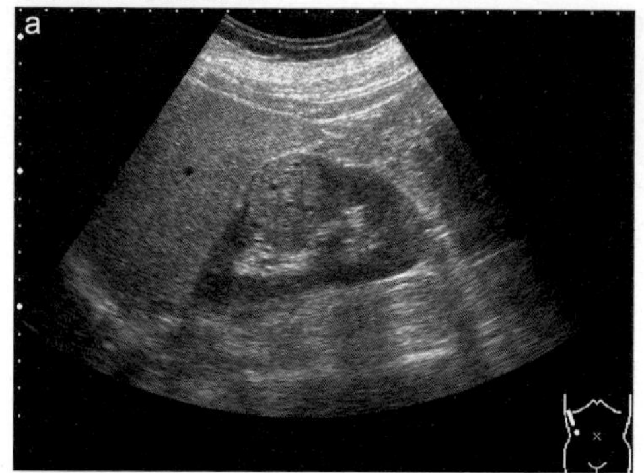

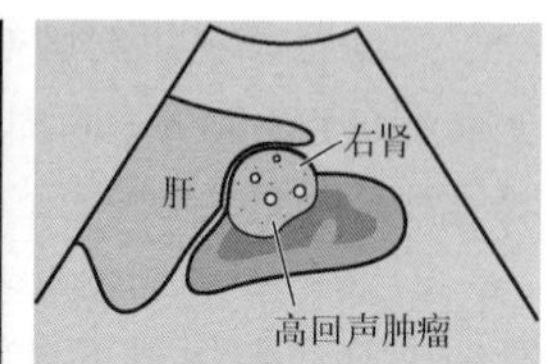

透明细胞癌病例。右肾中部探及由集合系统向外突出的高回声肿瘤。肿瘤内探及数个边界清晰、内部回声不均匀的小囊性变回声。

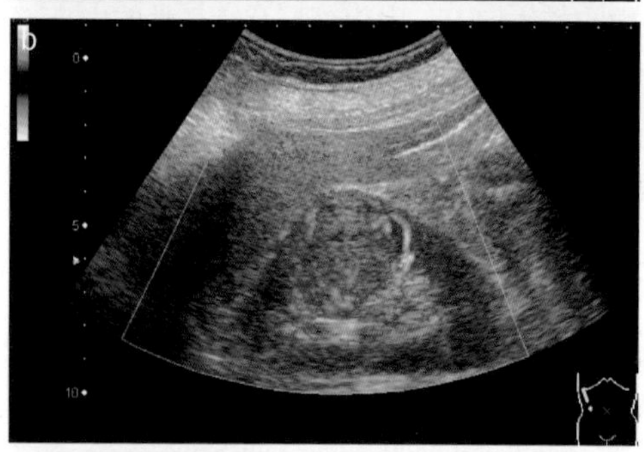

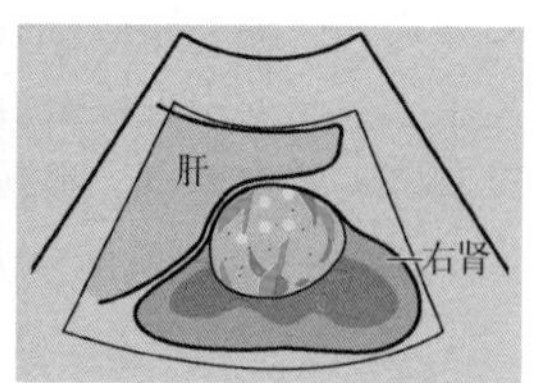

彩色多普勒检查探及由肿瘤边缘流向内部的丰富血流信号。

病例 2 肾细胞癌

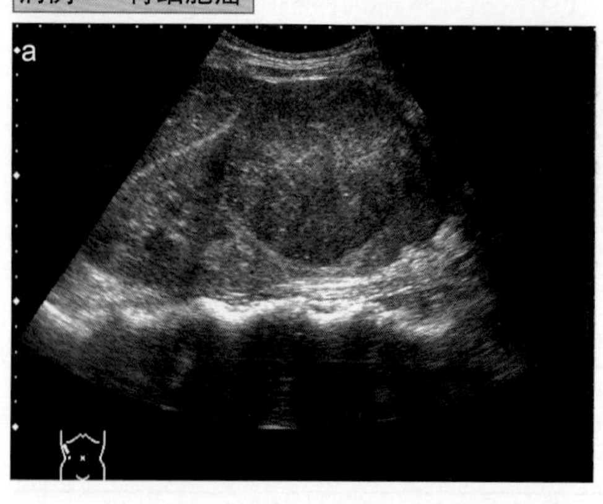

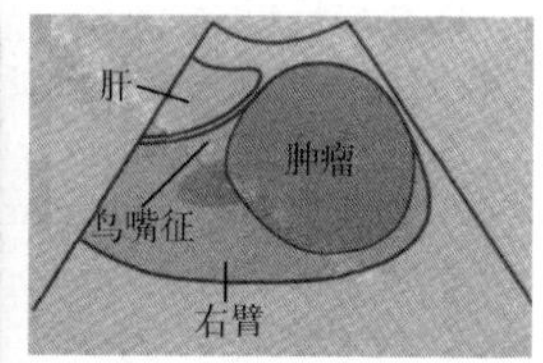

因腰部剧痛和触及右侧腹部包块，为查找原因而行超声检查。探查出累及右肾中央至下极的低回声肿瘤。肿瘤边界清晰，内部回声不均匀，并有肾静脉的浸润。

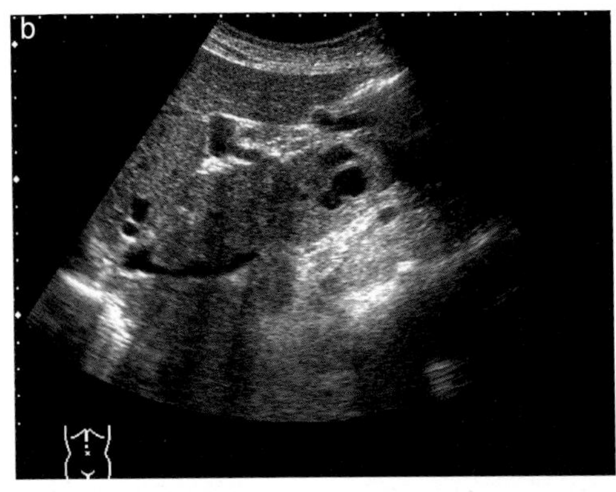

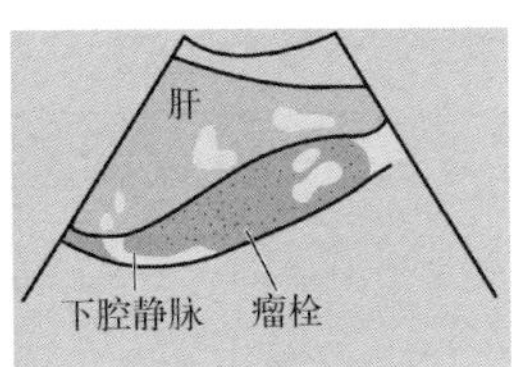

心窝部纵向扫查的下腔静脉纵断面声像图。探及下腔静脉扩张，其内部伴有瘤栓。因下腔静脉内浸润合并肺转移，不属于手术适应证。

病例3 肾细胞癌

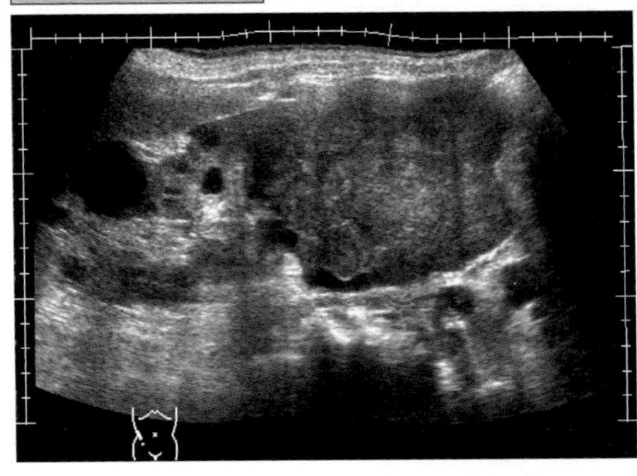

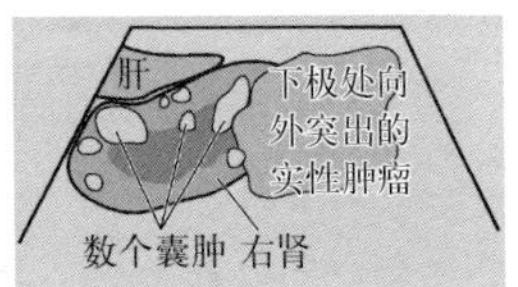

因右季肋部触及肿块而行超声检查。右肾内探及数个囊肿，下极处探及向外突出112mm×79mm×97mm大的实性肿瘤。肿瘤边界清晰，边缘部探及囊性变回声。病理组织学诊断为乳头状肾细胞癌。

病例4 肾细胞癌

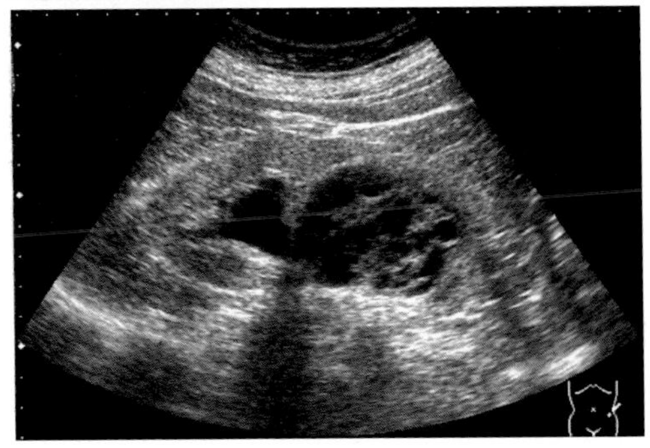

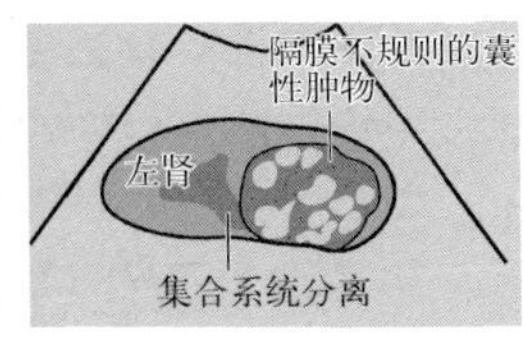

左肾下极处探及内部不规则隔膜（间隔）的囊性肿瘤。上极侧集合系统分离。病理组织学诊断为囊性肾细胞癌。

病例 5　肾细胞癌

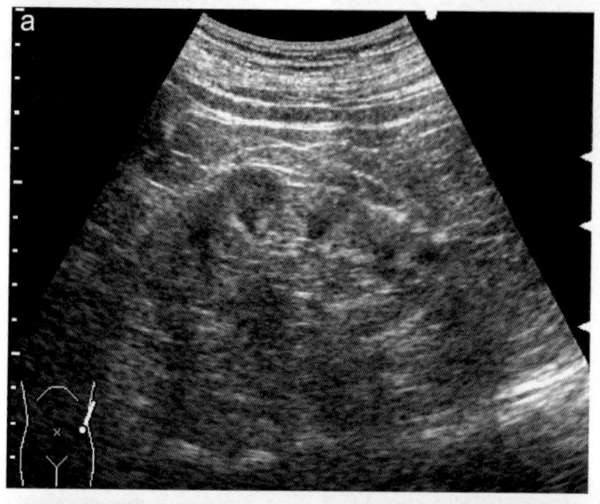

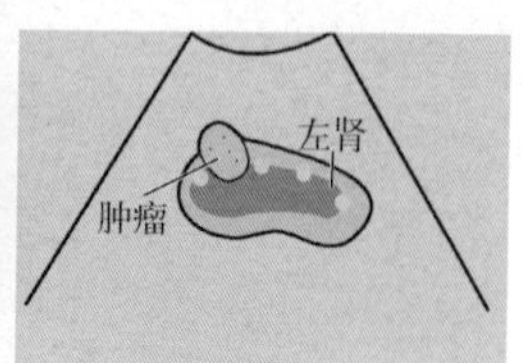

慢性肾衰竭患者。探及左肾萎缩，皮质回声的增强。左肾中部区探及略向外突出的内部回声不均匀的等回声肿瘤。病理组织学诊断为透明细胞癌。

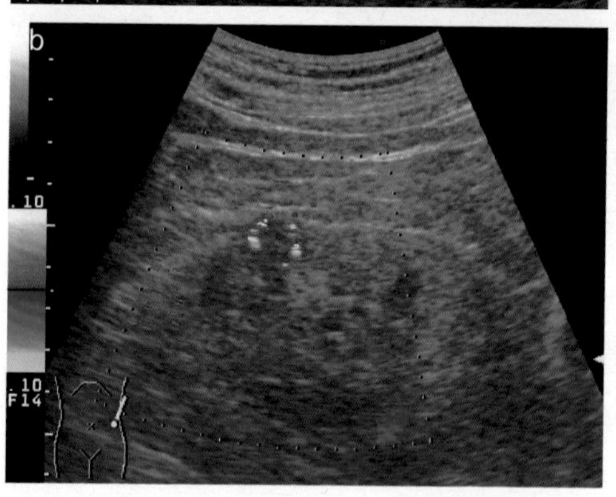

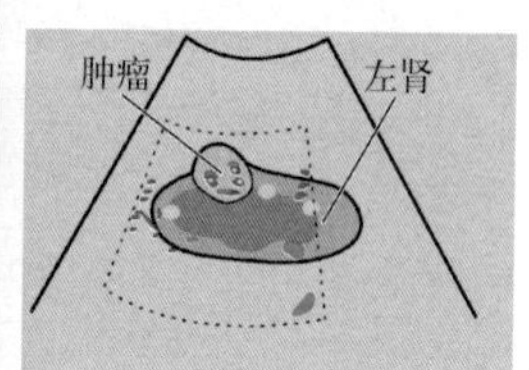

彩色多普勒检查显示，肿瘤边缘探及丰富的血流信号。

（二十五）肾盂癌、输尿管癌

renal pelvic carcinoma，ureteral carcinoma

【超声声像图特点】

1. 集合系统内的等或略低回声的肿瘤。

2. 浸润于肾实质的病例，集合系统欠清晰，累及肾实质的边界不清晰的等回声肿瘤。

3. 出现因肿瘤所致的尿路梗阻时，伴有集合系统分离。

4. 输尿管癌表现为扩张的输尿管内实性肿瘤和集合系统分离。

5. 彩色多普勒检查肿瘤内血流信号缺如（正常血管受压或不清晰化）。

【临床】

1. 发生于肾盂、肾盏、输尿管、膀胱及尿道的癌称为尿路上皮癌，组织学类型几乎均为移行上皮癌，另外，还有鳞状上皮癌或腺癌等。发生于肾盂、肾盏的癌称为肾盂癌，发生于输尿管的癌称为输尿管癌，尿路上皮癌最多见于膀胱癌（表 2-5）。

表 2-5 肾盂、输尿管肿瘤的组织学分类（源自肾盂、输尿管癌处理规则）

Ⅰ. 良性上皮性肿瘤
- A. 移行细胞乳头状瘤（transitional cell papilloma）
- B. 内反性乳头状瘤（inverted papilloma）
- C. 鳞状细胞乳头状瘤（squamous cell papilloma）

Ⅱ. 恶性上皮性肿瘤
- A. 移行细胞癌（transitional cell carcinoma，TCC）
- B. 鳞状细胞癌（squamous cell carcinoma，SCC）
- C. 腺癌（adenocarcinoma，AC）
- D. 未分化癌（undifferentiated carcinoma，UC）
- E. 其他

Ⅲ. 良性非上皮性肿瘤

Ⅳ. 恶性非上皮性肿瘤

Ⅴ. 肿瘤样或异常上皮
- A. 上皮细胞增生（epithelial hyperplasia）
- B. 上皮不典型增生（dysplasia）
- C. 鳞状上皮细胞化生（squamous metaplasia）
- D. 肾源性化生（nephrogenic metaplasia）
- E. 增殖性肾盂炎或输尿管炎（proliferative ureteritis and pyelitis）
- F. 软化斑病（malakoplakia）

2. 移行上皮癌一般为多发，常常同时合并肾盂癌或输尿管癌或膀胱癌。

3. 肾盂癌初期表现为肾盂内隆起性病变，肿瘤肾盂内渐渐蔓延直至占据整个肾盂。有浸润倾向，多向肾实质浸润性生长。

4. 肾盂、输尿管癌的症状类似于膀胱癌，表现为无症状性肉眼血尿，尿路梗阻导致的肾积水。

5.肾盂、输尿管癌多见于成人，特别是多见于60岁以上的老年人，男性多于女性。

【注意点】

肾盂癌需要与肾窦内脂肪瘤鉴别。肾窦内脂肪瘤会随着年龄增加或肥胖者脂肪在肾盂肾盏周围的肾窦内过多沉积而增加。集合系统内呈边界不清晰的低回声区。与肾盂癌的鉴别点为肾窦脂肪瘤呈双侧性，边界不清晰，无肾盂变形、扩张、闭塞及血管走行受压等征象。

病例 1　肾盂癌

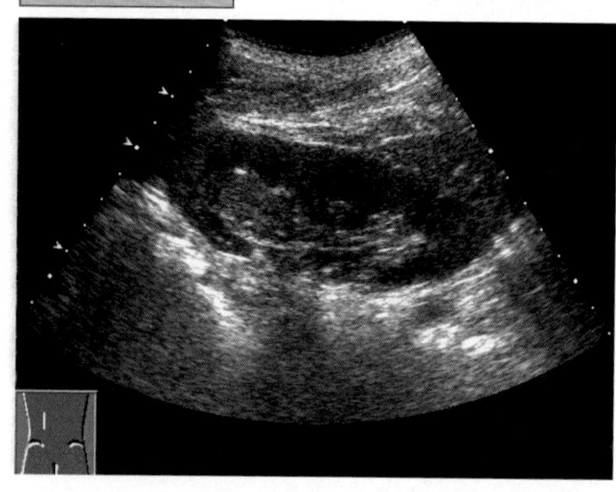

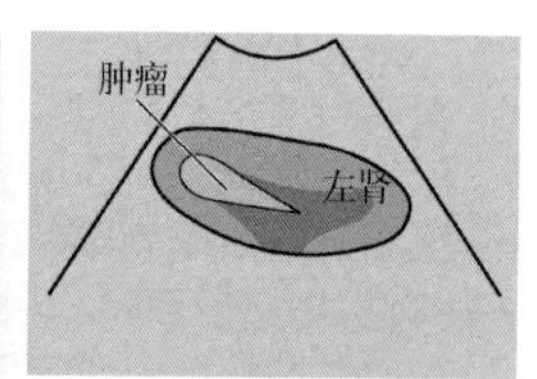

2年前开始出现间歇性肉眼血尿，为找原因行超声细查。左肾上极侧的集合系统内探及偏高回声的实性肿瘤，但是较集合系统回声低。其周边围绕着高回声区域，怀疑肾盂癌。

病例 2　肾盂癌

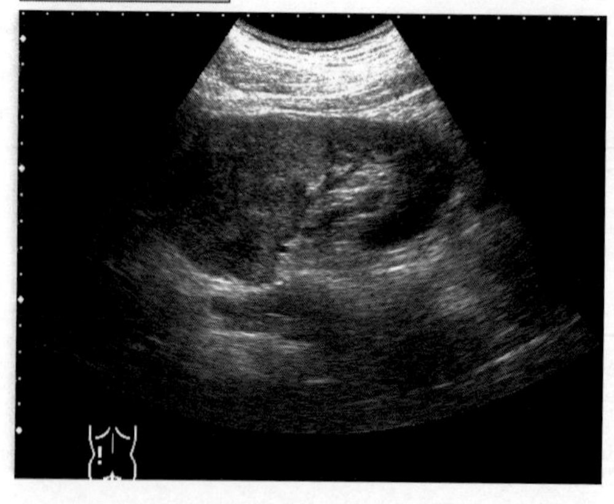

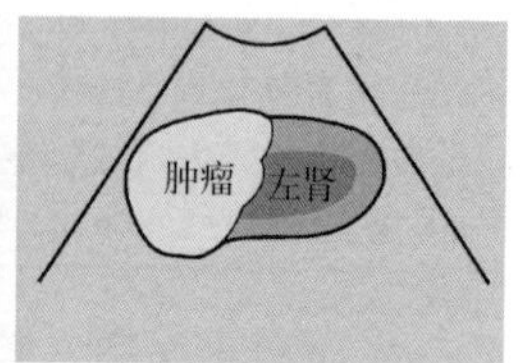

左肾上极处探及与皮质比较，呈等或高回声的实性肿瘤。肿瘤导致上极侧的集合系统显示不清晰。是浸润于肾实质的肾盂癌。

病例3 肾盂癌

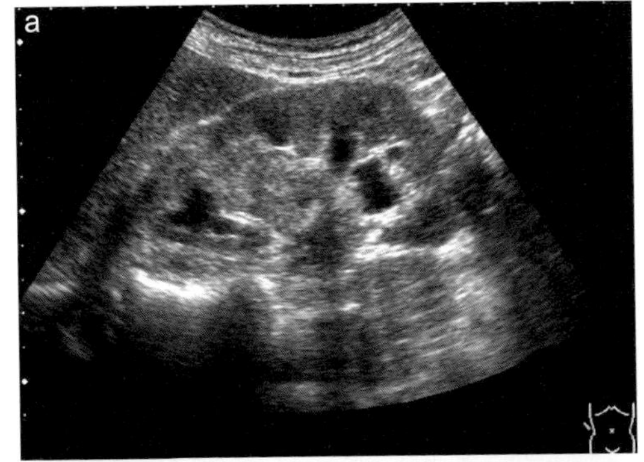

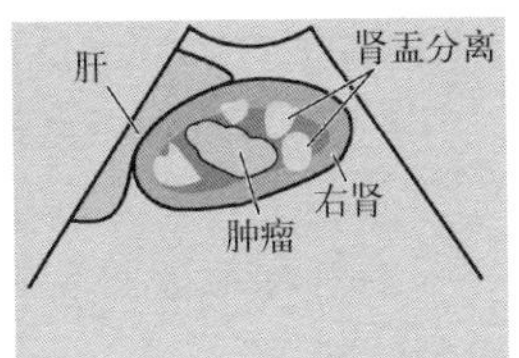

右肾集合系统分离，其内探及不规则的实性肿瘤。肿瘤的回声较皮质偏高，下极侧肾盂分离。

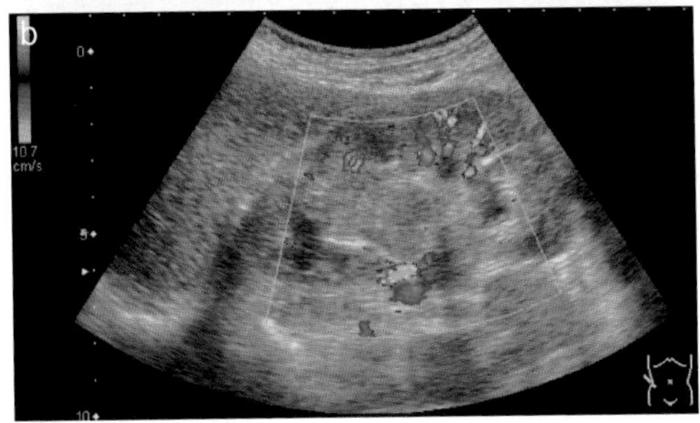

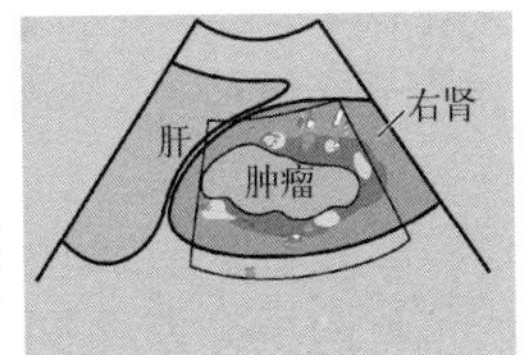

彩色多普勒检查肿瘤内部未探及明显的血流信号。

病例4 输尿管癌

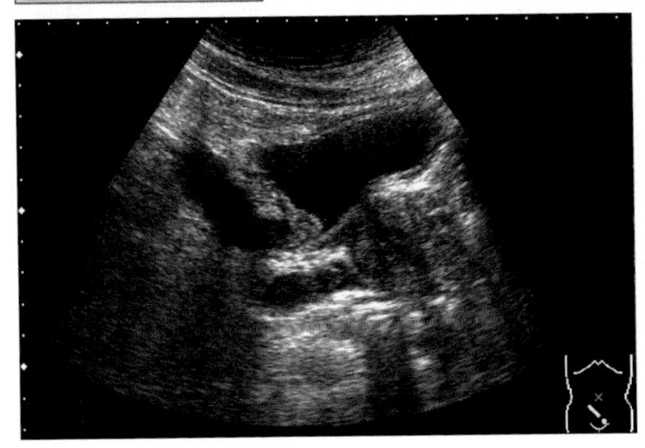

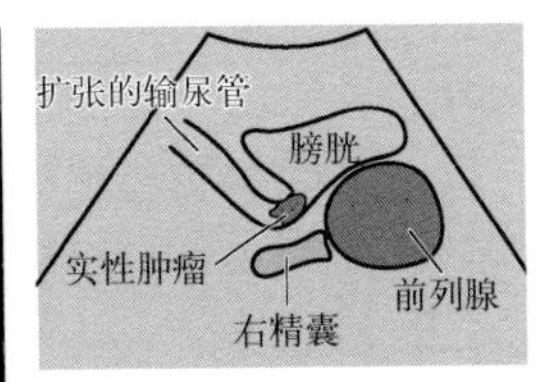

右侧输尿管癌的病例。右侧输尿管扩张，右输尿管膀胱移行部至开口部区探及不规整的实性肿瘤。

（二十六）肾母细胞瘤（Wilms 肿瘤）

nephroblastoma（Wilms tumor）

【超声声像图特点】

1. 边界较清晰的大的实性肿瘤（越过正中线的较罕见）。

2. 肿瘤呈偏高回声，因坏死或出血导致内部回声不均匀，并探及囊性部分。

3. 肾静脉或下腔静脉内探及癌栓。

【临床】

1. 好发于儿童的肾肿瘤代表性疾病，发病率最高，约占 90%。

2. 胎儿期后肾胚芽细胞癌化，已发现癌抑制基因的基因异常，多数合并各种各样的先天性畸形。合并的畸形包括隐睾、尿道下裂等的尿路畸形外，还有单侧肥大或四肢变形等肌肉骨骼系统的异常等。

3. 几乎均为单侧性，左右无差异，约 5% 为双侧性。

4. 约 50% 发病于 2 岁以内儿童，约 90% 发病于 5 岁以内儿童。

5. 生长速度快，大多数因肿瘤增大在腹部出现肿块后才被发现。有时伴有腹痛、呕吐、发热、血尿等症状。因大多数症状不明显，只是在体检时触及腹部肿块才被偶然发现。

6. 肿瘤周边有被膜覆盖并膨胀性生长，边界清晰。肾盂、肾盏虽因受压变形，但仍保持着原有结构。肿瘤变大，常伴有坏死、出血、钙化。

7. 容易转移至肺部或腹主动脉周围的淋巴结，有时肾静脉至下腔静脉内可以探及癌栓。

【注意点】

需要与神经母细胞瘤鉴别。两者不同处在于，肾母细胞瘤有被膜，边界清晰的肿瘤，很少越过腹部正中线。而神经母细胞瘤为浸润性生长，而且生长时越过腹部正中线。

Wilms 瘤

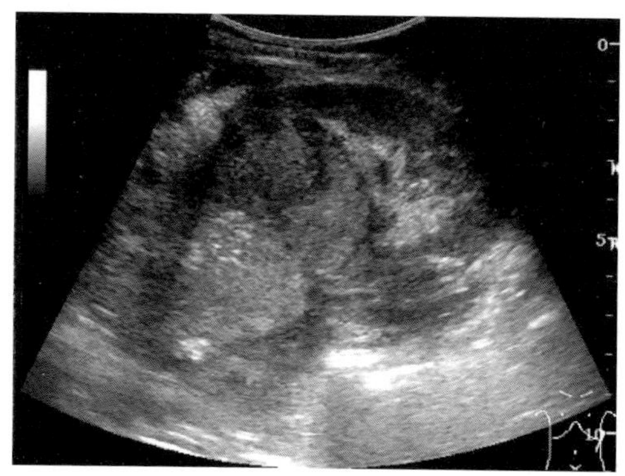

（病例提供：厚生连相模原协同医院 寺岛茂先生）

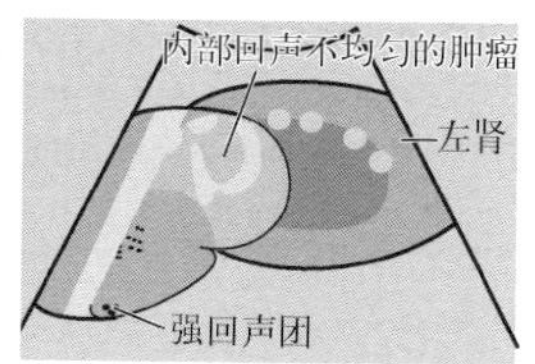

幼儿左肾超声声像图。左肾中央至上极区探及向外突出的高、低回声混合的肿瘤。肿瘤的边界清晰，内部回声不均匀，内部还探及小强回声斑。

（二十七）转移性肾肿瘤

metastatic renal tumor

【超声声像图特点】

1. 等或低回声的实性肿瘤，而恶性淋巴瘤回声低。
2. 大多数为双侧性，多发性。
3. 伴有肿瘤内出血或坏死时，内部回声不均匀。
4. 彩色多普勒检查肿瘤内血流信号欠清。

【临床】

1. 大多数为血行性转移，以肺癌最多。此外，还有乳腺癌、胃癌、大肠癌及恶性淋巴瘤等，有时胰腺癌、胃癌及大肠癌等可以直接浸润。
2. 肾作为来源于原发灶的转移器官，仅次于肺、肝、骨、肾上腺。
3. 肾的转移几乎无明显症状。
4. 有原发灶，肾内探及多发肿瘤时，应考虑为转移性肿瘤。

【注意点】

肾细胞癌与转移性肿瘤有时难以鉴别。转移性肾肿瘤与肾细胞癌比较，前者边界不清晰，很少向肾外突出，彩色多普勒检查血流信号欠清。

胃癌的肾转移

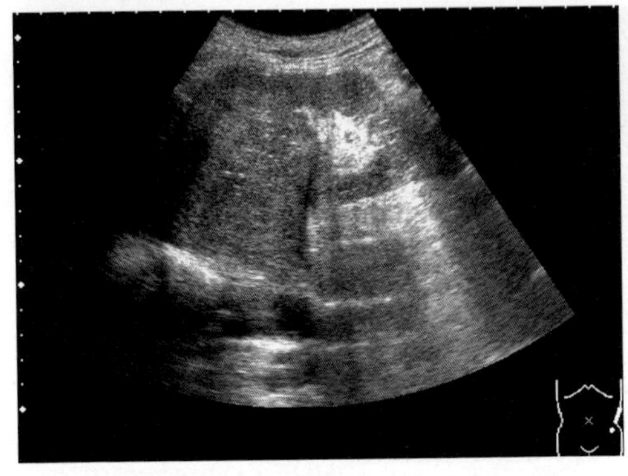

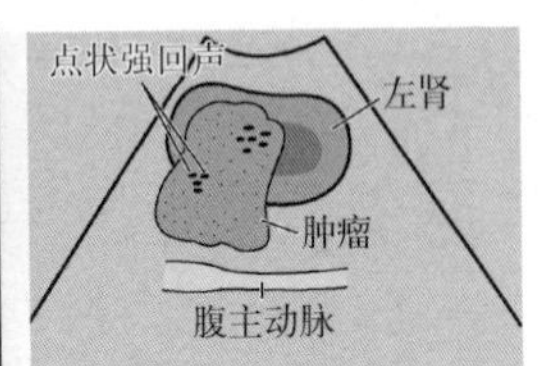

胃癌晚期的病例。累及左肾上极至中央部的实性肿瘤。边界略欠清晰，内部探及小强回声。

（二十八）肾移植

renal transplant

【超声声像图特点】

1. 急性肾小管坏死时，肾肿大。

2. 急性排斥反应时，肾肿大，皮质增厚并其回声低下或增强，皮质与髓质分界欠清晰，肾集合系统消失，肾周围积液等。

3. 确认移植肾的其他合并症（有无肾积水，肾周围血肿、尿瘤，肾动脉狭窄，肾动脉、静脉血栓）。

4. 彩色多普勒检查叶间动脉的 PI、RI 增高或血流速度减低（血管性急性排斥反应时探及段动脉 PI、RI 增强或血流速度下降）。

【临床】

1. 肾移植是肾衰竭患者的根治性疗法。移植肾使患者有可能实现与健康时同样的生活态势，常能提高生活质量（quality of life，QOL）。

2. 肾移植有两种。一为健康人是捐献者提供肾，为活体肾移植；另一种是心搏停止或脑死亡者为器官捐献者提供肾，为尸体肾移植。接受脏器移植的人称为受者（recipient）。

3. 肾被移植于髂窝内，移植肾静脉与髂静脉行端侧吻合，动脉与髂内动脉行端端吻合。左右任何一侧肾移植均选择右髂窝内为多。

因为其位置表浅，不受肠气或骨的干扰，便于观察。超声检查时探头除可选腹部用的凸阵探头以外，也可采用高分辨率的浅表用的线阵探头。

4. 肾移植后合并症包括急性肾小管坏死（acute tubular necrosis，ATN）、急性排斥反应（acute rejection）、移植肾的肾积水、移植肾周围血肿或输尿管囊肿、肾动脉或肾静脉血栓、肾动脉狭窄、药剂性肾损害、肾炎复发等。

5. 肾移植排斥反应分类有国际病理诊断标准的 Banff 分类。另外，临床分类是移植后出现排斥反应的时期开始分为以下 4 类，但是 Banff 05 报告中废止慢性排斥反应这一术语，而推荐以间质纤维化 / 肾小管性萎缩（interstitial fibrosis/tubular atrophy，IF/TA）表示（表 2-6）。

表 2–6　Banff 分类

超急性排斥反应	移植后的 24h 以内
促进型急性排斥反应	移植 24h 至 1 周以内
急性排斥反应	移植 1 周至 3 个月内
慢性排斥反应	移植 2 ～ 3 个月以后

6. 急性肾小管坏死是由于输入血管（襻）收缩、肾小管闭塞、肾小球滤过液逆流等因素所致，这时间质水肿导致肾肿大。因此，叶间动脉阻力（PI、RI）增高，少尿期需要进行扩血管治疗以改善血液供应。

7. 急性的排斥反应有致敏 T 淋巴细胞造成的细胞性排斥反应和抗原抗体反应所引起的血管内皮损伤性液性排斥反应。淋巴细胞浸润到间质内，致使肾内压增加。因此，叶间动脉至末梢血管均狭小化，血管阻力增大，扩张期血流速度下降，PI、RI 增高。

病例 1 移植肾（正常）

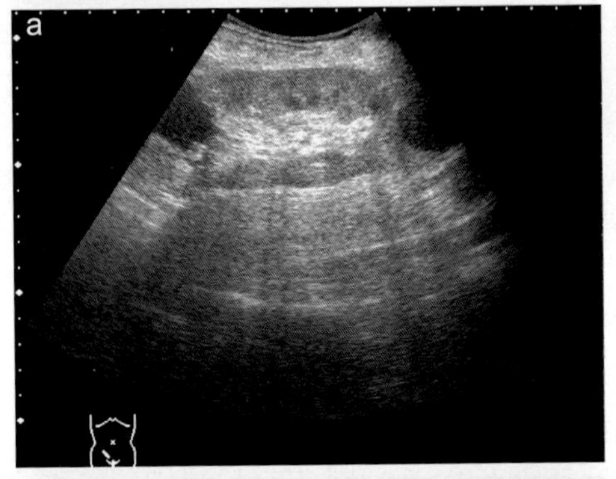

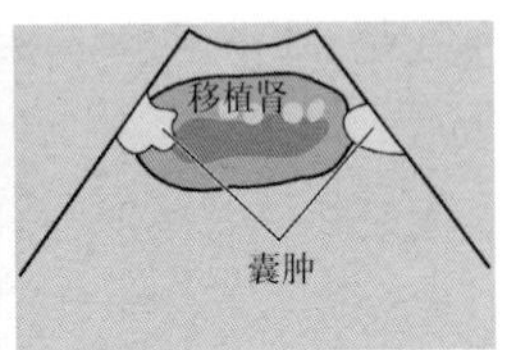

慢性肾衰竭患者，做了活体肾移植。移植肾的上或下极探及囊性肿瘤。

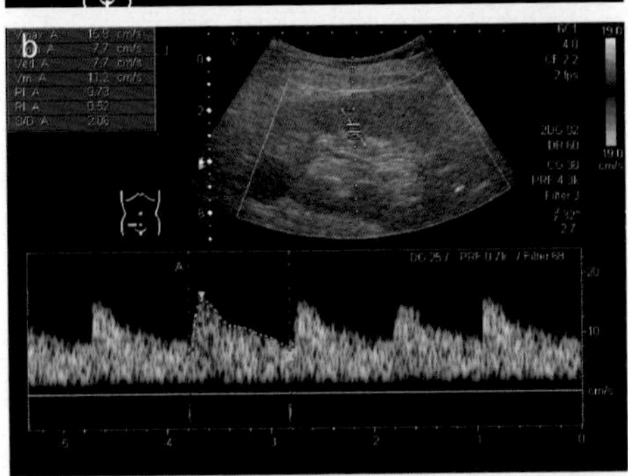

肾移植的叶间动脉脉冲多普勒频谱波形，最高流速 15.9cm/s，RI 0.52，为低速低阻血流。

病例 2 移植肾（排斥）

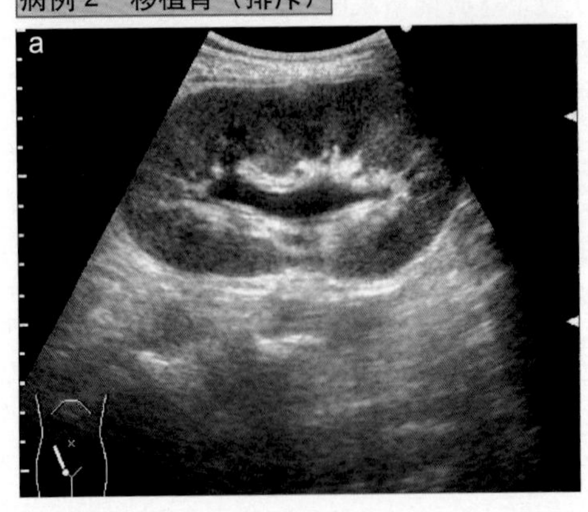

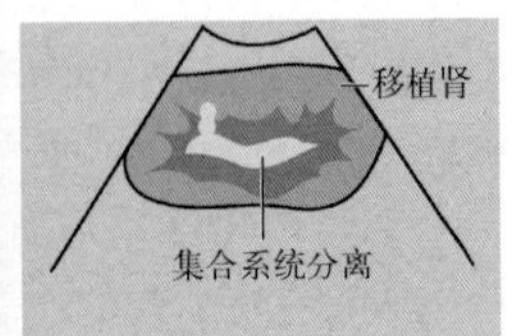

移植肾轻度肿大，肾皮质回声轻度增强和集合系统轻度分离。

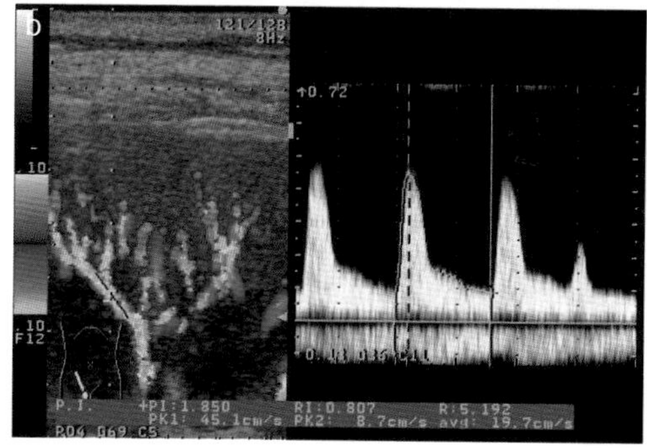

肾移植的叶间动脉脉冲多普勒频谱波形，最高流速45.1cm/s并未减低，而RI 0.81，呈高阻血流。

第 3 章　肾上腺

一、解　　剖

肾上腺的解剖

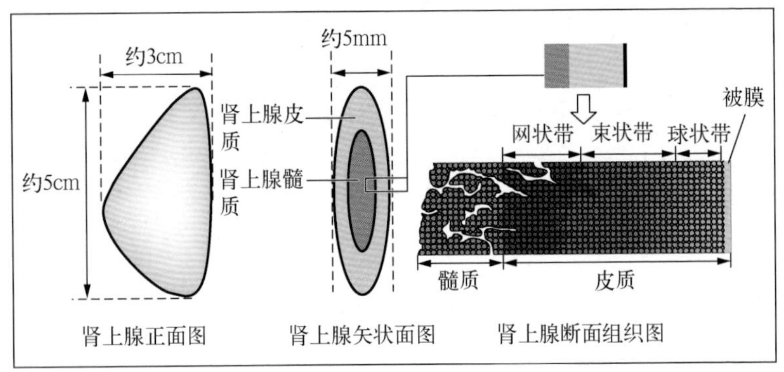

1. 肾上腺是位于肾上极的蚕豆大小的后腹膜内脏器，与肾一起被包绕于肾筋膜（Gerota 筋膜）内。

2. 肾上腺的质量为 5 ～ 7g。右肾上腺位于右肾上极的内上方，呈三角形；而左肾上腺位于左肾上极的前内方，呈半月状。

3. 肾上腺皮质和髓质均为血流丰富的组织，一般情况下流入肾上腺的动脉有上、中、下肾上腺动脉。这 3 条血管分别来自下横膈膜动脉、腹主动脉和肾动脉。

4. 肾上腺大致分为皮质和髓质两部分，皮质约占 80%。

5. 肾上腺皮质来源于中胚层，组织学上分为球状带、束状带、网状带，各自分泌不同的皮质激素。

（1）球状带：盐皮质激素（醛固酮）合成和分泌，受肾素、血管紧张素系统的控制。

（2）束状带：糖皮质激素（皮质醇）的合成和分泌，受促肾上腺皮质激素释放因子（corticotropin releasing factor，CRF）、促肾上腺皮质激素（adrenocorticotropic hormone，ACTH）的调节。

（3）网状带+束状带：雄性激素的合成和分泌，受ACTH等的调节。

6. 肾上腺髓质来源于外胚层，由嗜铬细胞和交感神经细胞组成，相当于一个旁神经节，分泌儿茶酚胺。儿茶酚胺在体内，包括多巴胺、去甲肾上腺素、肾上腺素 3 种类型，肾上腺髓质分泌的儿茶酚胺是肾上腺素。

二、超声检查与表示法

（一）右肾上腺

1. 右侧腹部纵向扫查或右肋间扫查或右肋弓下扫查，以肝为介质可探及右肾上腺。

2. 右肋弓下扫查在右肾上极内侧与下腔静脉之间显示肾上腺。正常时呈低回声的横 V 字形图像。

3. 右肋间扫查显示肝右叶后正中侧方向探查，使下腔静脉在声像图下位、深部，然后把探头立起来继续探查，直至下腔静脉显示不清时可以探及右肾上腺。

右肾上腺的肋弓下扫查

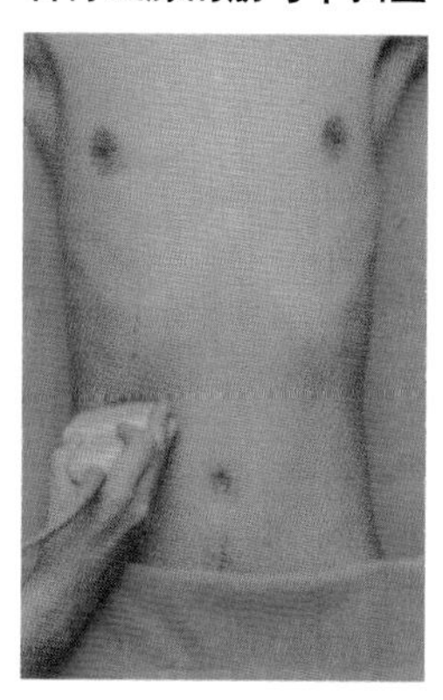

右肋弓下扫查。右肾上极内侧与下腔静脉之间显示正常肾上腺，呈低回声的横 V 字形图像。

右肋弓下横向扫查：右肾上腺正常声像图

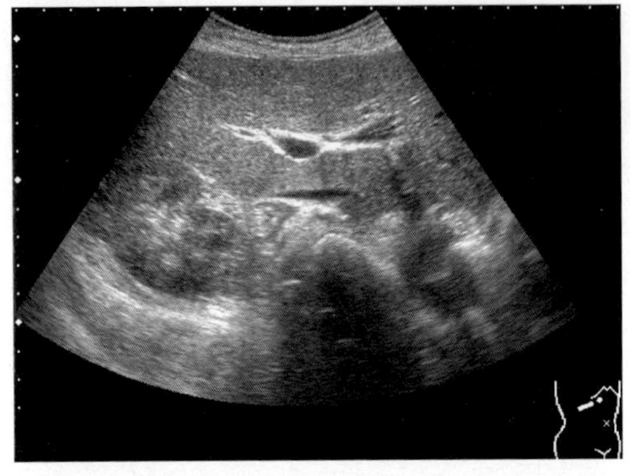

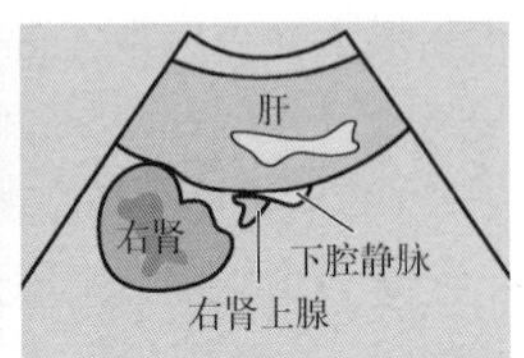

左侧卧位，经右肋弓下横向扫查。右肾上腺在右肾与下腔静脉之间呈横向 V 字形图像。

右肋间扫查：右肾上腺正常声像

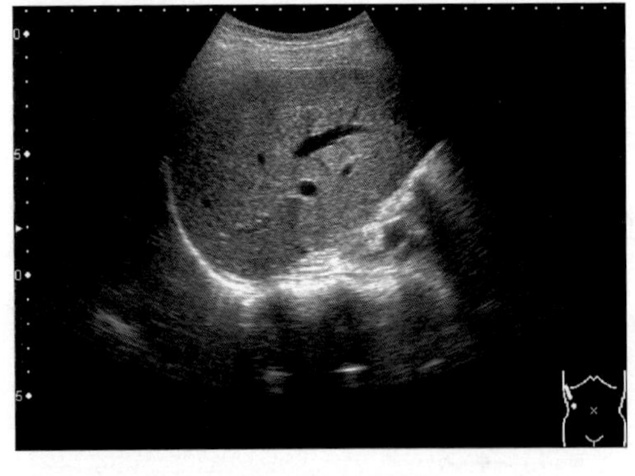

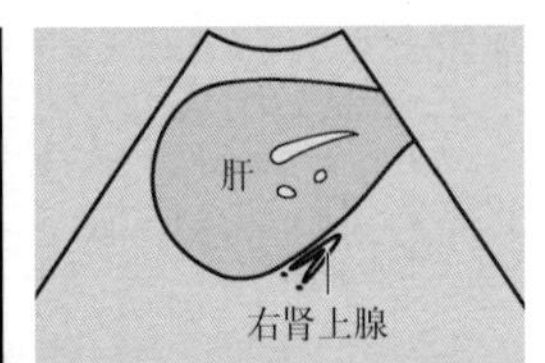

右肋间扫查可探及下腔静脉的位置，把探头立起探查直至下腔静脉显示不清时，肝右叶下方显示呈线状低回声的正常右肾上腺。

（二）左肾上腺

1. 左肋间扫查或左侧腹部纵向扫查可显示左肾上极，把探头倾斜在声像图上深部显示腹主动脉位置，确认左肾上腺区有无肿瘤。此时，以脾为声窗扫查为宜。但是，经此途径探查正常肾上腺较难些。

2. 上腹部横向扫查显示胰腺体部，在胰腺体部的背侧腹主动脉左后方显示左肾上腺。正常左肾上腺在无消化管气体干扰的条件下较容易显示，呈倒 V 字形图像。

左肾上腺肋间扫查

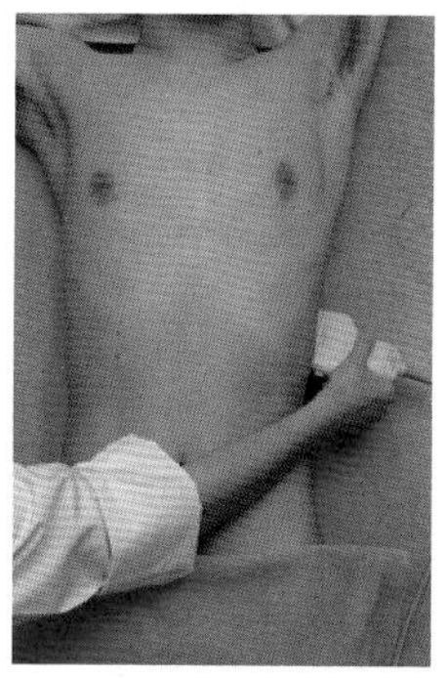

左肋间扫查显示左肾上极，把探头倾斜在声像图上深部显示腹主动脉位置，确认左肾上腺区有无肿瘤。

左肾上腺的上腹部横向扫查

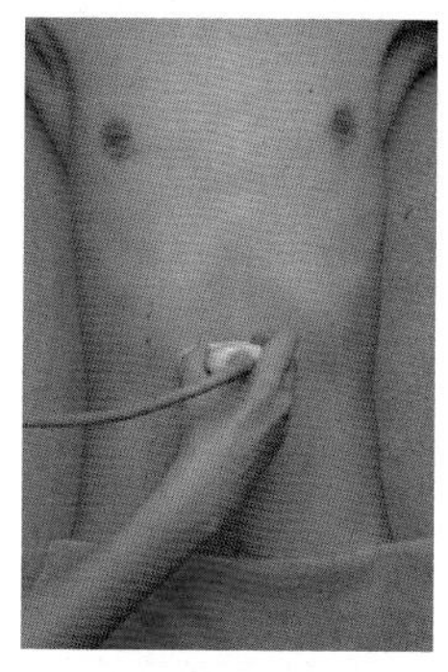

上腹部横向扫查，在胰腺体部的背侧腹主动脉的左后方可显示左肾上腺。

上腹部横向扫查的左肾上腺正常声像图

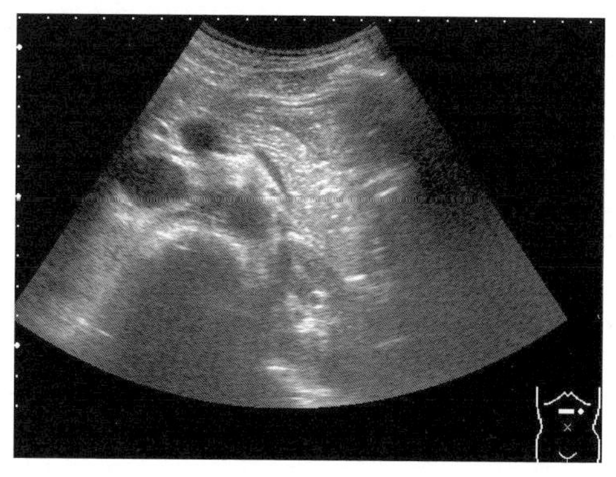

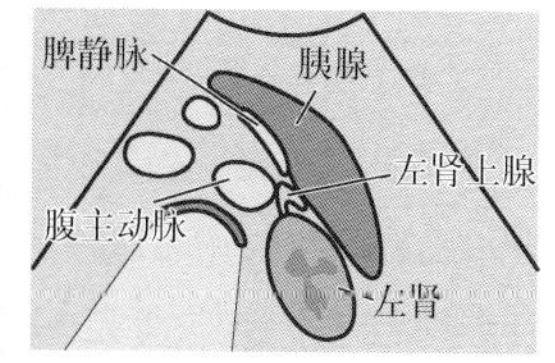

上腹部横向扫查，在胰腺体部背侧腹主动脉和左肾之间显示正常肾上腺，呈倒 V 字形低回声图像。

三、检查要点

（一）有无肿瘤

观察肾上腺时，如果能显示正常的肾上腺，就容易确认无肿瘤，但是大多数情况下未必均可显示正常肾上腺。因此，熟知肾上腺探查法和肾上腺及相关的解剖知识，对判断肾上腺上有无肿瘤非常重要。

在右侧肾上腺区发现肿瘤时，必须注意鉴别肿瘤是来源于右侧肾还是肝。在左侧肾上腺区发现肿瘤时，必须注意鉴别肿瘤是来源于左侧肾、脾还是胰腺尾部，这一点非常重要。一般情况下，肿瘤与周围脏器间有回声境界。但是一定要注意鉴别呼吸性移动所产生的伪像。比较大的肾上腺肿瘤容易挤压下腔静脉向腹侧移位，以及引起肾轴方向偏移，借此可与来源于肝的肿瘤相鉴别。

另外，肾上腺是仅次于肺、肝、骨骼肿瘤最容易转移的脏器，特别是对肺癌患者，一定要注意确认是否存在着肾上腺肿瘤。

（二）肿瘤的特性

肾上腺区确认肿瘤时，首先应确定是实性、混合性还是囊性肿瘤。其次，还应观察实性部分的内部回声的水平（强弱）及其均匀性，进一步确认是否存在钙化。一般情况下，腺瘤表现为均匀性低回声结节，但是嗜铬细胞瘤大多数表现为伴有囊性部分和钙化，骨髓性脂肪瘤特征性表现为高回声结节。

（三）肾上腺偶发瘤

CT 和超声等影像学检查时，偶然发现的无症状性肿瘤称为偶发肿瘤（incidentaloma）。大多数为非功能性腺瘤，此外，还有罕见的转移性肿瘤，肾上腺皮质癌、骨髓性脂肪瘤、嗜铬细胞瘤和肾上腺囊肿等。特别大的肿瘤考虑肾上腺皮质癌或嗜铬细胞瘤的可能性大。

肾上腺肿瘤的组织学分类见表 3-1，表 3-2。

表 3-1　肾上腺肿瘤的组织学分类
（源自肾上腺肿瘤处理规则）：肾上腺皮质

Ⅰ. 上皮性肿瘤（epithelial tumors）
　A. 良性（benign）
　　腺瘤（adenoma）
　　　a. 功能性（functioning）
　　　　①原发性醛固酮增多症（Conn 综合征）［primary aldosteronism （Consyndrome）］
　　　　②库欣综合征（Cushing syndrome）
　　　　③肾上腺性征综合征（adrenogenital syndrome）
　　　b. 非功能性（nonfunctioning）
　B. 恶性（malignant）
　　癌（carcinoma）
　　　a. 功能性（functioning）
　　　b. 非功能性（nonfunctioning）
Ⅱ. 上皮性肿瘤样病变（epithelial tumor-like lesions）
　A. 增生（hyperplasia）
　　1）弥漫性（diffuse）
　　2）小结节性（micronodular）
　　3）结节性（腺瘤样、腺瘤性、腺瘤状）[nodular（adenomatous）]
　　　a. 单发性（single）
　　　b. 多发性（multiple）
　B. 副肾上腺（皮质）[accessory adrenal（cortex）]
Ⅲ. 间质性癌肿及肿瘤样病变（mesenchymal tumors and tumor-like lesions）
　A. 良性（benign）
　　1）骨髓性脂肪瘤（myelolipoma）
　　　脂肪化生（fatty metaplasia），骨髓样化生（myeloid metaplasia），骨髓性脂肪瘤样变化（myelolipomatous change）
　　2）脂肪瘤（lipoma）
　　3）囊肿（cysts）
　　4）其他（others）
　B. 恶性（malignant）
Ⅳ. 转移性肿瘤（metastatic tumors）

表 3–2　肾上腺肿瘤的组织学分类（肾上腺肿瘤处理规则）：肾上腺髓质

Ⅰ. 良性（benign）
- A. 嗜铬细胞瘤（pheochromocytoma）
  - 1）功能性（functioning）
  - 2）非功能性（nonfunctioning）
- B. 神经节瘤（ganglioneuroma）
- C. 神经鞘瘤（schwannoma）
- D. 神经纤维瘤（neurofibroma）
- E. 皮质、髓质混合瘤（mixed tumor of pheochromocyte and adrenocortical cell）

Ⅱ. 恶性（malignant）
- A. 恶性嗜铬细胞瘤（malignant pheochromocytoma）
  - 1）小细胞型（small cell type）
  - 2）假菊形形成型（pseudorosette-forming type）
- B. 嗜铬细胞瘤 - 神经母细胞瘤群混合瘤（mixed neuroendocrine-neural tumor）
- C. 神经母细胞瘤（neuroblastoma）
  - 1）圆形细胞型（round cell type）
  - 2）花冠纤维型（rosette-fibrillary type）
- D. 神经节母细胞瘤（ganglioneuroblastoma）
  - 1）低分化型（poorly differentiated type）
  - 2）混合型（composite type）
  - 3）高分化型（well differentiated type）

Ⅲ. 肿瘤样病变（tumor-like lesions）
- A. 髓质增生（medullary hyperplasia）
  - 1）弥漫性（diffuse medullary hyperplasia）
  - 2）结节性（nodular medullary hyperplasia）
- B. 神经节母细胞瘤样病变（in situ neuroblastoma）
- C. 囊肿（cyst）

Ⅳ. 转移性肿瘤（metastatic tumor）

四、疾病各论

（一）肾上腺腺瘤

adrenal adenoma

【超声声像图特点】

1. 边界清晰、呈圆形的低回声肿瘤（肿瘤增大形状呈不规则形）。

2. 小肿瘤内部回声均匀，而 4mm 以上大的肿瘤内部回声不均匀。

3. 非功能性腺瘤或原发性醛固酮增多症，多数为 2mm 以下的小肿瘤。

4. 醛固酮增多症是边界清晰、呈球形的肿瘤，回声几乎与肾实质相同。

5. 库欣综合征，多数为 2 ～ 5cm 的稍大的肿瘤。

【临床】

1. 腺瘤分为有内分泌功能的功能性腺瘤和无内分泌功能的非功能性腺瘤。功能性腺瘤包括库欣综合征（Cushing' s syndrome）或原发性醛固酮增多症（primary aldosteronism）等。

2. 库欣综合征是肾上腺皮质功能亢进导致糖皮质激素（皮质醇）分泌过剩的肾上腺性高血压中的一种。垂体分泌 ACTH 过剩所致的垂体性库欣综合征（称为库欣病）以外，还有异位垂体分泌 ACTH 的肿瘤及肾上腺肿瘤。垂体性或异位垂体分泌 ACTH 的肿瘤，表现为双侧肾上腺增生；而肾上腺肿瘤，大部分为腺瘤，且对侧肾上腺反而萎缩。大多数为 30 ～ 50 岁的女性，常伴有高血压、多毛症、生殖器发育不全、阳萎、满月脸（moon face）、向心性肥胖及野牛背等症状。

3. 原发性醛固酮症是一种来源于醛固酮分泌过剩的肾上腺高血压，多见于 30 ～ 50 岁的女性。几乎都是分泌醛固酮的肾上腺皮质的肿瘤。除此之外，也还有原因不明的两侧肾上腺的分泌过高形成（特发性醛固酮症）和糖皮质激素低下的肾上腺形成不足（糖皮质激素反应性醛固酮症）。腺瘤，多为单侧性 2cm 以下的肿瘤。源于肾上腺皮质分泌醛固酮过剩引起的被称为继发（二次）性醛固酮症。继发性醛固酮症的症状除高血压、低钾血症外，还有高钠血症、血浆血管紧张肽原酶活性降低、头痛、多饮症、多尿和肌力低下等。

【注意点】

先天性肾上腺增生表现为双侧肾上腺肿瘤样改变，内部回声均匀。肾上腺皮质萎缩是由于肾上腺皮质的酶缺陷、糖皮质激素分泌过低引起的 ACTH 分泌过剩的病理状态，以 21- 羟化酶缺陷症最为多见。通常将分泌雄性激素或雌性激素过剩原因引起的男性化、女性化等生殖器发生的异常性疾病称为肾上腺生殖综合征。

病例 1　肾上腺腺瘤

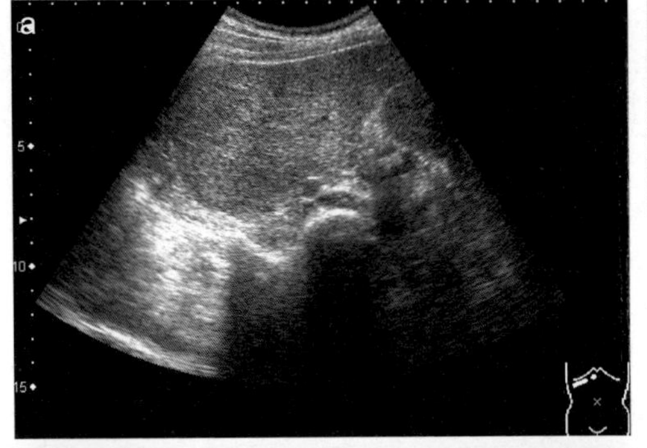

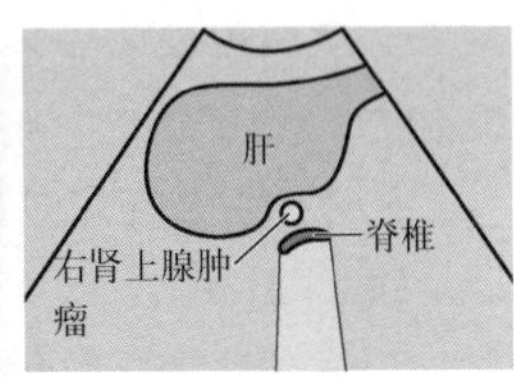

在右肾上极和下腔静脉之间的右肾上腺内探及呈类圆形的实性肿瘤。

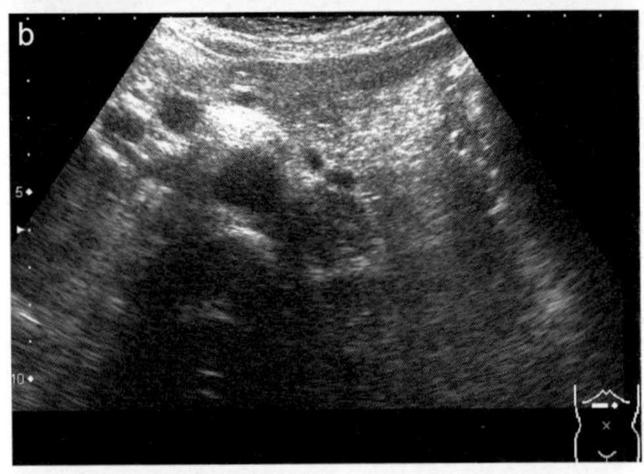

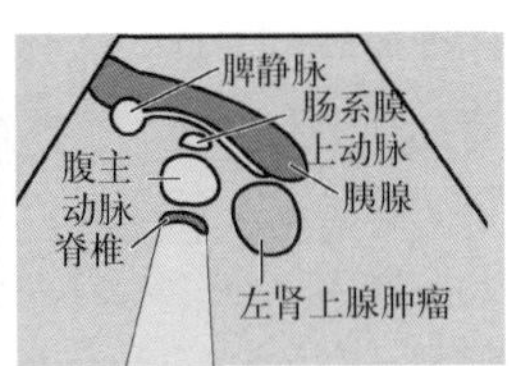

腹主动脉左侧探及低回声肿瘤。双侧肾上腺肿瘤的病例，儿茶酚胺，香草基扁桃酸（VMA）均处于正常值内，怀疑非功能性腺瘤。

病例 2　肾上腺腺瘤

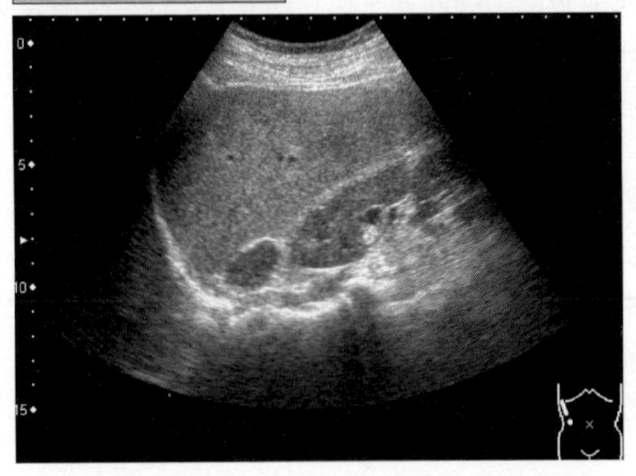

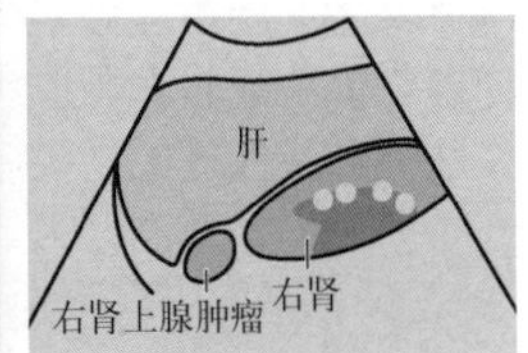

紧邻右肾上极处探及均匀的低回声肿瘤。肥胖、高血压患者，血液内皮质醇和去甲肾上腺素处于生理性变化的范围内，考虑非功能性腺瘤，定期观察。

病例 3 肾上腺腺瘤

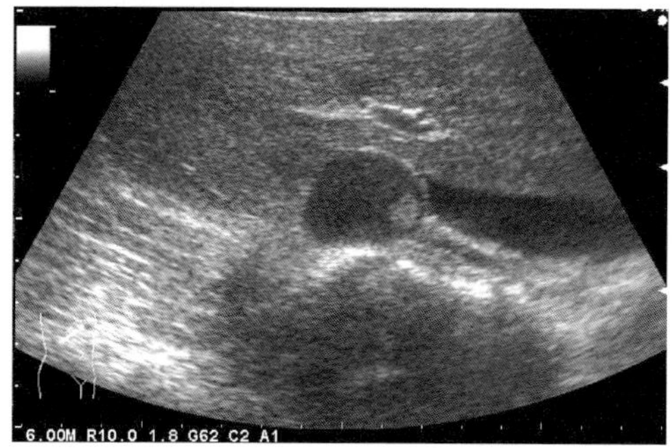

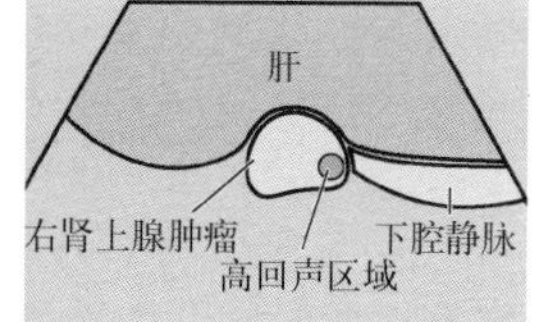

在肝右叶下面的下腔静脉右侧探及呈球形的低回声肿瘤，其内部有高回声部分。内分泌检查肾上腺素 416pg /ml，去甲肾上腺素 457pg /ml，去甲肾上腺素轻度升高。诊断为非功能性腺瘤，应定期观察。

病例 4 库欣综合征

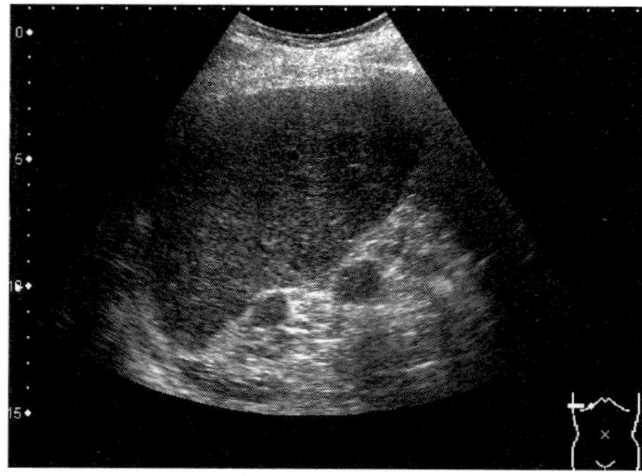

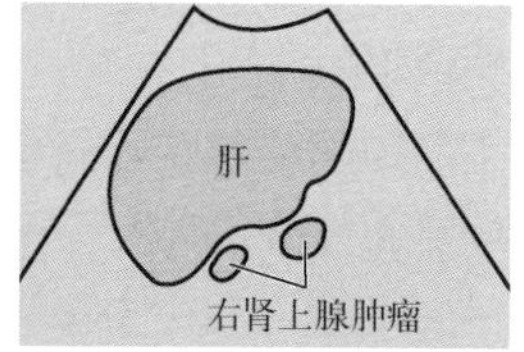

急性心力衰竭及高血压症紧急入院的病例。右肾上极内侧相当于肾上腺区探及 2 个均匀的低回声肿瘤，怀疑为多发结节性肾上腺瘤。内分泌检查糖皮质激素（皮质醇）升高，醛固酮降低，诊断为库欣综合征。

（二）肾上腺囊肿

adrenal cyst

【超声声像图特点】

1. 内部无回声的囊性肿瘤。

2. 出血后转变为液性化的假性囊肿，其内部呈无回声，但是根据出血时间其内部回声会发生变化。血肿时内部呈弱回声（随着时间推移血肿渐渐被吸收而变小，血肿消失或液状化而变为假性囊肿）。

3. 血肿后，有时其边缘伴有钙化。若囊肿壁钙化有时仅剩钙化斑（此外，肾上腺钙化除血肿外，结核病时也可伴有钙化）。

4. 大小有各种各样，有时形成巨大囊肿。

5. 囊肿壁厚而不规则时，应怀疑肿瘤的囊性变或血肿。

【临床】

1. 肾上腺囊肿多数为因肾上腺出血所致的假性囊肿。此外，还有肿瘤囊性变或寄生虫性囊肿（Echinococcus）等假性囊肿。另外，还有壁上有血管内皮或上皮等形成的真性囊肿，真性囊肿大多数为血管扩张的血管性囊肿（vascular cyst）。

2. 肾上腺出血病因有特发性、外伤及血液凝固系统的异常等，特发性包括高血压、菌血症、肾静脉血栓及肾上腺肿瘤等。

3. 肾上腺出血多见于新生儿，需要与伴有出血或坏死的神经母细胞瘤相鉴别。

【注意点】

肾上腺囊肿较罕见，因此不要轻易做出肾上腺囊肿的诊断。注意确认与周围器官的境界，以避免误诊为周围脏器的囊肿（如肾囊肿或肝囊肿等）。

肾上腺囊肿

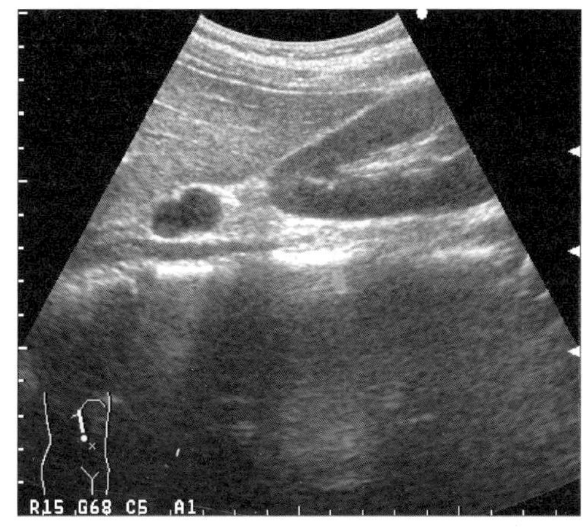

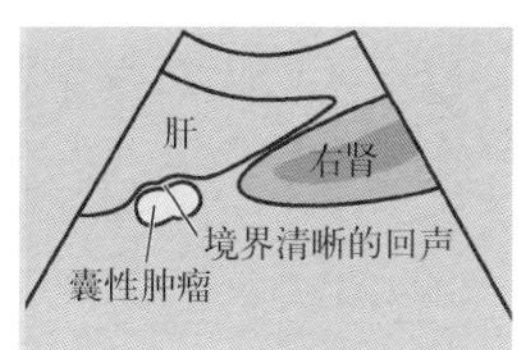

右肾上极附近右肾上腺区探及囊性肿瘤，内部有回声。

（三）骨髓脂肪瘤

myelolipoma

【超声声像图特点】

1. 边界清晰的高回声肿瘤。

2. 内部回声均匀。但是有时伴有出血或钙化，也有时内部回声不均匀。

【临床】

1. 由脂肪组织和造血组织构成的非功能性的良性肿瘤，大部分为脂肪组织。

2. 大多数无症状而被偶然发现，但是偶尔因腹痛被发现。

3. 大多数为单侧性，也有少数为双侧性。

4. 25% ~ 30% 伴有钙化，增大后有时伴有出血。

5. 肿瘤增大，有肿瘤破裂时引起后腹膜出血。

【注意点】

超声声像图类似于肾血管平滑肌脂肪瘤。应注意观察与肾的分界以免误诊。

病例 1 骨髓脂肪瘤

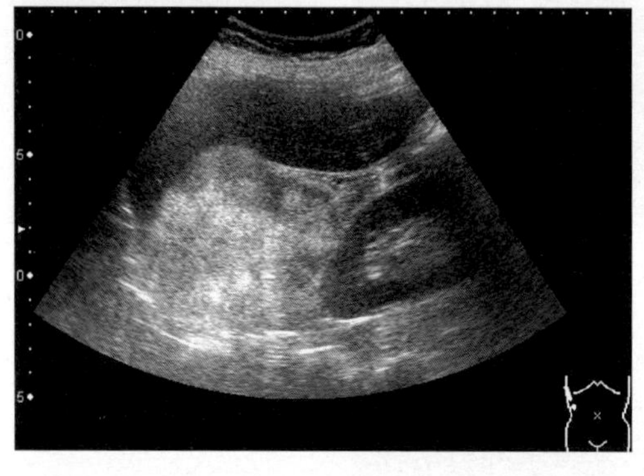

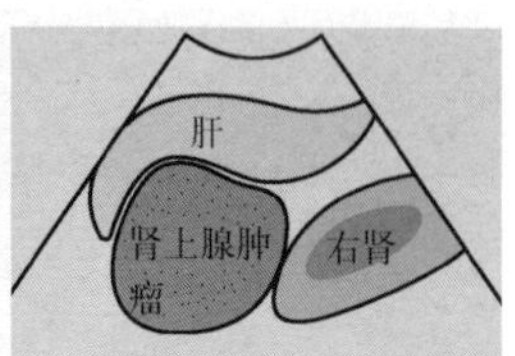

肝右叶和右肾上极之间探及分界清晰、边缘光滑、内部回声不均匀的高回声肿瘤。超声检查和MRI诊断为骨髓脂肪瘤。应定期随访。

病例 2 骨髓脂肪瘤

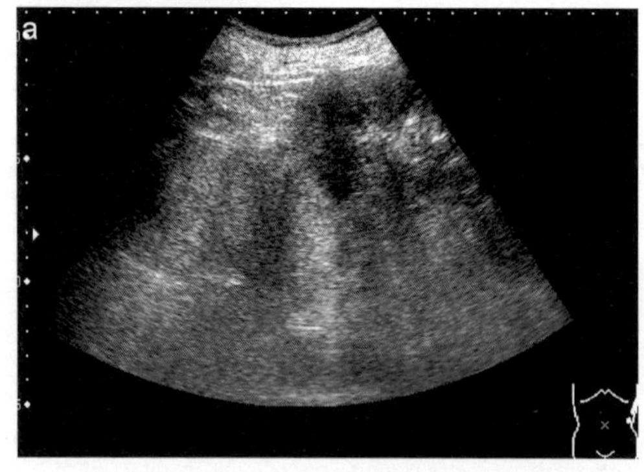

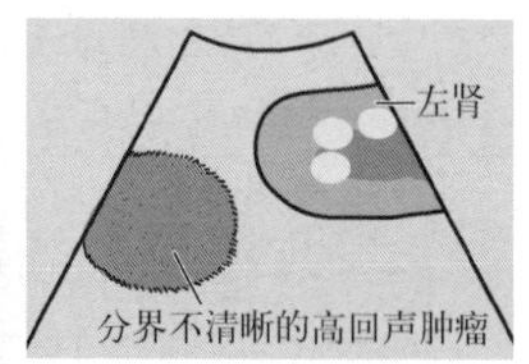

左肋间扫查在左肾上极区探及与周围脂肪组织分界不清晰的高回声肿瘤。为胆结石术前检查时偶然发现左肾上腺肿瘤的病例。内分泌检查皮质醇202 μg / dl，略高；其余均为正常值。

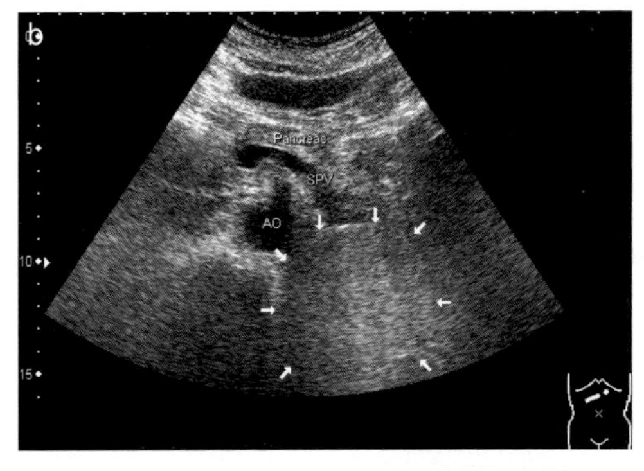

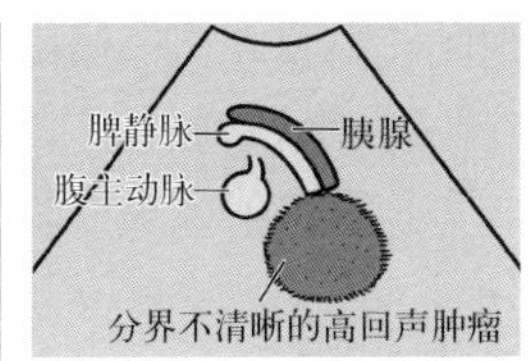

上腹部横断面扫查，腹主动脉左侧胰腺体尾部的背侧探及与周围组织分界欠清晰的高回声肿瘤。

（四）嗜铬细胞瘤

pheochromocytoma

【超声声像图特点】

1. 边界清晰的实性肿瘤。

2. 内部回声较肾实质高。由于大多数伴有囊性变或钙化，内部回声不均匀。

3. 几乎所有的肿瘤均表现为囊性变后的囊性肿瘤。

【临床】

1. 分泌儿茶酚胺的肿瘤，大多数发生于肾上腺髓质。

2. 发病于各个年龄段，但是多见于 30 ～ 60 岁。

3. 双侧性约 10%，恶性约 10%，发生于小儿约 10%，发生于肾上腺以外约 10%，因此又称之为 10% 病。

4. 肾上腺以外，多见于沿着后腹膜交感神经干的部位，如腹主动脉旁、副神经节（Zuckerkandlbody）、颈部、纵隔及膀胱颈部，称为副神经节瘤（paraganglioma）。

5. 属于遗传性疾病的多发性内分泌肿瘤（multiple endocrine neoplasia，MEN）的 type Ⅱ，即 MEN Ⅱ型。

6. 儿茶酚胺的分泌有时为持续性，有时为阵发性，因此高血压也表现为持续性或阵发性。阵发性大多数持续时间 15min 以内。

7. 特征性症状除高血压（hypertension）、高血糖（hyperglycemia）、

新陈代谢亢进（hypermetabolism）的 Howard 三大主要症状之外，还有头痛（headache）、多汗（hyperidrosis）等共 5 项。

8. 肿瘤的大小不等，多见为 4cm 以上较大者。

嗜铬细胞瘤

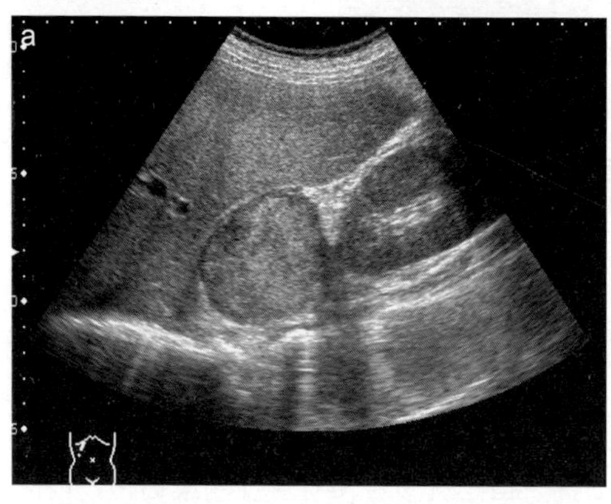

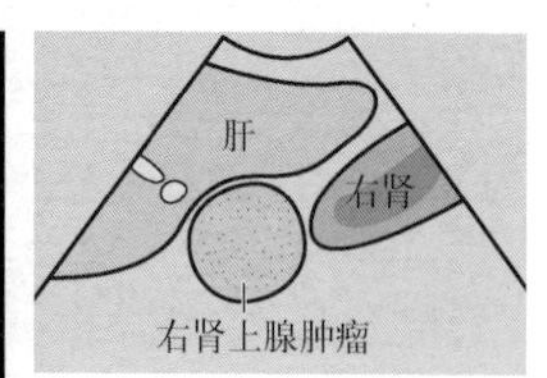

因高血压和糖尿病行超声检查。右肾上极探及分界清晰、内部回声不均匀的等至高回声肿瘤。内分泌检查去甲肾上腺素和肾上腺素值异常增高。诊断为嗜铬细胞瘤。

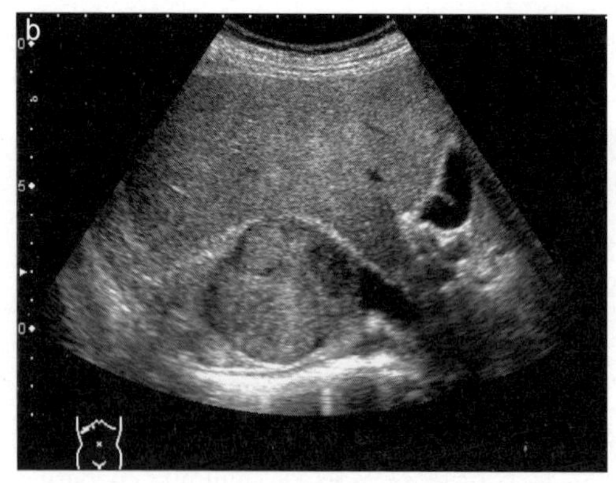

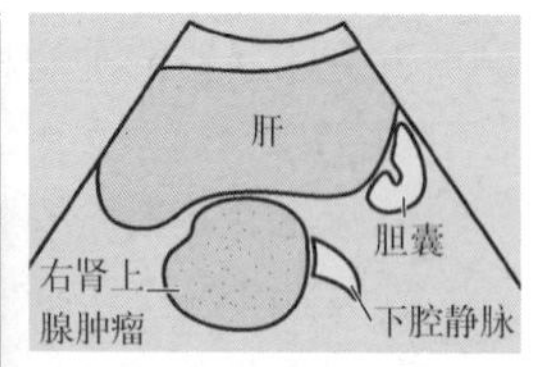

右肋弓下扫查，下腔静脉右侧探及类圆形肿瘤。

（五）神经母细胞瘤

neuroblastoma

【超声声像图特点】

1. 小肿瘤内部回声均匀。增大后因出血或坏死其内部回声不均匀。

2. 内部回声偏高，伴有钙化的频率较高。

3. 肿瘤增大后，大多数压迫肝或下腔静脉的腹侧（前方），浸润周围血管。

【临床】

1. 本病是来源于交感神经节细胞的恶性肿瘤。在小儿的恶性肿瘤中仅次于白血病和脑肿瘤。

2. 几乎均发生于胎儿期或新生儿时期或 2 ～ 3 岁时。发病于 1 岁以内时，其预后良好，有可能自愈；而发病于 1 岁以后时，大多数其预后不良，容易转移至骨、肝、肺及脑等处。

3. 发生部位以肾上腺最多，约占 35%，其次为后腹膜及后纵隔，有时发生于颈部或盆腔，但较罕见。

4. 确定肿瘤是仅停留于肾上腺，还是浸润于肾上腺外并越过正中，或已经转移至肝等多个脏器，对病程诊断尤为重要。

5. 症状：若为腹部肿瘤时出现腹痛。若为后纵隔肿瘤时出现胸痛。另外，若为腹部大肿瘤时，可以触及肿瘤或见有腹部膨隆。此外，除发热、贫血、食欲缺乏等，有时还可有分泌儿茶酚胺所致的高血压。

6. 大多数神经母细胞瘤，儿茶酚胺代谢产物的香草基扁桃酸（vanillylmandelic acid，VMA）或高香草酸（herpes virus ateles，HVA）升高，有时也可见到 VMA 阴性的神经母细胞瘤。

7. ^{131}I-MIBG 核素显像检出神经母细胞瘤的灵敏度较高，有助于局部诊断、病程观察及评价治疗效果。

【注意点】

有时良性肿瘤中的神经节瘤（ganglioneuroma）被发现时已大于 5mm，通常，超声表现为边界清晰，再增大时呈分叶状，内部多伴有强回声，与神经母细胞瘤难以鉴别。

病例 1　神经母细胞瘤

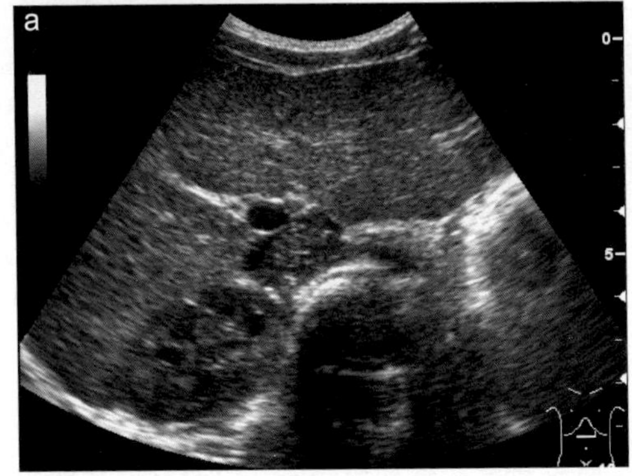

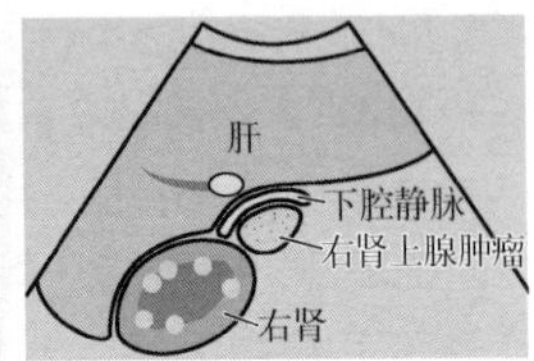

图为由普查转为精查后发现右肾上腺内原发的神经母细胞瘤的患儿。右肾上极内侧下腔静脉背侧探及压迫下腔静脉的 33mm × 15mm 的肿瘤。内部回声不均匀，内部探及类似于钙化的数处强回声。

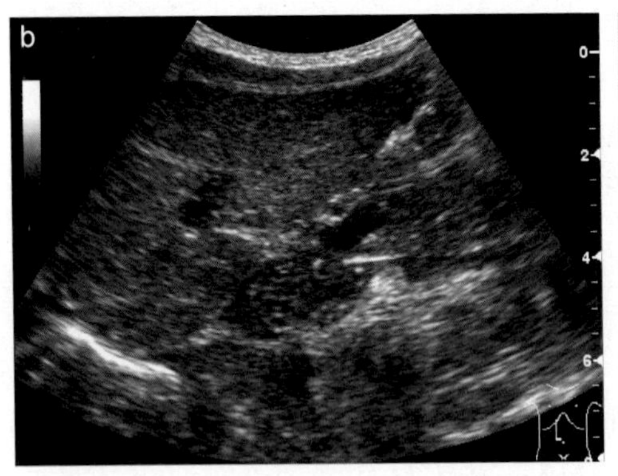

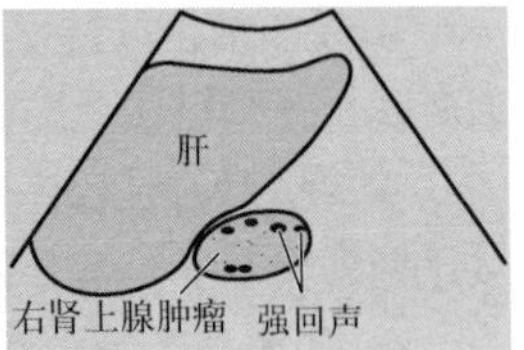

病例2 神经节瘤

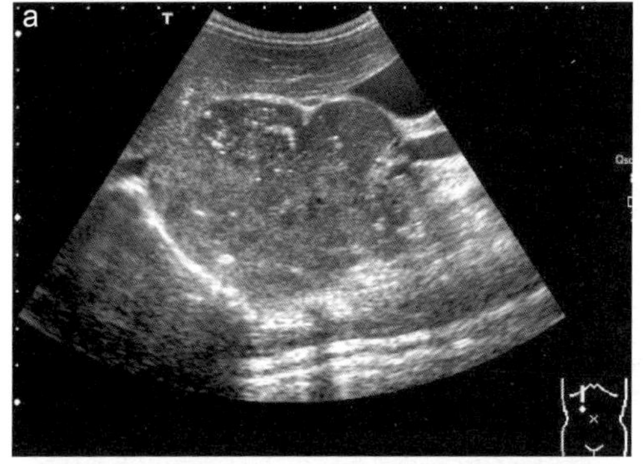

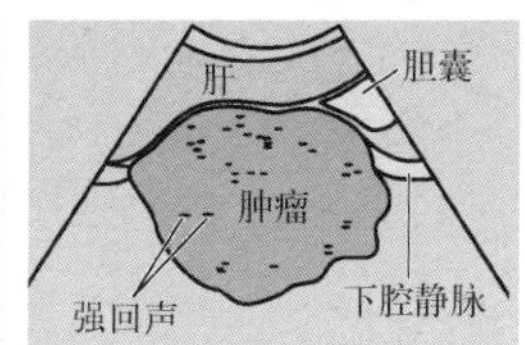

肝右叶下面探及分界清晰、边缘的一部分不规则的肿瘤，内部回声不均匀，探及数个强回声，下腔静脉腹侧受压。

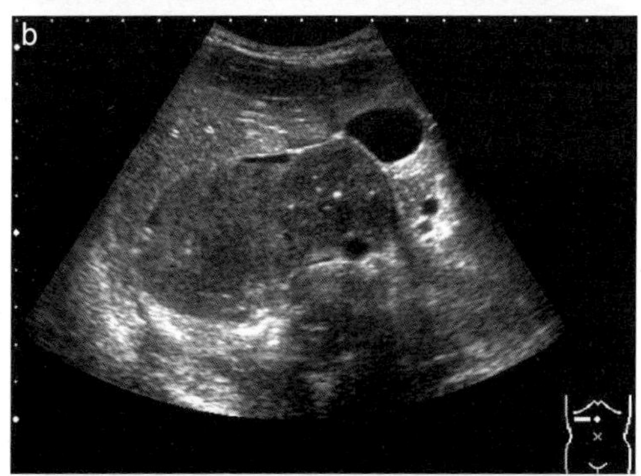

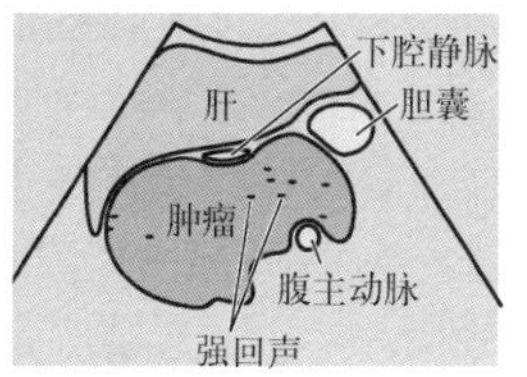

肿瘤压迫下腔静脉的腹侧，但是，与肝和胆囊的分界清晰。另外，肿瘤的左侧边缘越过腹主动脉。

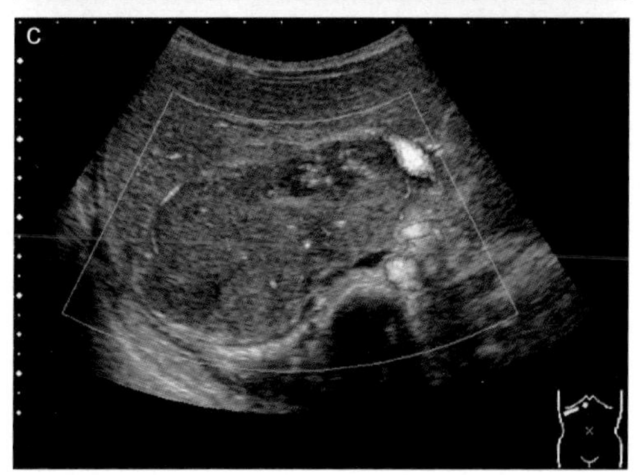

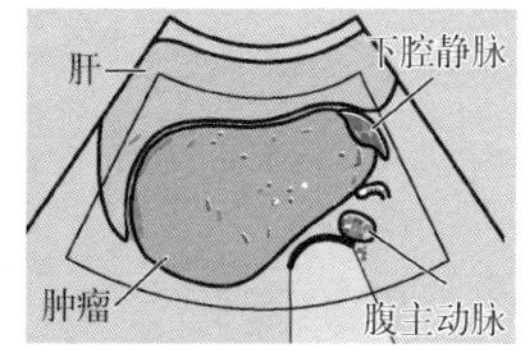

彩色多普勒检查肿瘤边缘及内部探及血流信号。

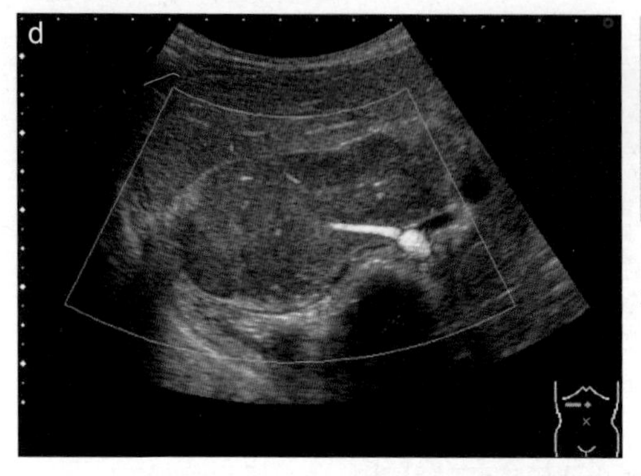

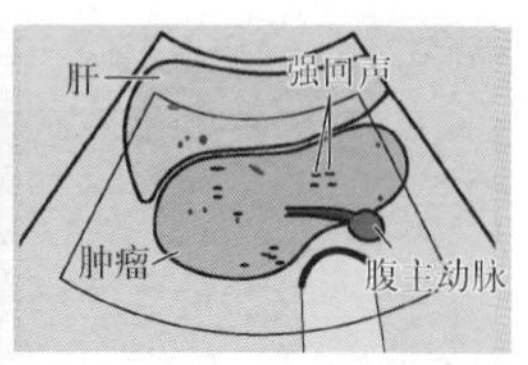

探及数条由腹主动脉流入肿瘤的供营养血管回声。

（六）肾上腺皮质癌

adrenocortical carcinoma

【超声声像图特点】

1. 大多数为出血或坏死引起内部回声不均匀的 5cm 以上的大肿瘤。

2. 伴有钙化，但钙化无助于鉴别肿瘤的良恶性。

3. 确认有无浸润肝或下腔静脉等周围脏器。

【临床】

1. 肾上腺皮质癌非常罕见。分为功能性和非功能性两种。功能性肿瘤多表现为库欣综合征和肾上腺性男性化综合征，很少有女性化和高醛固酮血症。

2. 若完全摘除，长期生存的可能性较大，但多会复发，而且预后不良。

【注意点】

仅利用超声检查难以与肾上腺的转移性肿瘤或嗜铬细胞瘤等鉴别。

肾上腺皮质癌

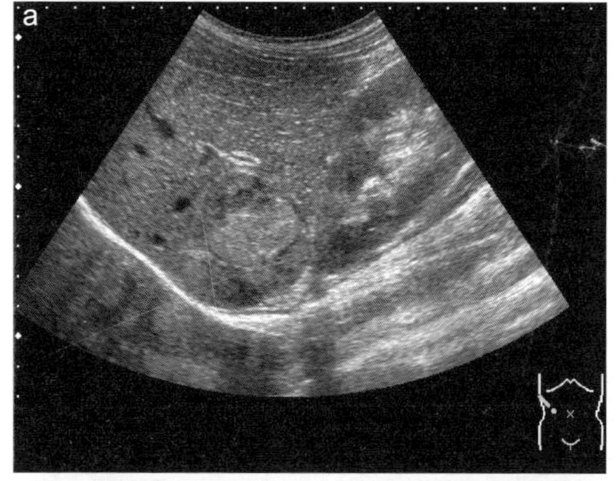

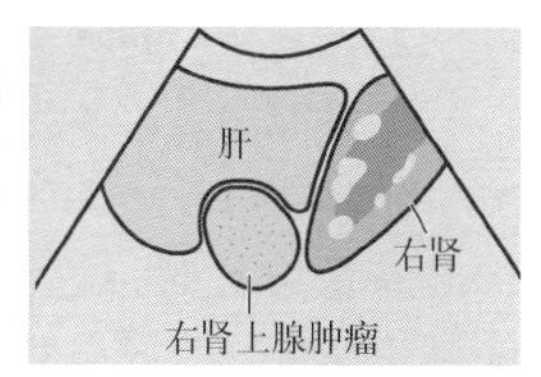

有向心性肥胖和满月脸征，怀疑功能性肾上腺肿瘤而行超声检查。右肾上极探及内部回声不均匀的实性肿瘤，与肝分界清晰，但压迫肝的背侧。

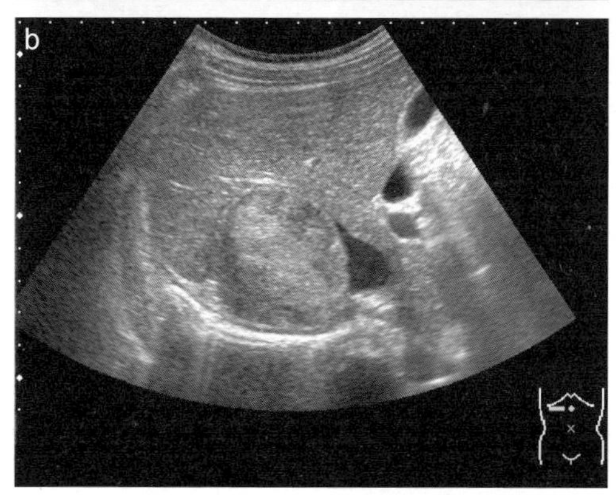

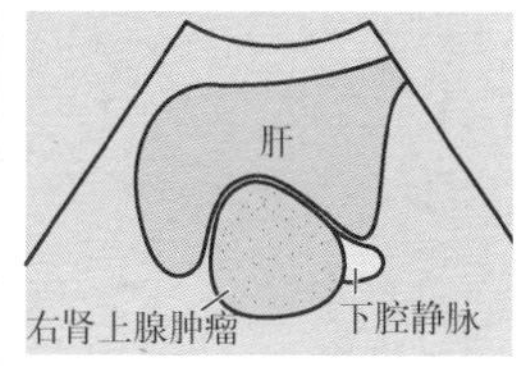

右肋弓下扫查探及右肾上腺肿瘤压迫下腔静脉。

（七）转移性肾上腺肿瘤

metastatic adrenal tumor

【超声声像图特点】

1. 边缘不规则、内部回声不均匀的肿瘤，但小肿瘤的内部回声均匀。

2. 大多数为双侧性。

【临床】

1. 原发灶为肺癌的肾上腺转移肿瘤最多见，其次为乳腺癌。另外还有由胃癌、大肠癌、恶性黑色素瘤、肾癌、胰腺癌等多种恶性肿瘤转移来的。

2. 作为转移的靶器官，肾上腺仅次于肺、肝、骨。

3. 肿瘤增大，多数伴有中心坏死或出血。

【注意点】

有原发灶时，首先应对怀疑转移性肿瘤进行检查，特别是对肺癌的病例，对肝胆胰脾肾的腹部筛查，还需要确认有无肾上腺的转移。

病例 1　转移性肾上腺肿瘤

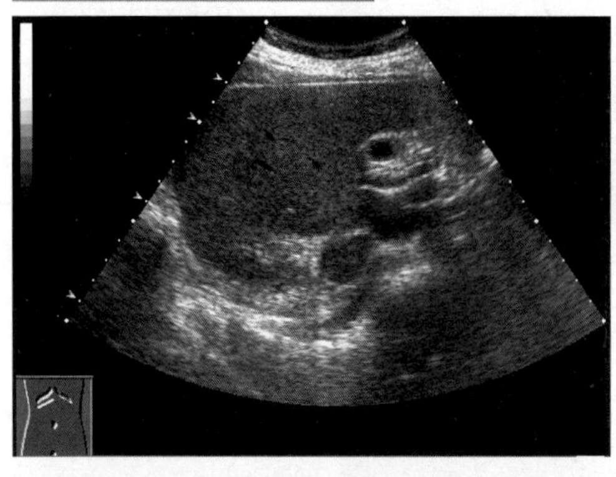

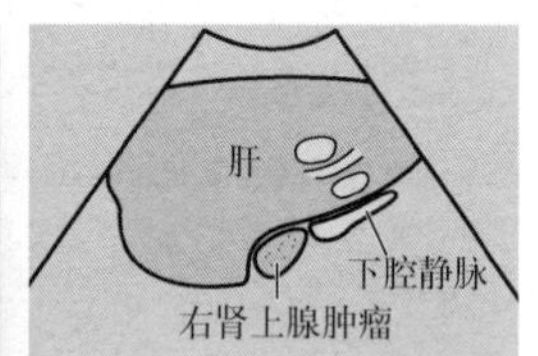

肺癌转移到右肾上腺的病例。下腔静脉右侧探及分界清晰、边缘光滑、内部回声均匀的等回声肿瘤。

病例 2　转移性肾上腺肿瘤

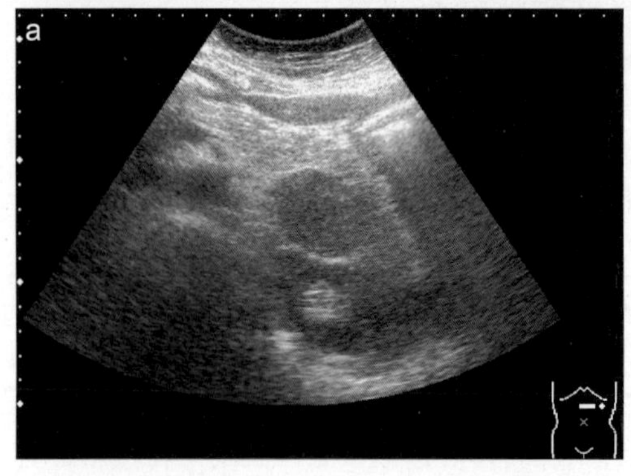

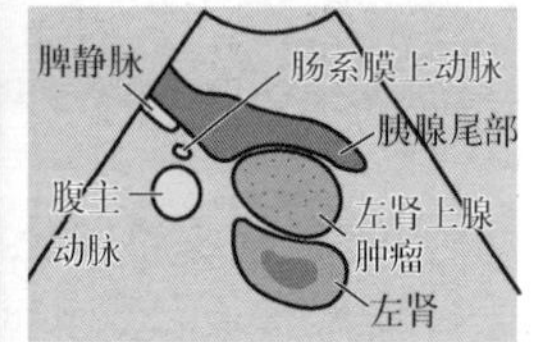

大肠癌肝转移和左肾上腺转移的病例。上腹部横断面扫查，在胰腺体尾部背部的左肾上极区探及紧邻肾上极的内部回声均匀的低回声肿瘤。

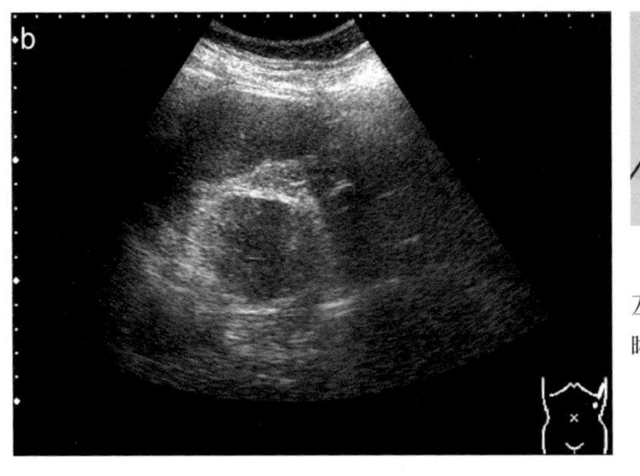

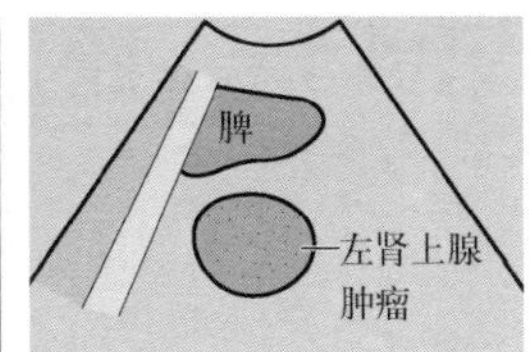

左肋间扫查中，脾和左肾上极之间探及分界清晰的低回声肿瘤。

第 4 章　膀胱

一、解　　剖

（一）膀胱、前列腺、精囊的位置与解剖

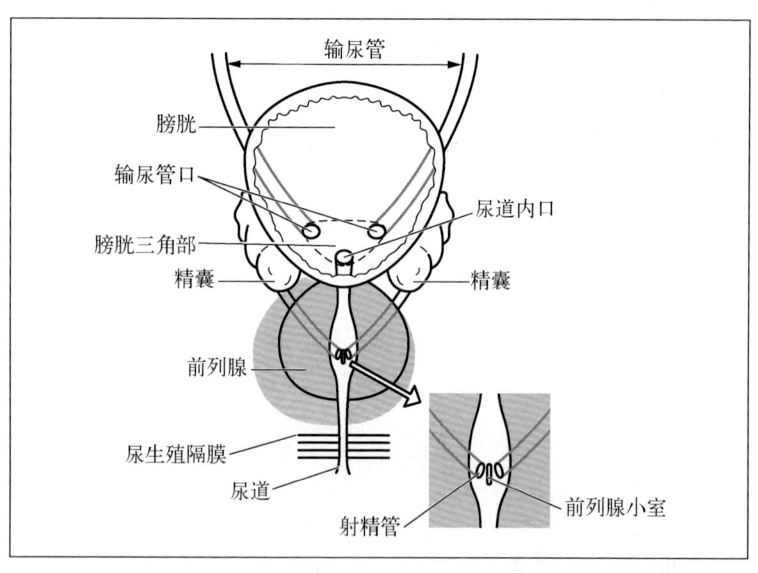

（二）膀胱的解剖

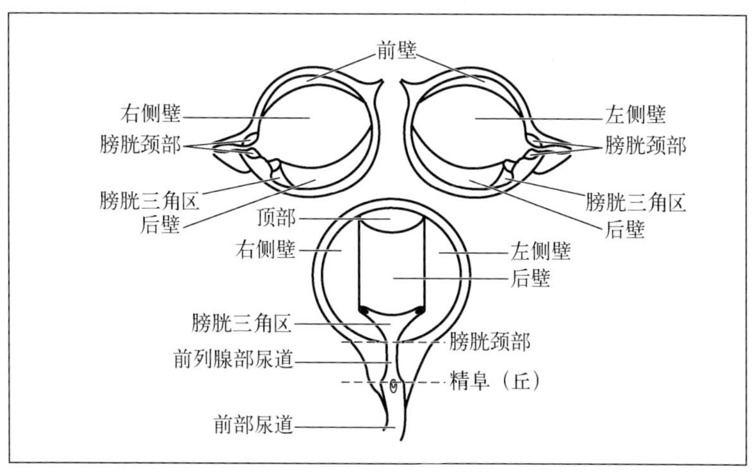

（三）输尿管膀胱移行部的解剖

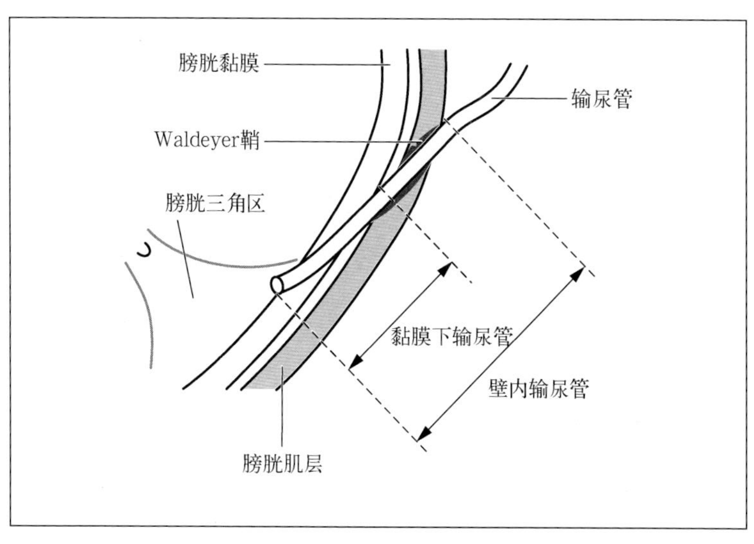

1. 膀胱是把在肾形成并经输尿管输送的尿液暂时性储存的袋状器官。储一定量（300 ~ 500ml）尿液后，经尿道排出体外。

2. 膀胱壁由黏膜、黏膜下组织、肌层、外膜构成。黏膜为移行上皮细胞。

3. 膀胱肌层由三层（内纵层、内轮层、外纵层）相互交错的平滑肌构成，因此具有伸缩性。

4. 膀胱分为三角区（尿道内口与左右输尿管口之间的三角形区域）、后壁、右侧壁、左侧壁、顶部、前壁。

5. 膀胱具有储尿和排尿 2 个功能。排尿受脑桥的排尿中枢管理，排尿中枢对排尿肌的收缩与由大脑皮质意识性排尿的抑制进行调节和控制。

6. 排尿时，膀胱黏膜下部分输尿管受膀胱内压的压迫而闭锁，从而防止尿液向输尿管逆流。

二、超声检查与表示法

经腹超声检查需要在患者膀胱充盈充分的状态进行，因此，检查前让患者饮水约 500ml 以便使膀胱充盈。检查时取仰卧位，首先横断面扫查，然后纵断面扫查，最后通过左右斜截面扫查，以确认输尿管及输尿管口周围。

（一）膀胱横断面扫查

把探头横置于下腹部，由上向下扫查可以清晰显示膀胱顶部至尿道内口的膀胱全貌。此时，前壁容易出现多重反射，因此需要通过调整灵敏度时间控制曲线（STC）或变换探查角度，以避免对隆起性病变的漏诊。

膀胱横断面扫查

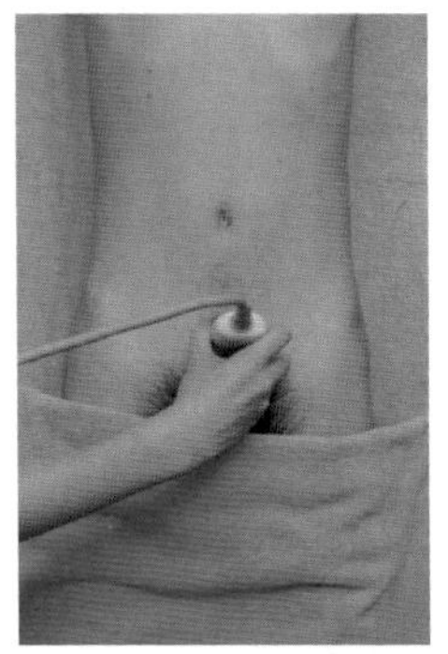

把探头横置于下腹部，由上向下横断面扫查，可以清晰显示膀胱顶部至尿道内口的膀胱全貌。

膀胱充盈时横断面声像图

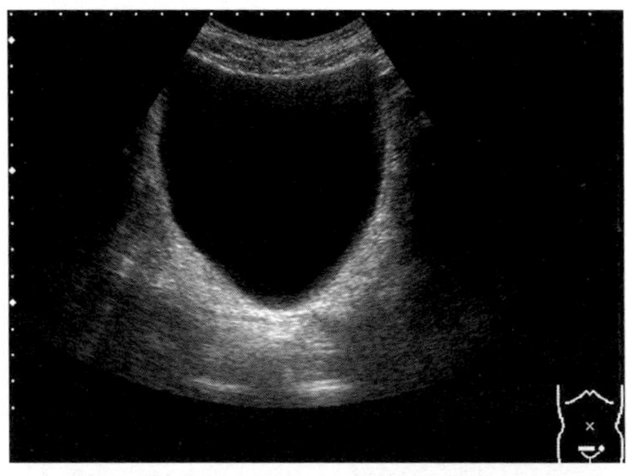

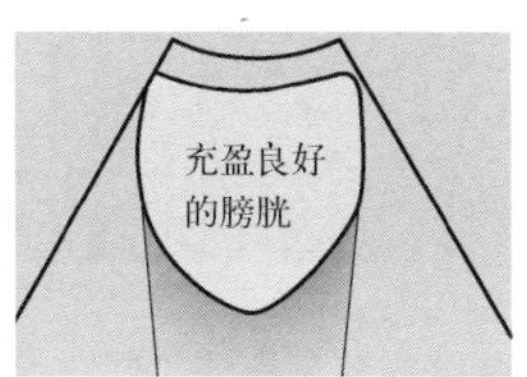

膀胱横断面声像图。前壁侧探及多重反射，需要通过调整 STC 或变换探查角度再检查，以防止对隆起性病变的漏诊。

膀胱未充盈时横断面声像图

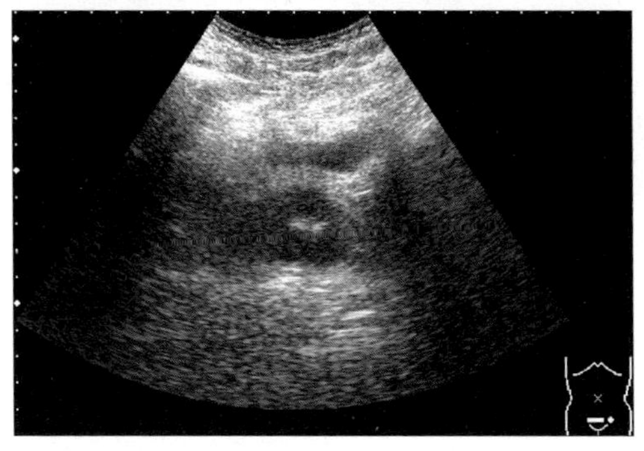

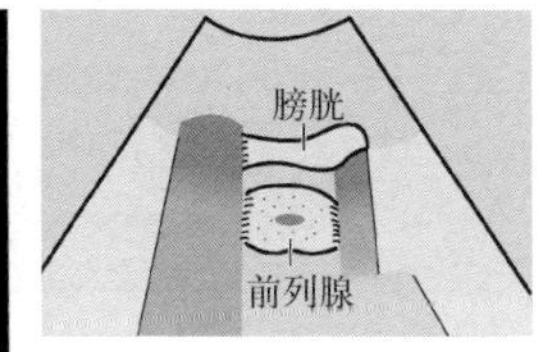

膀胱未充盈时横断面声像图。膀胱内腔显示欠清，不适合膀胱检查。

（二）膀胱纵断面扫查

横向置于下腹部的探头顺时针方向旋转 90°，即可显示膀胱纵断面声像图，向左右水平移动，即可观察到膀胱的左右侧壁。

膀胱纵断面扫查

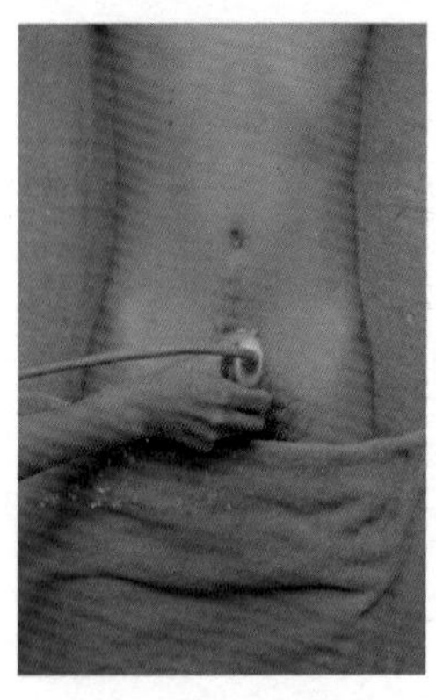

在耻骨头侧行纵断面扫查，显示膀胱的纵断面。把探头向左右侧水平移动，即可清晰观察至膀胱的左右侧壁。

膀胱纵断面声像图

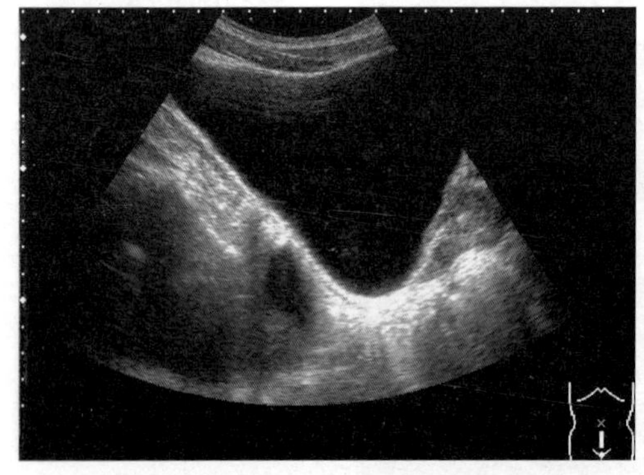

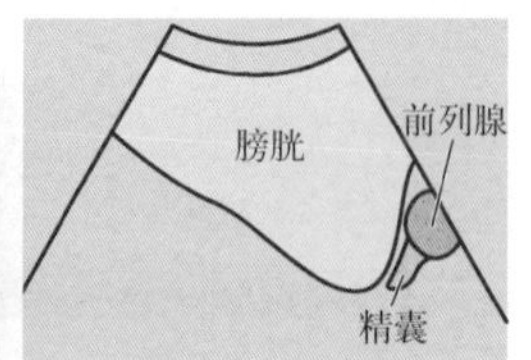

膀胱纵断面声像图。前壁探及少量多重反射，因此需要通过调整 STC 或变换扫查角度以避免对隆起性病变的漏诊。另外，还需要注意不要过度降低 STC 造成病变的漏诊。

（三）输尿管口的确认

膀胱后壁稍隆起处就是左右膀胱黏膜下输尿管和输尿管口的部分。把纵断面扫查的探头逆时针方向转动至 10 点钟方向处，即可显示出右侧输尿管至输尿管口处。然后再把探头顺时针方向转动至 2 点钟方向处，即可显示出左侧输尿管至输尿管口处。

右侧输尿管口的确认

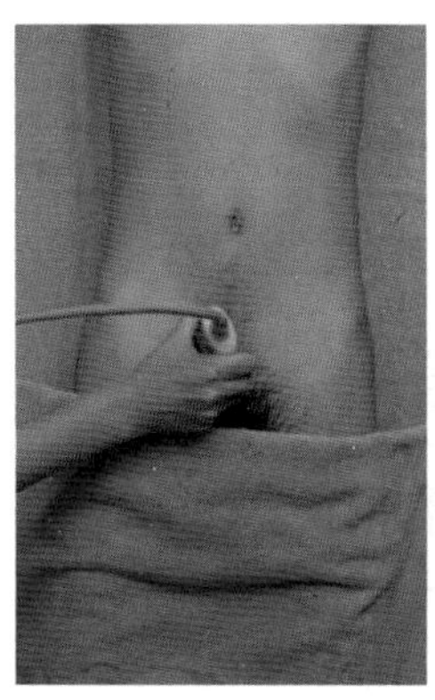

膀胱纵断面探查的探头逆时针方向倾斜至 10 点钟方向处，即可显示向膀胱内开口的右侧输尿管膀胱移行部。

右侧输尿管膀胱移行部

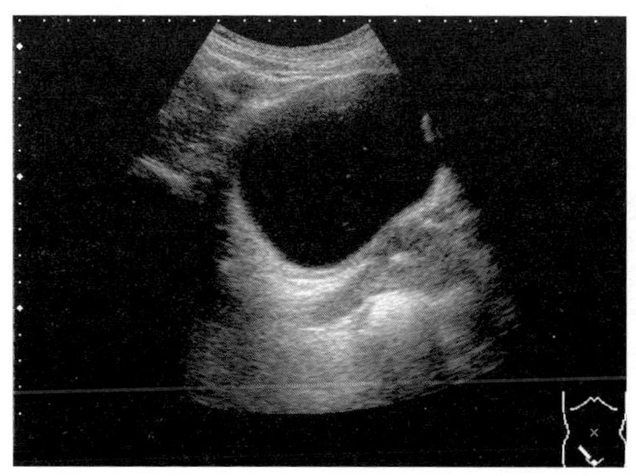

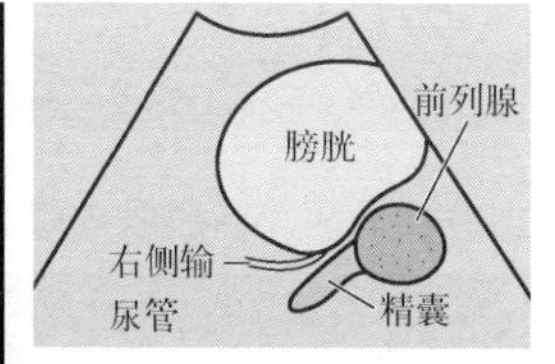

向膀胱内开口的右侧输尿管膀胱移行部。

左侧输尿管口的确认

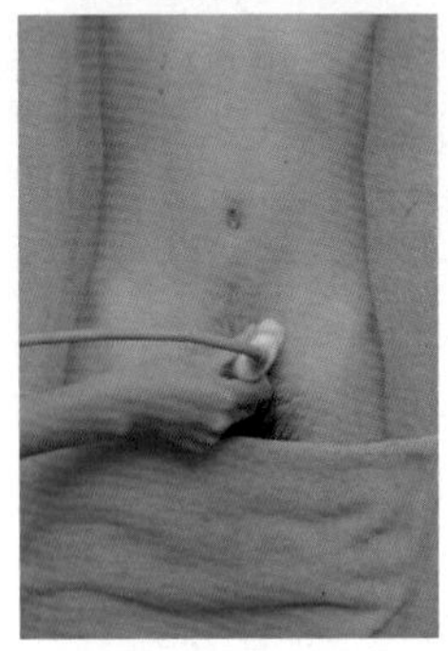

膀胱纵断面扫查的探头顺时针方向倾斜至 2 点钟方向处，即可显示向膀胱内开口的左侧输尿管膀胱移行部。

左侧输尿管膀胱移行部

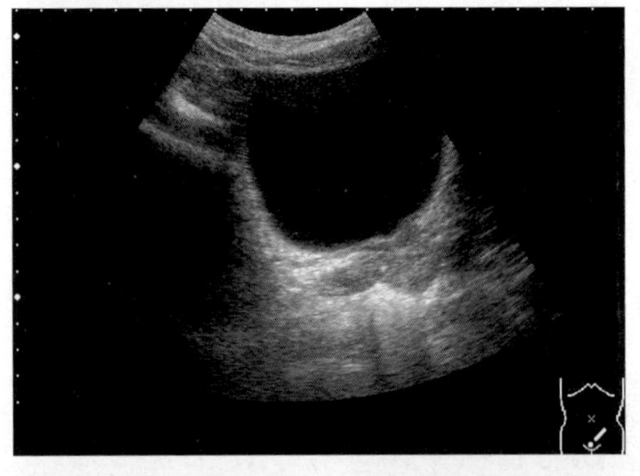

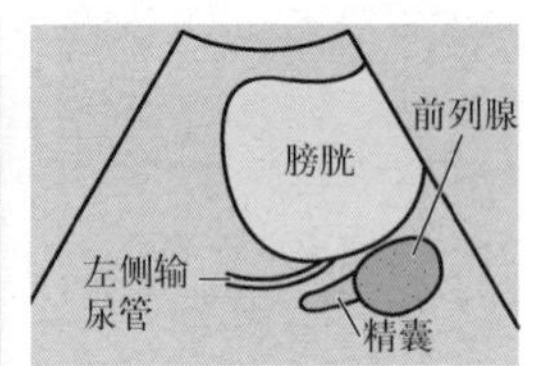

向膀胱内开口的左侧输尿管膀胱移行部。

由左侧输尿管向膀胱内喷入的尿流

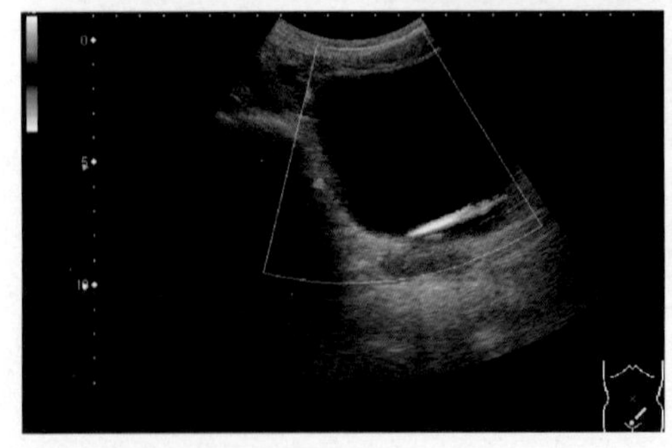

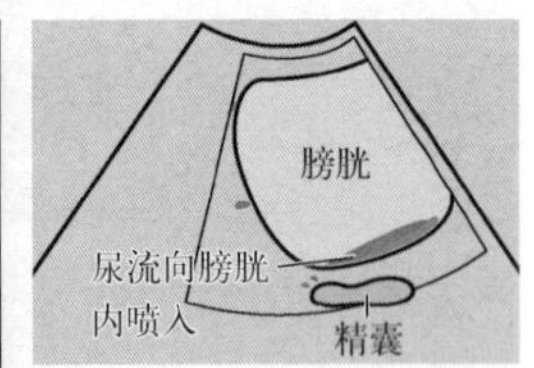

彩色多普勒检查观察左侧输尿管口部，可探及由输尿管开口部向膀胱内喷入的尿流信号。

三、检查要点

（一）壁增厚

注意辨别因膀胱炎所致的全周性壁增厚和因膀胱癌所致的不规则壁增厚。

膀胱内导尿管

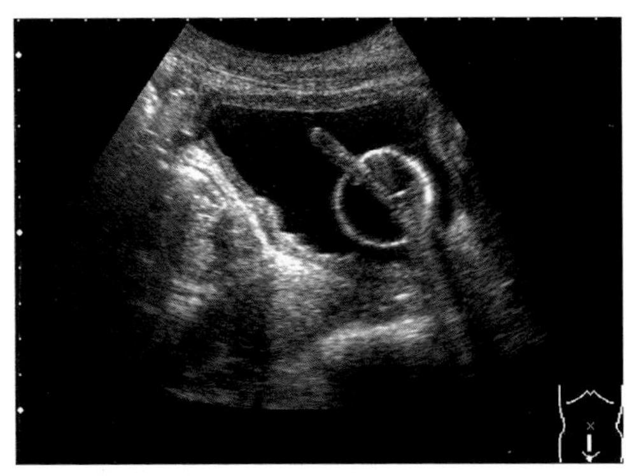

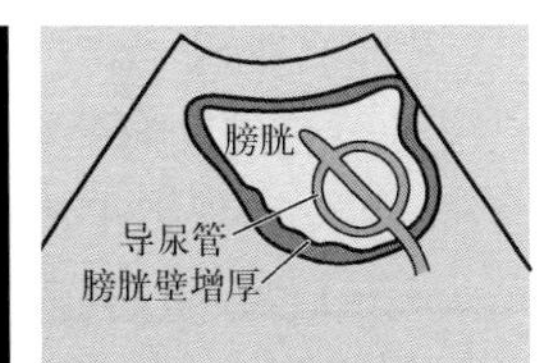

糖尿病肾病反复发作女性慢性膀胱炎。发现膀胱壁增厚，由于营养不良和脱水而紧急入院。因肌无力，插入导尿管。

巨大膀胱

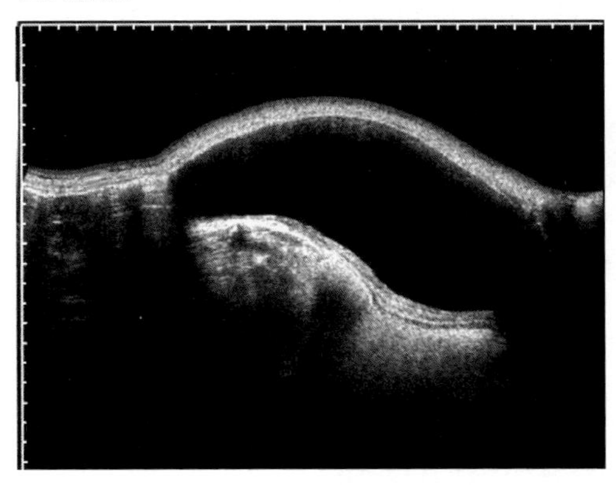

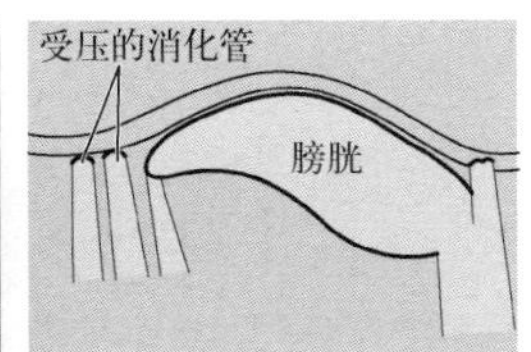

因下腹部痛怀疑妇科疾病的患者。超声检查于隆起的腹部区，探及达脐部的囊性物，未探及膀胱回声，因此考虑不是卵巢囊肿，而是巨大膀胱，导尿后症状、体征均获得改善。

（二）隆起性病变

膀胱内可探及怀疑膀胱癌的乳头状或带蒂性隆起性病变。另外，形成的膀胱小梁也呈隆起性病变样回声，因此，探查是需要变换扫查方向以便识别。

（三）内腔回声异常

确认混在一起的结石、碎片（debris）等沉积物和异物。

（四）形状

确认由膀胱向外突出的膀胱憩室、输尿管开口部附近的输尿管囊肿、似与脐部相连续的向腹壁延伸的脐尿管等的形状变化。

（五）大小（残余尿量的测量）

膀胱容量是借助排尿后不久的残余尿量来测定。测量残余尿量时，在膀胱内腔横断面上测量左右径（A），和前后径（B），在膀胱纵断面上测量上下径（C），然后通过下面的椭圆形体积公式计算容量。

$$V\ (\mathrm{ml}) = \pi/6 \quad A \times B \times C$$

膀胱残余尿量的测量

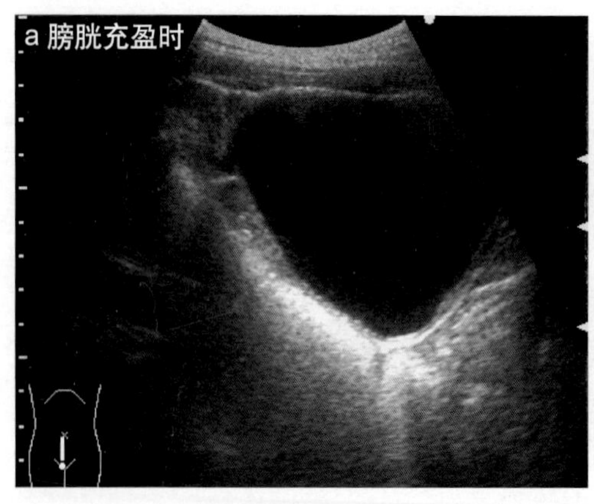

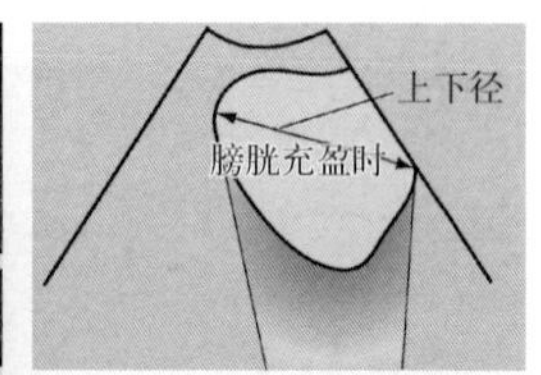

膀胱充盈状态下，纵断面扫查下腹部，可显示膀胱纵断面，在此断面上测量上下径。

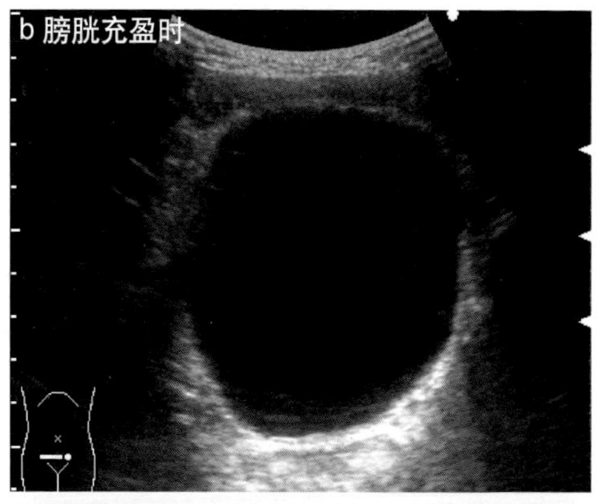

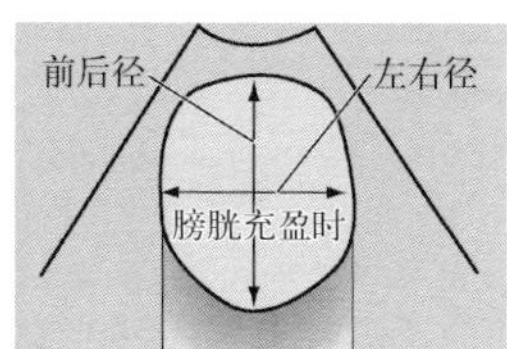

下腹部横断面扫查，可显示膀胱横断面，在此断面上测量左右径及前后径。

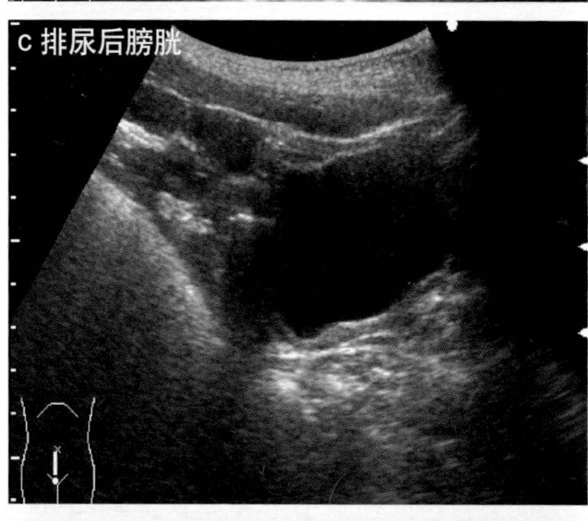

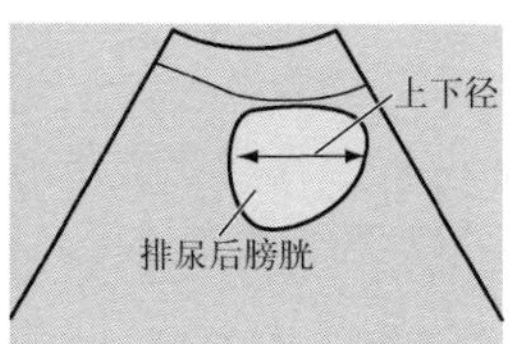

排尿后，膀胱纵断面上测量上下径。

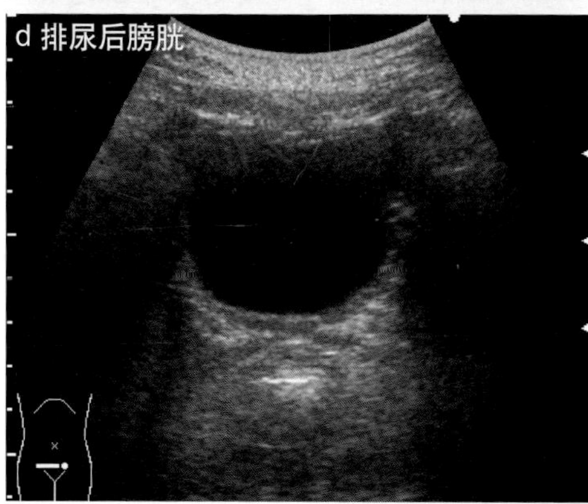

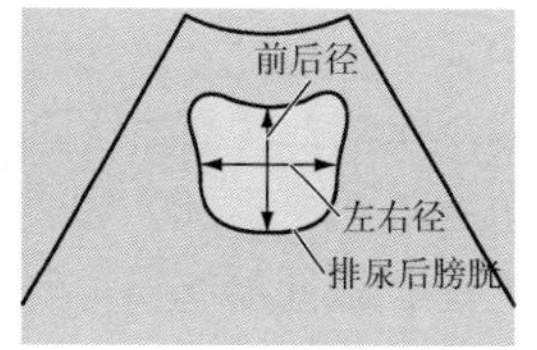

膀胱横断面上，测量左右径及前后径。

四、疾病各论

（一）膀胱炎

cystitis

【超声声像图特点】

1. 急性膀胱炎表现为膀胱壁呈全周性、不均质性增厚。

2. 慢性膀胱炎表现为膀胱壁呈全周性增厚，进一步形成膀胱小梁，膀胱腔内面呈凹凸不平。

3. 同时一定要注意观察除了膀胱结石、沉积物及异物以外，是否存在膀胱憩室。

【临床】

1. 膀胱炎大致分为急性膀胱炎、慢性膀胱炎及其他膀胱炎。

2. 急性膀胱炎几乎均为细菌经尿道的逆行感染所致，其致病菌大多数为大肠埃希菌。另外，膀胱憩室、异物及结石也是导致膀胱炎的原因。

3. 急性膀胱炎大多数由于性生活后，细菌经尿道的逆行感染所致，多见于 20 ～ 30 岁女性。另外，过度憋尿、疲劳及寒冷的刺激等也可成为诱因。

4. 三大主要症状：尿频、尿痛、尿浑浊（细菌尿、脓尿）。

5. 慢性膀胱炎原因有膀胱结石、神经源性膀胱及糖尿病等导致降低膀胱本身防御感染能力的疾病和前列腺增生等导致尿路梗阻性的基础疾病或者急性膀胱炎转变而成。慢性细菌性膀胱炎由于伴有基础疾病，其病原菌除了大肠埃希菌外还有葡萄球菌、铜绿假单胞菌等。

6. 慢性膀胱炎可发生于各年龄段。非细菌性慢性膀胱炎还可有多见于 20 ～ 30 岁年龄段的女性非细菌性低龄型慢性膀胱炎和多见于受女性激素影响绝经期后女性的非细菌性中高龄型慢性膀胱炎等。另外，高龄男性也多见。

7. 慢性膀胱炎症状较急性膀胱炎要轻，但因患者常伴有基础疾病，因此，对基础疾病的诊断和治疗便显得非常重要。

8. 其他特殊类型膀胱炎，包括盆腔内恶性肿瘤接受放射性治疗后而出现的放射性膀胱炎、抗癌药物导致的药物性膀胱炎、原因不明的间质性膀胱炎及出血性膀胱炎等。

9. 间质性膀胱炎的间质内可见明显的慢性炎症及肌层内纤维化，导致膀胱壁增厚，膀胱容量减少。

10. 出血性膀胱炎是一种非细菌性炎症，肉眼血尿为其特征。多为小儿腺病毒感染所致；药物和过敏等也可导致，例如白血病药物安道生（Endoxan）就可引起膀胱炎。

【注意点】

1. 膀胱充盈欠佳时，由于膀胱壁表现为较厚，容易误诊为膀胱炎或膀胱癌。因此，一定要在膀胱充分充盈状态下进行超声检查。

2. 由于膀胱前壁侧受来源于腹壁的多重反射影响，容易误认为膀胱壁增厚，因此必要时应使用高频探头。

3. 急性阑尾炎、乙状结肠憩室炎、克罗恩病等膀胱外炎性病变累及膀胱壁时，膀胱壁会呈现限局性水肿肥厚。因此膀胱壁表现为限局性增厚时，一定要注意确认与周围脏器的关系。

病例 1　膀胱炎

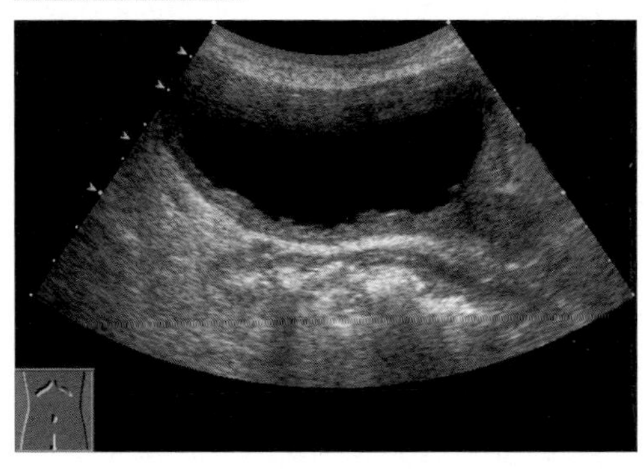

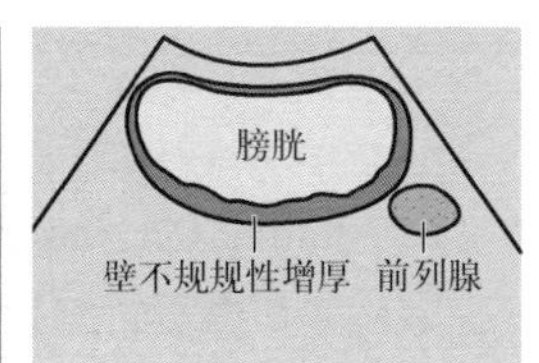

慢性细菌性膀胱炎病例。膀胱壁呈全周性不规则增厚。

病例 2　出血性膀胱炎

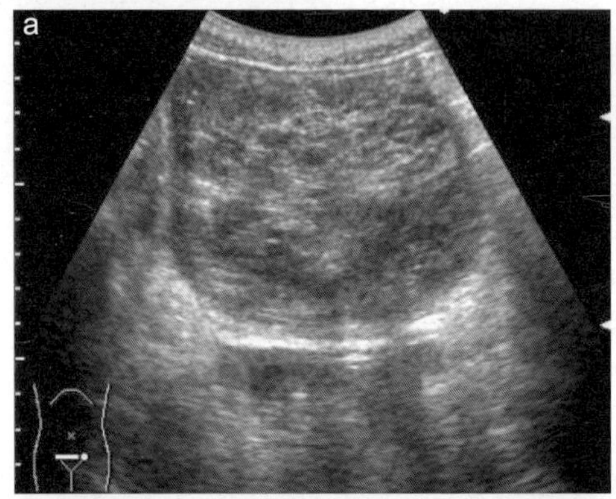

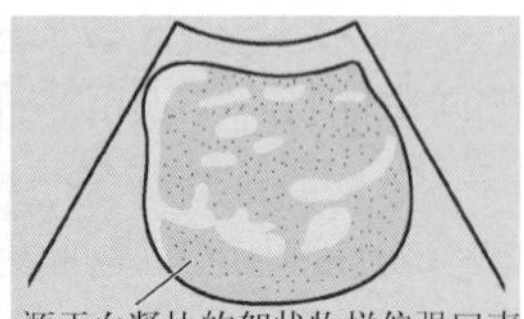

出血性膀胱炎病例。膀胱内充满源于血凝块的絮状物样偏强回声。

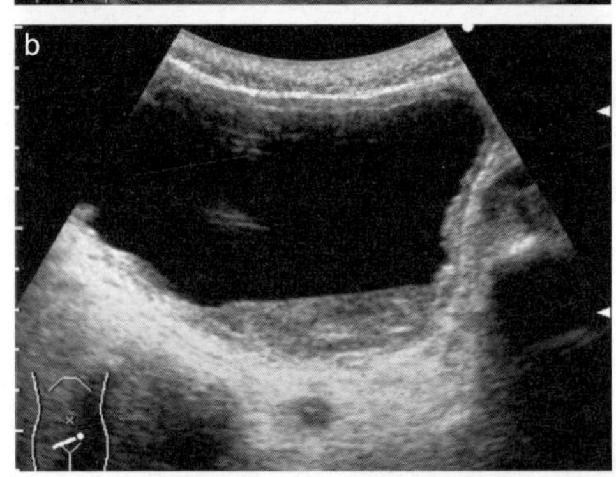

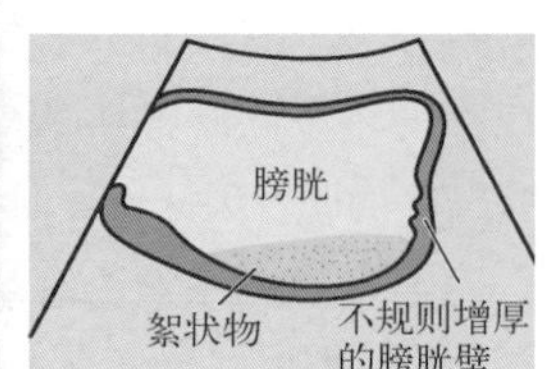

洗净膀胱后，膀胱内血凝块减少，不规则增厚的膀胱壁显示更清晰。

（二）膀胱结石

cystolithiasis，vesicolithiasis

【超声声像图特点】

伴有声影的强回声（随体位变换可移动）。

【临床】

1. 膀胱结石分为膀胱内尿潴留而导致的原发性膀胱结石和输尿管结石掉入膀胱内或者由尿道误入膀胱内的异物等继发性结石。

2. 膀胱内尿潴留原因有前列腺增生症、前列腺癌、神经源性膀胱、膀胱憩室等，因此，多见于老年人。多见于男性，特别是患前列腺增生症的中年以上的男性。

3. 结石大小 5mm 至 5cm。

4. 结石的种类有尿酸盐结石、磷酸盐结石和草酸盐结石等，以混合性结石为多。

【注意点】

1. 因输尿管下段或输尿管口结石不随体位变换而移动，容易与膀胱结石鉴别。

2. 膀胱肿瘤表面也可形成钙化斑。通过钙化斑不随体位变换而移动的现象，可与膀胱结石相鉴别。

病例 1　膀胱结石

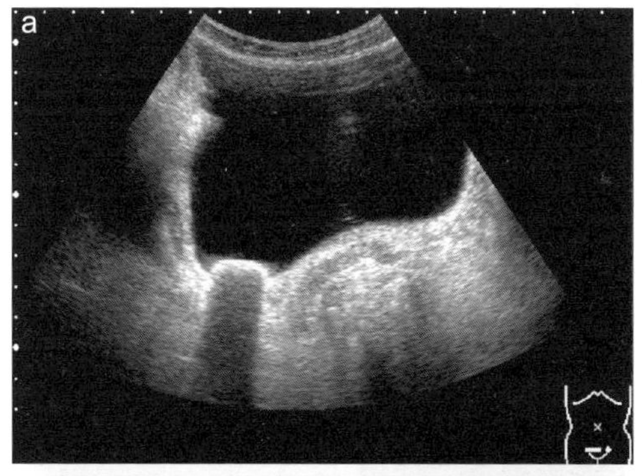

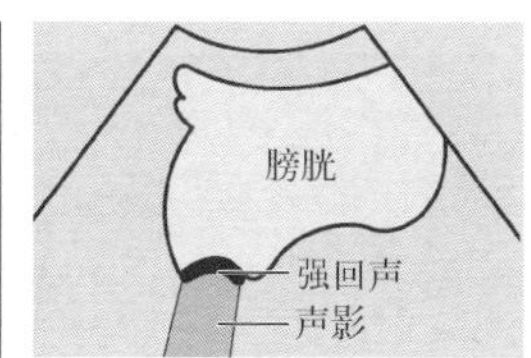

体检发现镜检血尿。超声检查膀胱内探及约 21mm 大小、伴有声影、随体位可移动的强回声。

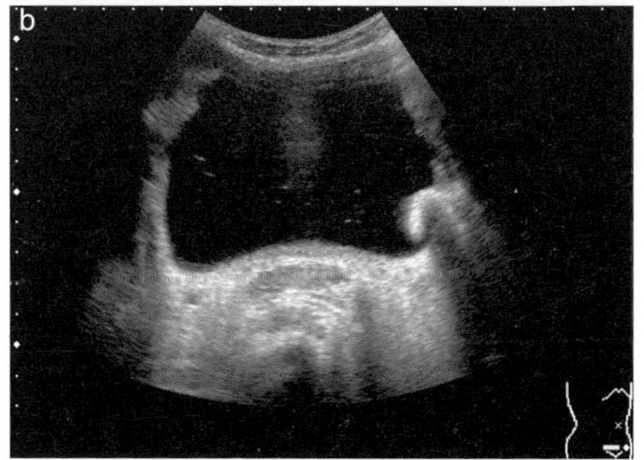

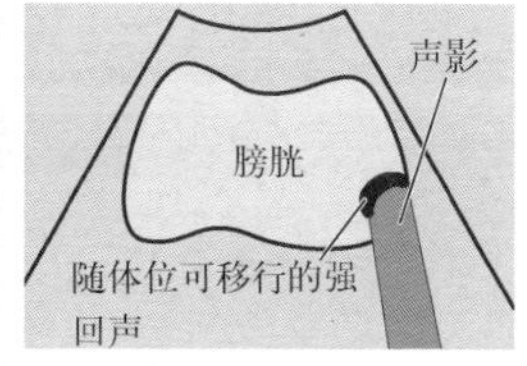

左侧卧位时膀胱结石向左侧移动。位于输尿管膀胱移行部的结石可以根据随体位移动而进一步确认。

病例 2 膀胱结石

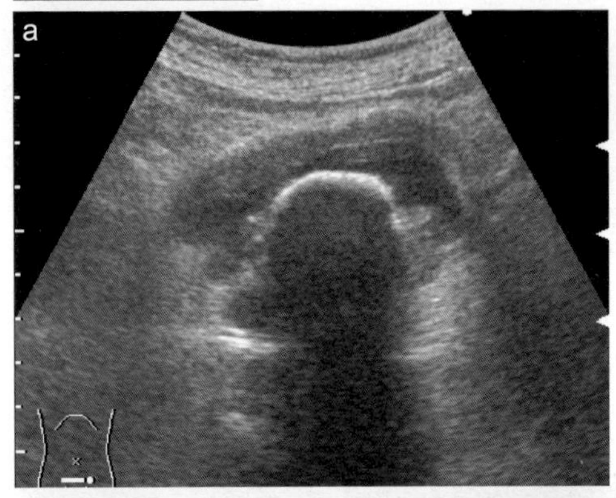

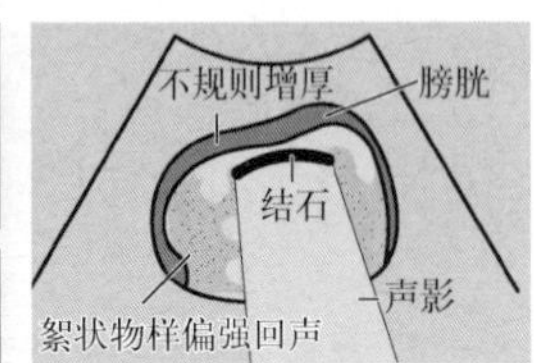

慢性膀胱炎病例。膀胱壁呈不规则增厚，内探及约 40mm 大小的伴有声影的强回声及其周围絮状物样偏强回声。

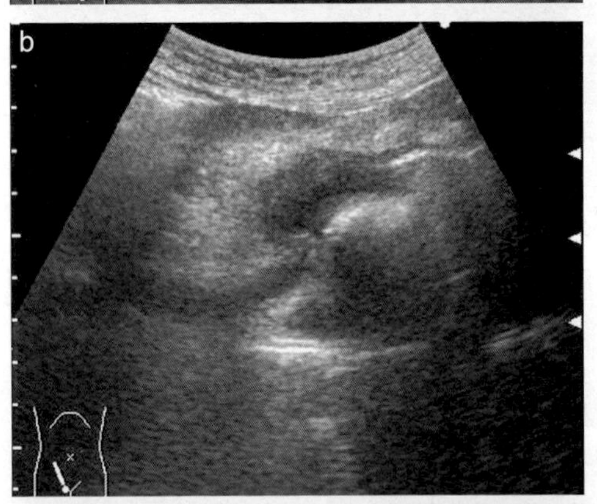

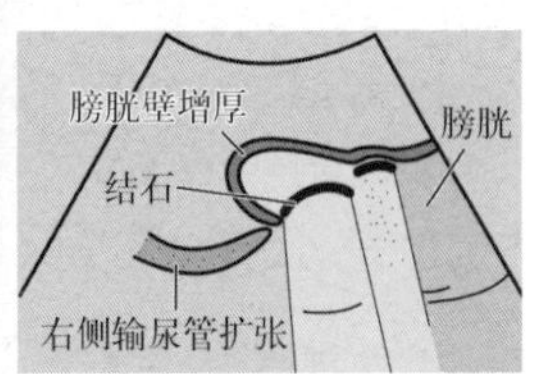

膀胱壁明显增厚，右侧输尿管扩张及其内絮状物样偏强回声。

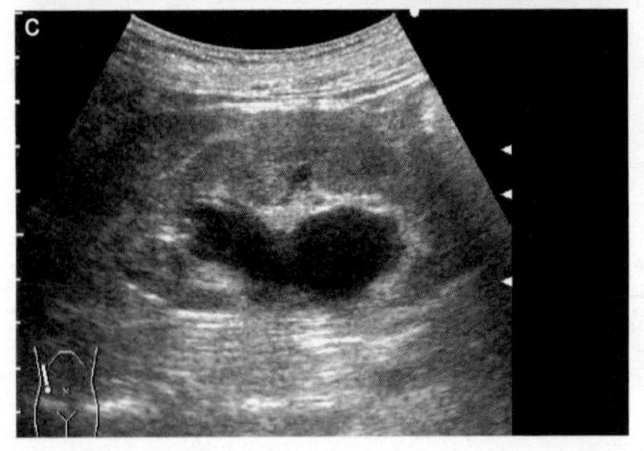

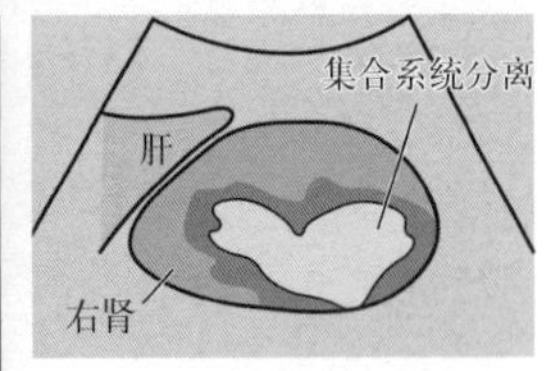

右侧肾集合系统分离，为中度肾积水。

病例 3　膀胱结石

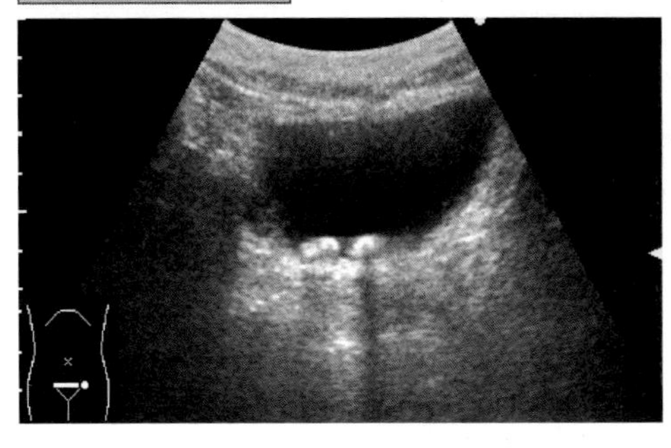

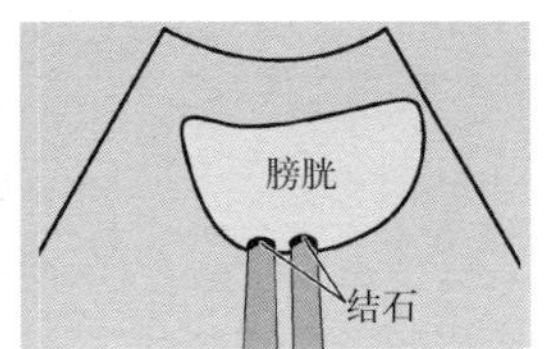

因血尿进行超声检查。于膀胱内探及 2 个大小约 10mm、后伴声影的强回声团。

（三）膀胱憩室

cystodiverticulum，bladder diverticulum，vesical diverticulum

【超声声像图特点】

膀胱壁向外突出而形成的囊带状结构。

【临床】

1. 膀胱憩室形成原因是膀胱流出道障碍，多见于膀胱内压升高。神经障碍也可导致多发憩室。罕见的先天性膀胱肌纤维层缺如也形成憩室，而且易伴发膀胱输尿管逆流。

2. 膀胱憩室好发于膀胱三角区周边，多发憩室多见于侧壁。

3. 憩室大，颈部小的情况下，一次性排尿无法排空憩室内尿液，会留有残尿。

4. 憩室内可以形成结石、憩室炎及恶性肿瘤。

5. 有时憩室壁薄，其内肌层缺如，憩室内恶性肿瘤容易浸润于膀胱壁外。

【注意点】

输尿管囊肿也在输尿管口的附近表现为囊袋状结构。与膀胱憩室的鉴别要点是确认输尿管囊肿与输尿管的连续性，而且彩色多普勒检查可检测到向膀胱腔内喷出的尿流信号。

病例 1　膀胱憩室

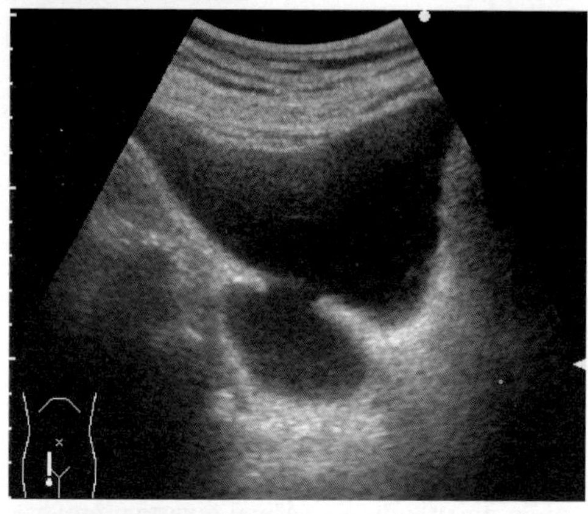

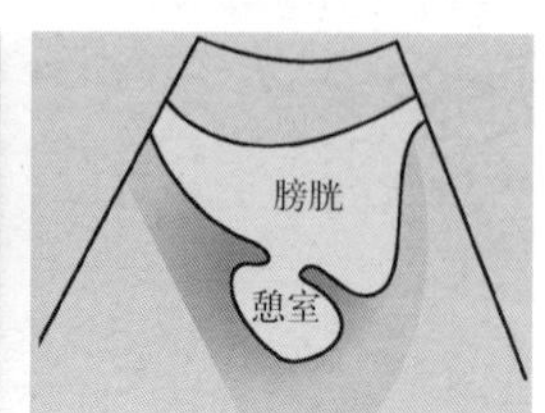

可探及从膀胱右后壁向外侧突出的较大的袋状结构。

病例 2　膀胱憩室

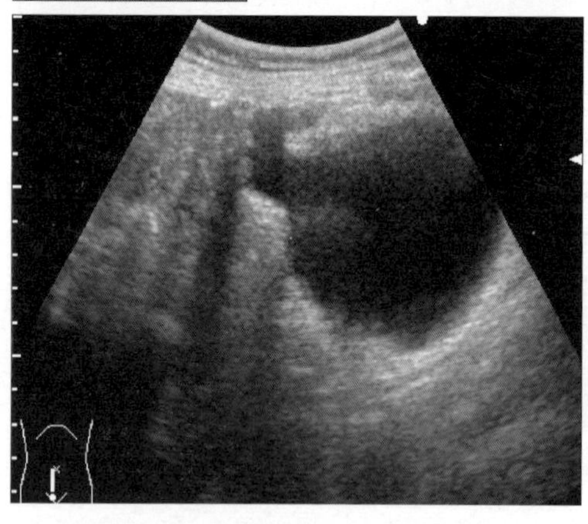

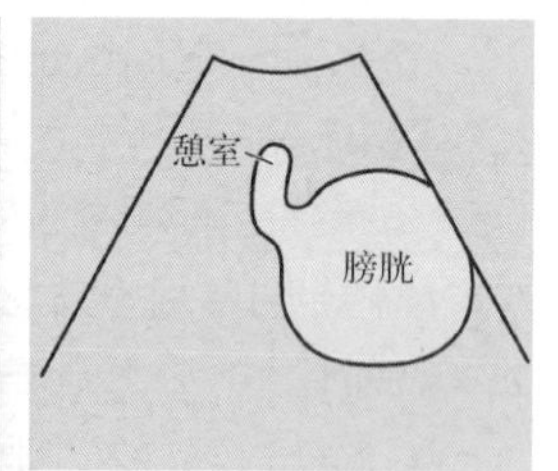

可探及从膀胱顶部向外侧突出的较大的袋状结构。

（四）脐尿管未闭

patent urachus

【超声声像图表现】

1. 确认膀胱顶部至脐部的管腔结构及其连续性。
2. 脐深部的漏斗状积液暗区。
3. 形成脓肿时，边缘部分可见低回声区，周围组织回声增强。

【临床】

1. 脐尿管是胚胎期连接膀胱顶部和脐部的管腔，出生后闭锁形成结缔组织性的脐正中韧带，如果这一过程出现障碍便有脐尿管残留。几乎都与膀胱不相交通。

2. 脐尿管残留根据其形态分类为脐尿管未闭、脐尿管窦道、脐尿管囊肿、脐尿管性膀胱憩室。

（1）脐尿管未闭：膀胱顶部和脐部相交通，从脐部漏尿，由此又称为脐尿管瘘。

（2）脐尿管窦道：脐尿管与脐部相交通，而与膀胱不相交通。

（3）脐尿管囊肿：脐部和膀胱之间的腹壁出现囊肿，通常并不相交通，但是因感染可形成脓肿。

（4）脐尿管性膀胱憩室：脐尿管下端开口于膀胱顶部，有时合并感染和结石。

3. 脐尿管癌很罕见，多发于膀胱与脐尿管移行部。表现为膀胱顶部广泛性肿瘤。向周围组织浸润倾向较大，预后不良。大部分是腺癌，多见于男性。

【注意点】

超声检查探及由膀胱体部向脐部斜行的左右一对索状物。这一对索状物就是胎儿期脐动脉闭锁而形成的结缔组织性索状物，即脐动脉索。

脐尿管未闭

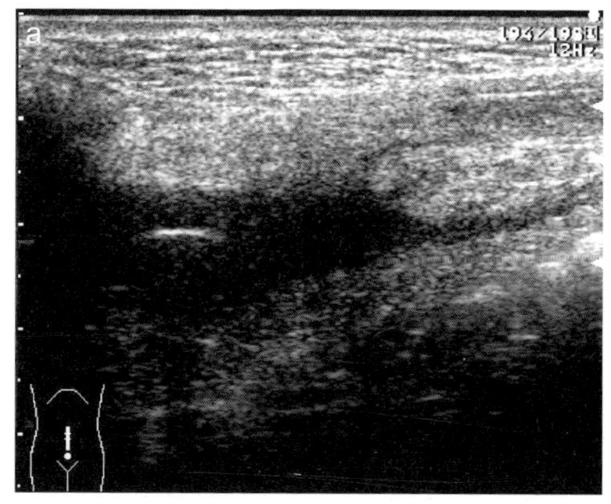

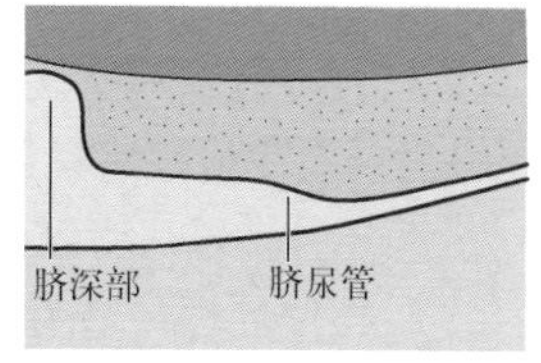

因脐深部下方疼痛并从脐部流脓而行超声检查。于脐深部下方探及漏斗状结构向膀胱侧逐渐成管状结构延伸的囊肿。

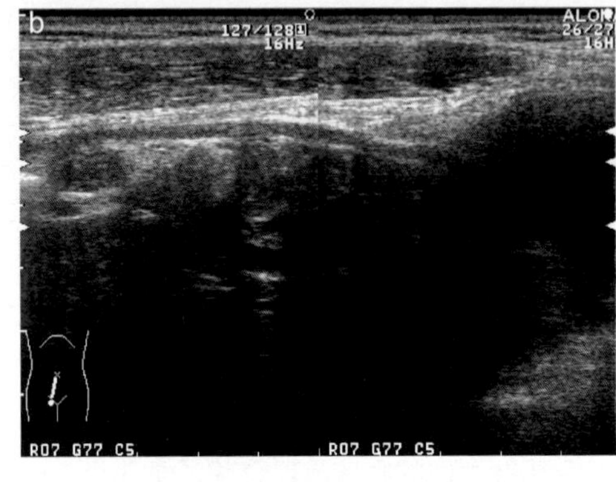

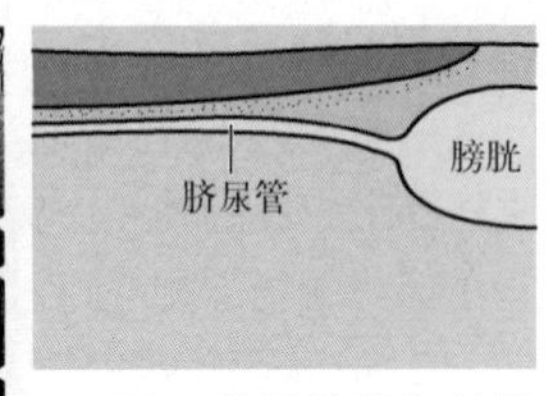

脐尿管从脐深部呈管状结构向膀胱侧延伸并开口于膀胱顶部。

（五）输尿管囊肿

ureterocele

【超声声像图特点】

1. 输尿管膀胱移行部的输尿管末端呈囊状扩张。

2. 彩色多普勒检查探及从输尿管囊肿喷出的尿流信号。

【临床】

1. 输尿管囊肿指输尿管口狭窄导致走行于膀胱壁内的输尿管呈囊状扩张状态。分为输尿管开口于正常位置的单纯性输尿管囊肿和输尿管开口于异常位置的异位性输尿管囊肿。

2. 扩张的输尿管囊肿向膀胱腔内突出，因此在输尿管囊肿增大时，会导致膀胱尿液流出障碍。

3. 大多数输尿管囊肿比较小，无明显症状，多为偶然发现。但是并发结石或尿路感染会出现症状。

4. 单纯性输尿管囊肿通常多见于单侧肾盂输尿管。

5. 异位性输尿管囊肿比较罕见，多见于儿童和年轻人，大多数见于重复性肾盂输尿管。来源于上半肾的输尿管，与来源于下半肾的输尿管相交叉，开口于膀胱正常位置的下方内侧。异位性输尿管囊肿容易发生在来源于上半肾的输尿管。

6. 来源于下半肾的输尿管开口在膀胱正常位置的头侧，所以走行于膀胱壁内的部分比较短，容易导致膀胱输尿管逆流。

病例 1　输尿管囊肿

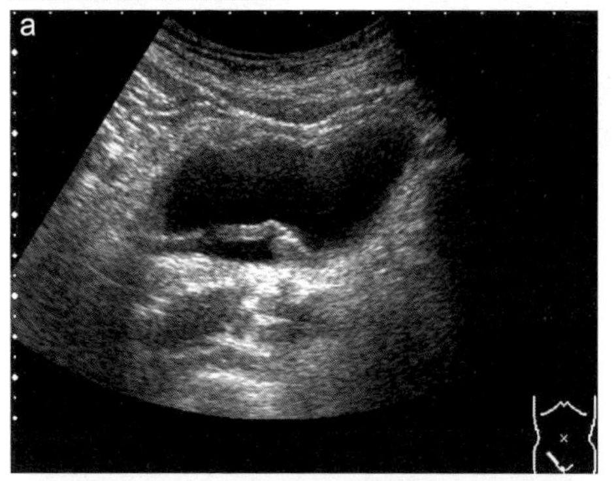

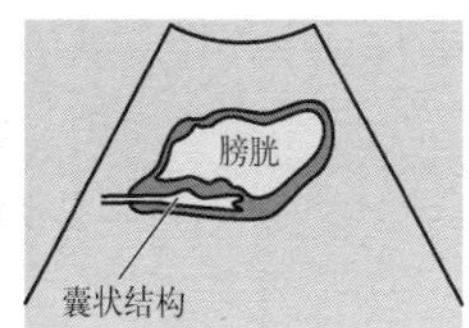

右侧输尿管口附近探及囊状结构。

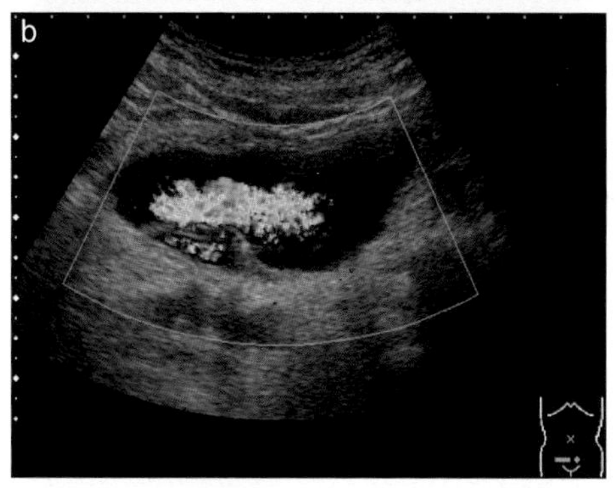

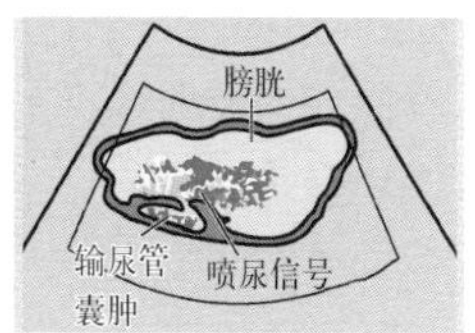

彩色多普勒检查显示出由输尿管囊肿向膀胱内喷出的尿流信号。

病例 2　输尿管囊肿

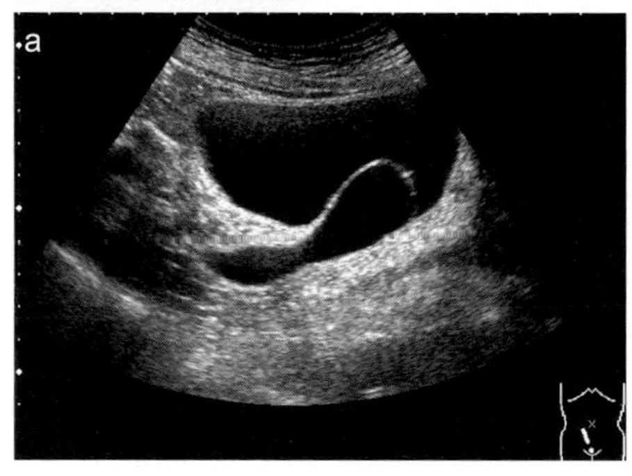

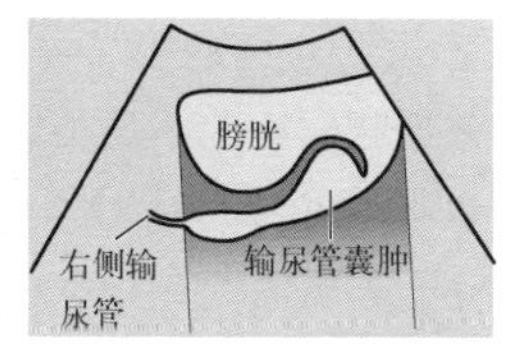

因膀胱炎症状行超声检查。右侧输尿管下段扩张、右侧输尿管膀胱移行部呈囊状向膀胱内突出。输尿管囊肿大小随着尿的流出量而发生变化。

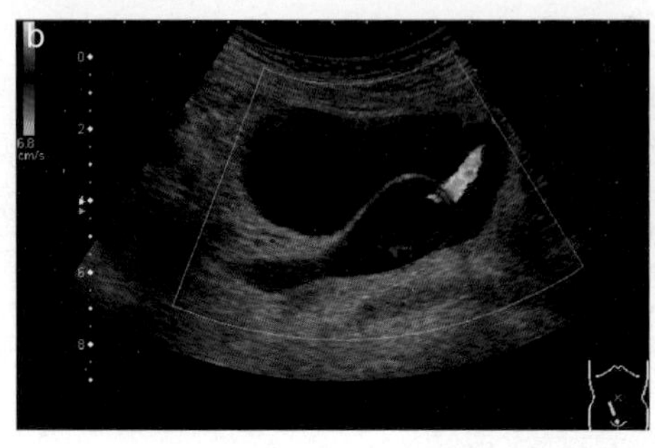

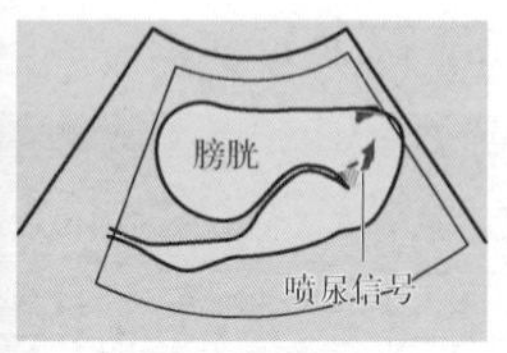

彩色多普勒检查显示出由右侧输尿管流向膀胱内喷出的尿流信号。

（六）膀胱小梁形成

bladder trabecular formation

【超声声像图特点】

膀胱腔内壁凹凸不平。

【临床】

1. 因神经源性膀胱（支配膀胱的末梢神经障碍和骨盆自律神经障碍引起的膀胱功能异常）和前列腺肥大等导致排尿障碍时，膀胱的肌束向膀胱腔表面隆起形成肉柱。

2. 神经源性膀胱包括：①脑血管障碍、脑肿瘤、退行性神经疾病等脑障碍；②脊髓损伤，先天性脊髓障碍等；③直肠癌术后和子宫全切除手术后，糖尿病等末梢神经障碍的各种疾病。

3. 老年人的膀胱小梁形成多发生于后壁。

【注意点】

1. 需要与膀胱癌鉴别。膀胱小梁形成时随探查方向的变换，表现为皱襞状回声而不是类似于癌症的局限性增厚。

2. 膀胱小梁形成时，可探及并发的前列腺肥大和肾积水。

膀胱小梁形成

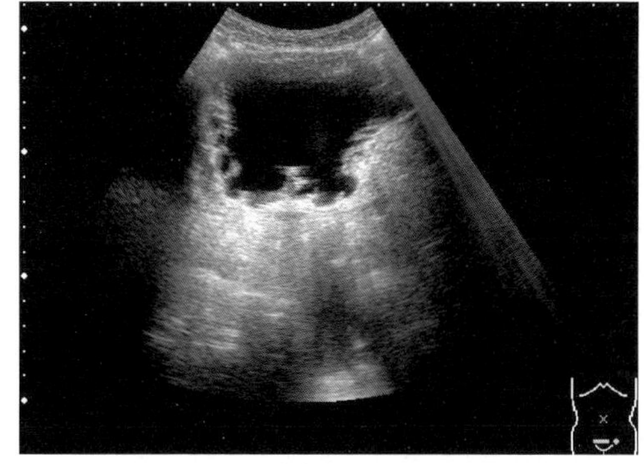

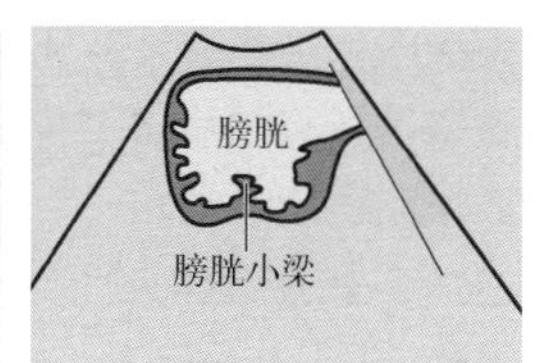

膀胱炎病例。膀胱内壁探及不规整的小梁回声。

（七）膀胱输尿管逆流症

vesicoureteral reflux，VUR

【超声声像图特点】

膀胱充盈时用左手压迫腹壁使膀胱受压，可探及肾盂扩张。

【临床】

1. 膀胱输尿管逆流症是指膀胱输尿管移行部功能障碍导致尿液向输尿管及肾盂逆流的现象。

2. 输尿管远段部从膀胱壁肌层内部向黏膜下斜行开口于膀胱。输尿管通过斜行于膀胱壁内，起单方向性功能性瓣膜的作用。此功能性瓣膜有被动性结构和主动性结构。被动性结构是指膀胱壁内输尿管有足够的长度，斜行于膀胱壁开口突出于膀胱腔内，由于周围的平滑肌发育良好，因此能够防止膀胱充盈时，膀胱内压增大致使膀胱壁内输尿管受损而导致的尿液逆流。主动性结构是指 Waldeyer 鞘、膀胱壁内输尿管纵肌的收缩，以及在交感神经受体的作用下起到关闭膀胱壁内输尿管的功能。

3. 病因：除膀胱三角区及膀胱输尿管移行部肌层在内的支持组织的先天性发育不良外，还有完全性重复输尿管、异位性输尿管开口等输尿管先天性异常、尿道和膀胱颈部的闭塞性疾病、神经源性膀胱疾病、膀胱壁炎性病变等。

4. 症状：大多数是急性肾盂肾炎、膀胱炎等伴有逆流的尿路感染症状，除此之外，还有逆流性肾病所致的蛋白尿和肾衰竭，排尿时腹痛等引起的症状。特别是小儿急性肾盂肾炎时，应检查怀疑有膀胱输尿管逆流症状。

5. 膀胱输尿管逆流症的诊断，主要依靠排尿期膀胱尿道造影（voiding cystourethrography，VCG）检查。逆流的程度分为Ⅰ度（grade Ⅰ）至Ⅴ度（grade Ⅴ）（表 4-1）。

表 4–1　膀胱输尿管逆流症分类

分度	表现
Ⅰ度（grade Ⅰ）	尿液逆流仅限于输尿管
Ⅱ度（grade Ⅱ）	尿液逆流至肾盂肾盏，但无明显扩张
Ⅲ度（grade Ⅲ）	尿液逆流至肾盂肾盏，输尿管、肾盂及肾盏轻度扩张
Ⅳ度（grade Ⅳ）	尿液逆流至肾盂肾盏，输尿管、肾盂及肾盏中度扩张和输尿管扭曲
Ⅴ度（grade Ⅴ）	尿液逆流至肾盂肾盏，输尿管、肾盂及肾盏重度扩张和输尿管扭曲

【注意点】

1. 膀胱充盈和压迫程度会明显影响到尿液向输尿管的逆流程度，超声检查如果未探及膀胱输尿管的尿液逆流很容易漏诊，因此，检查时最好用手按压腹壁 2 ～ 3min。

2. 胎儿超声波检查若发现肾积水，出生后有时也诊断为膀胱输尿管逆流症。

病例 1　膀胱输尿管逆流症

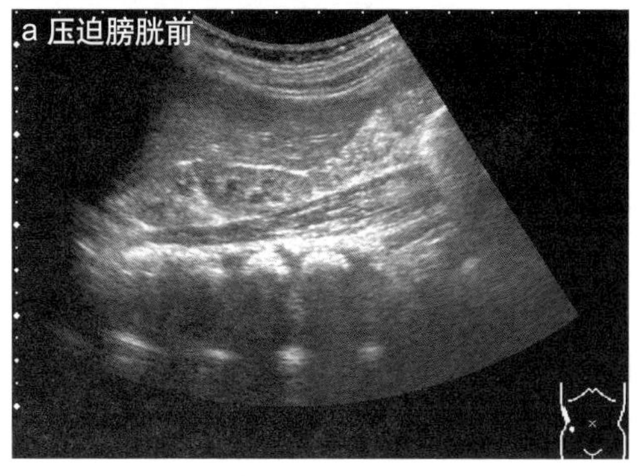

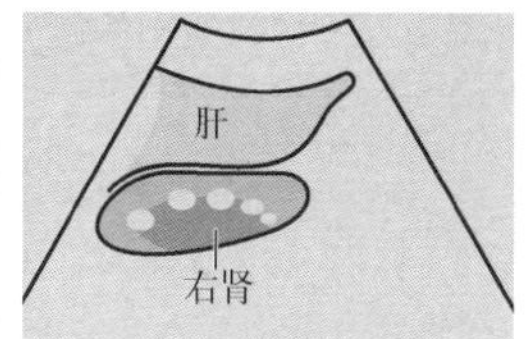

排尿时膀胱输尿管造影诊断为Ⅳ度的病例。右侧肾安静时如图 a 未探及肾集合系统（中心部回声）分离，但是压迫膀胱时如 b 图可探及右侧肾集合系统（中心部回声）分离。

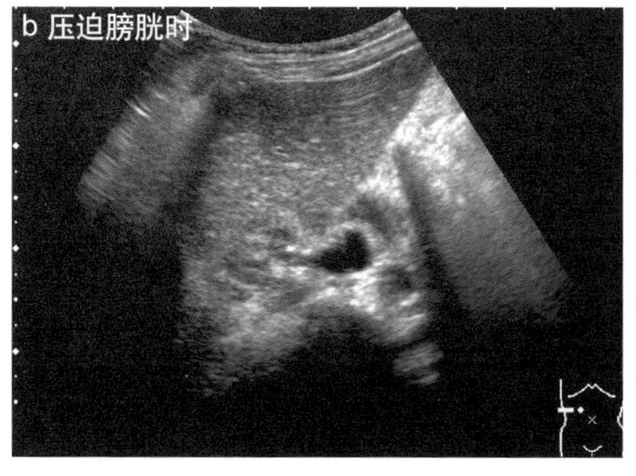

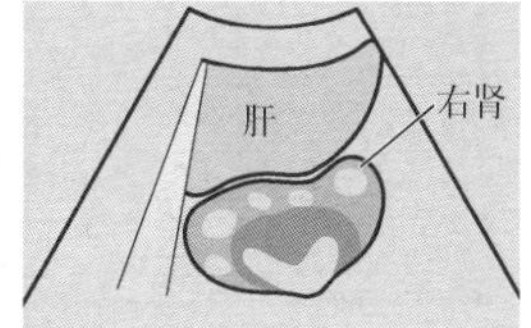

病例 2　膀胱输尿管逆流症

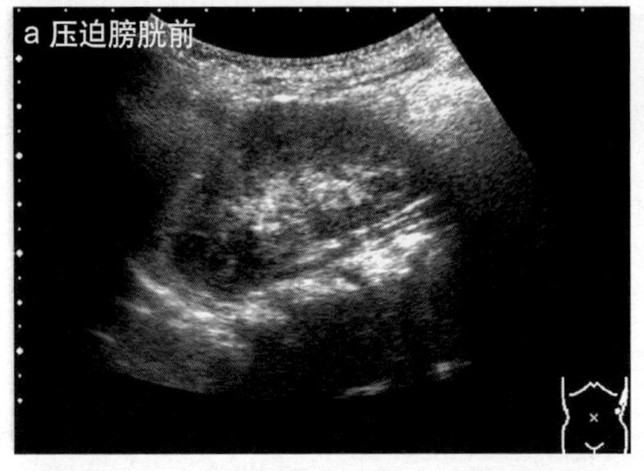

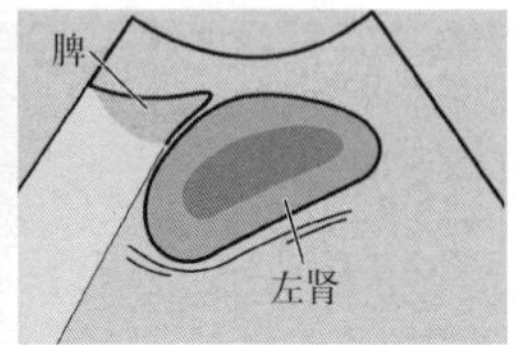

排尿时膀胱输尿管造影诊断为Ⅳ度的病例。压迫膀胱时如 b 图，可探及左侧肾集合系统分离。分离的肾集合系统内探及弱回声。

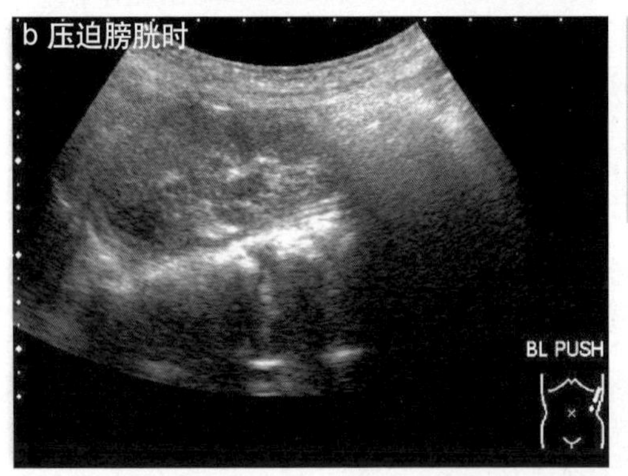

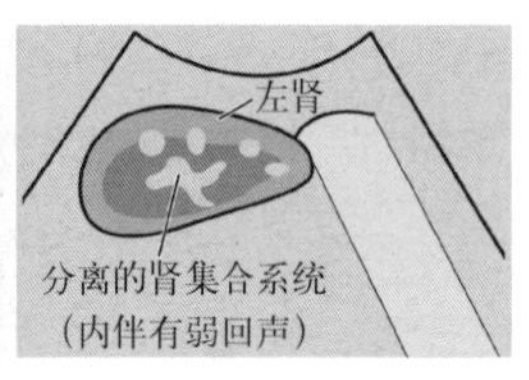

（八）膀胱肿瘤

bladder tumor

【超声声像图特点】

1. 向膀胱内突出的肿瘤（有时表面伴有钙化斑）。
2. 膀胱壁不规则增厚。
3. 确认肿瘤区膀胱壁是否增厚和有无膀胱壁外浸润。
4. 彩色多普勒检查确认肿瘤部分内是否显示血流信号。

【临床】

1. 膀胱的肿瘤几乎均为恶性肿瘤，膀胱癌的 90% 以上为尿路上皮癌。另外，还有很少见的鳞状上皮（细胞）癌、腺癌、未分化癌等。

2. 膀胱癌多见于男性，好发于 50 岁以后。

3. 良性上皮性肿瘤中，有尿路上皮乳头状瘤和鳞状上皮乳头状瘤等，但是都比较罕见。

4. 膀胱肿瘤根据其形态和基底部情况可分为浅表性与浸润性。浅表性非浸润性肿瘤是局限于膀胱黏膜内的带蒂肿瘤，而浸润性肿瘤大多数为广基性。另外，浅表性肿瘤预后良好，但是复发率很高；而浸润于周围组织时预后不良。

5. 膀胱肿瘤多发率较高，需要注意。另外，尿路鳞状上皮癌常为多中心性，有时也合并肾盂癌和输尿管癌。

6. 发生于输尿管口附近的肿瘤，容易导致肾积水。

7. 肿瘤表面形成钙化斑时，需要与结石鉴别。根据是否随体位变换而移动的征象比较容易鉴别。

8. 膀胱癌的症状几乎均为无症状性血尿，根据浸润程度出现尿痛、尿频、背部痛等症状。

【注意点】

1. 直肠癌、乙状结肠癌、前列腺癌、结肠癌及子宫癌容易浸润于膀胱，但是邻近脏器的恶性肿瘤也可侵犯膀胱，所以需要注意观察与膀胱周围脏器的关系。

2. 急性膀胱炎所致的全周性壁增厚、慢性膀胱炎所致的不规则性壁增厚及出血性膀胱炎所致的血凝块需要与膀胱癌鉴别。不规整的膀胱壁增厚难以与膀胱癌鉴别。血凝块，可以通过有无体位变化性移动和多普勒检查有无血流信号，或随时间的变化与膀胱癌鉴别。

3. 因膀胱结石的慢性刺激可以诱发鳞状上皮（细胞）癌，因此检查膀胱结石病例时，需要特别注意。

膀胱肿瘤的组织学分类见表 4-2。

表 4-2 膀胱肿瘤的组织学分类（源自膀胱癌处理规则）

Ⅰ. 良性上皮性肿瘤
  1）尿路上皮（移行上皮）乳头状瘤 [urothelial （transitional cell） papilloma]
  2）尿路上皮（移行上皮）乳头状瘤：内翻型 [urothelial （ transitional cell） papilloma：inverted type]
  3） 鳞状上皮（细胞）乳头瘤（squamous cell papilloma）
  4） 绒毛状腺瘤（villous adenoma）
Ⅱ. 恶性上皮性肿瘤
  1）原位癌（carcinoma in situ，CIS）
  2）尿路上皮（移行细胞）癌 [urothelial（transitional cell）carcinoma，UC]
  3）鳞状上皮（细胞）癌（squamous cell carcinoma，SCC）
  4）腺癌（adenocarcinoma，AC）
    a. 通常型
    b. 特殊型
      ①脐尿管癌（urachal carcinoma）
      ②印戒细胞癌（signet-ring cell carcinoma）
      ③透明细胞癌（clear cell carcinoma）
  5）小细胞癌（small cell carcinoma）
  6）未分化癌（undifferentiated carcinoma）
  7）其他（others）
      绒毛癌，类癌（carcinoid）等。
Ⅲ. 良性非上皮性肿瘤
Ⅳ. 恶性非上皮性肿瘤
Ⅴ. 肿瘤样病变或异常上皮
  1）炎性假瘤（inflammatory pseudotumor）
  2）尿路上皮增生（urothelial hyperplasia）
      ①扁平上皮增生（flat urothelial hyperplasia）
      ②乳头状尿路上皮增生（papillary urothelial hyperplasia）
  3）发育异常（dysplasia）
  4）鳞状上皮（细胞）化生（squamous metaplasia）
  5）肾源性化生（nephrogenic metaplasia）
  6）增殖性膀胱炎（proliferative cystitis）
      ① von Brunn 灶形成（von Brunn’s nests）
      ②腺性膀胱炎（cystitis glandularis）
      ③囊性膀胱炎（cystitis cystica）
  7）乳头状或息肉状膀胱炎（papillary or polypoid cystitis）
  8）软斑病（malacoplakia）

病例1 膀胱癌

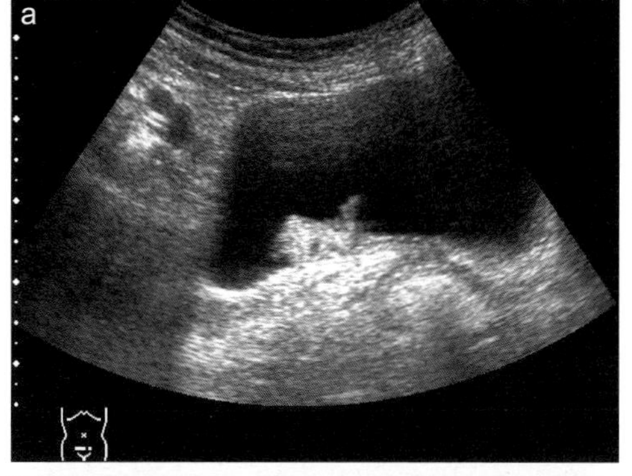

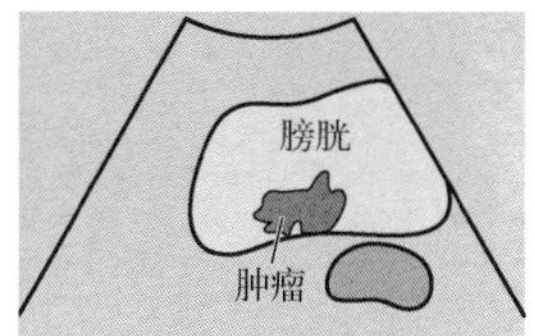

因肉眼血尿行超声检查。于膀胱内右侧输尿管口附近探及形态不规整的实性肿瘤。病理组织学确诊为尿路上皮癌。

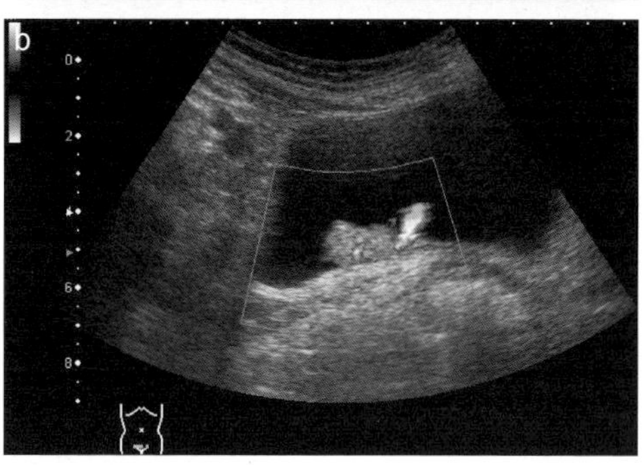

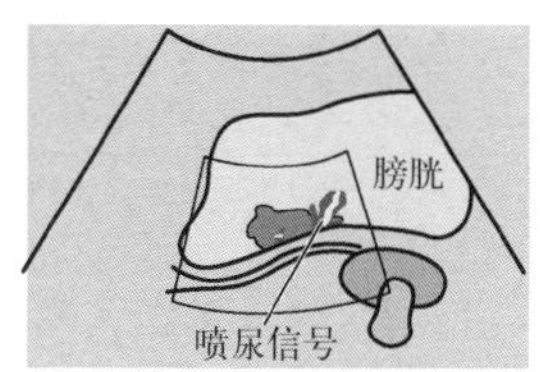

彩色多普勒检查显示肿瘤内探及血流信号，另外，同时显示由右侧输尿管口向膀胱内喷出的尿流信号。

病例2 膀胱癌

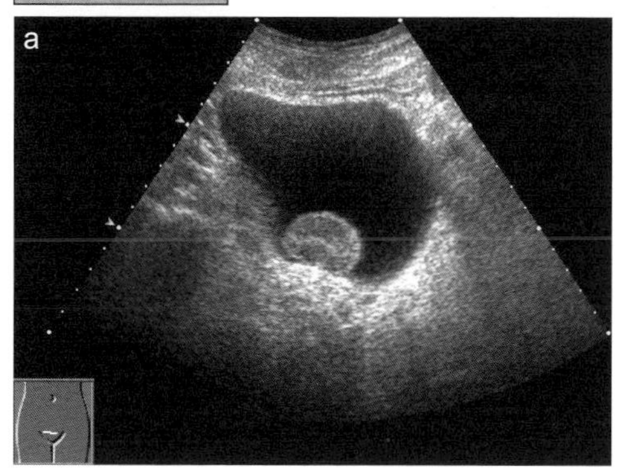

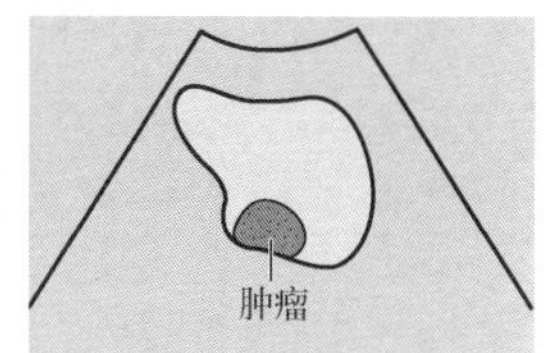

膀胱内右侧输尿管口附近探及边界清晰、边缘光滑、内部回声略不均匀、带蒂的实性肿瘤。病理组织学确诊尿路上皮癌。

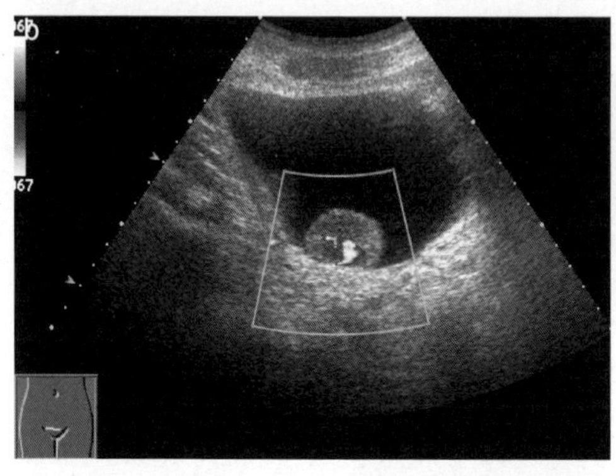

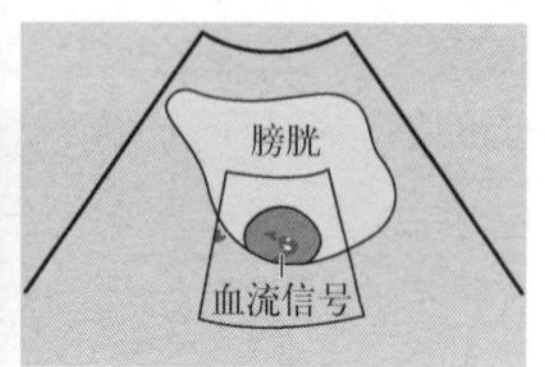

彩色多普勒检查显示肿瘤内探及血流信号，因此比较容易与膀胱内絮状物样偏强回声（debris）鉴别。

病例 3　膀胱癌

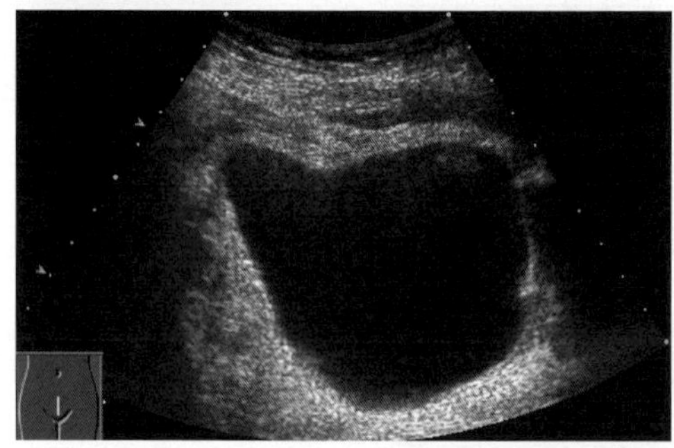

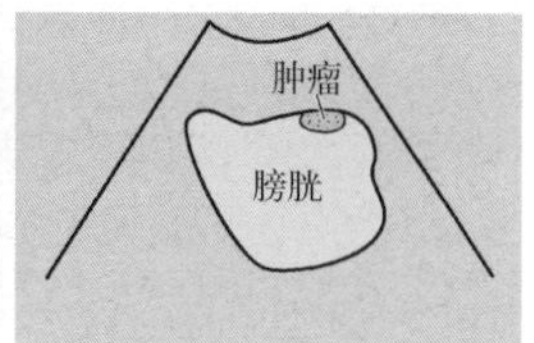

膀胱前壁探及向膀胱腔内突出的隆起性病变。由于产生多重反射伪像部位多发，比较容易出现过分降低 STC 而产生误诊的危险，因此需要注意。病理组织学诊断：尿路上皮癌。

病例 4　膀胱癌

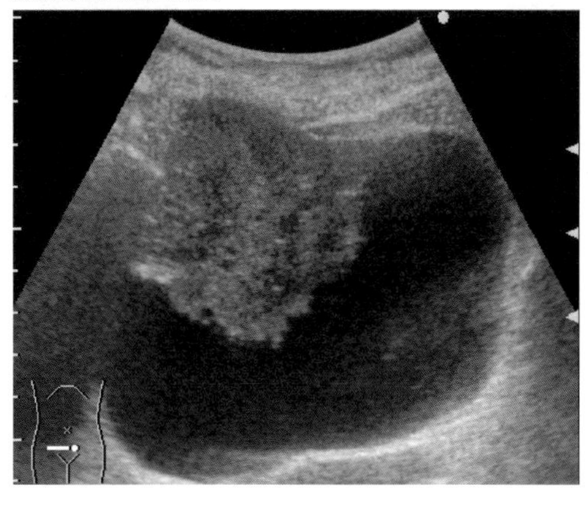

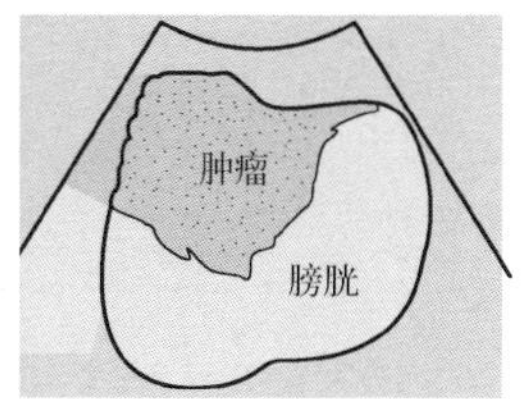

膀胱前壁侧探及向膀胱腔内突出的形态不规则的实性肿瘤。肿瘤边界清晰，边缘欠光滑，内部回声不均匀，向膀胱壁外浸润。施行了膀胱全切术。病理组织学诊断为腺癌。

病例 5　膀胱癌

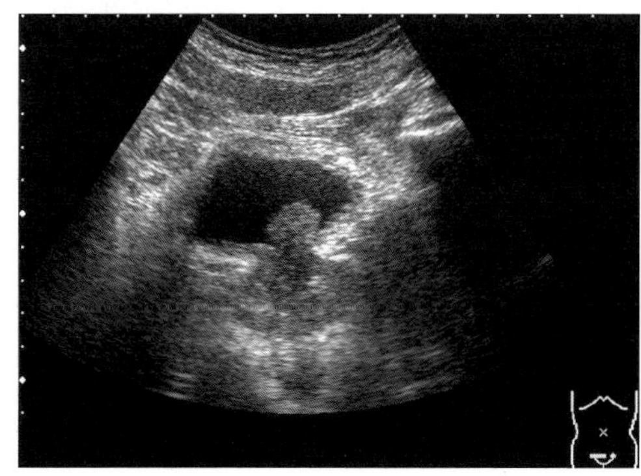

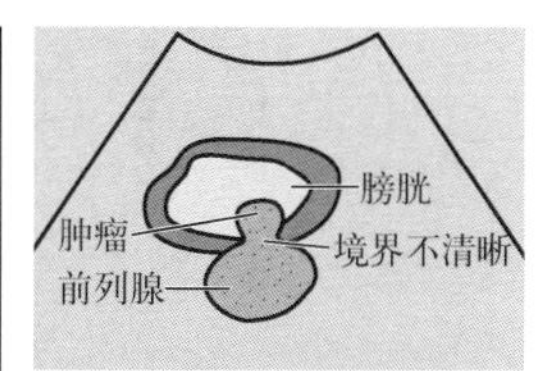

膀胱的尿道开口部附近探及带蒂的实性肿瘤，与膀胱背侧的前列腺境界不清晰。需要与来源于前列腺的肿瘤相鉴别。病理组织学诊断为尿路上皮癌。

第 5 章　前列腺

一、解　　剖

前列腺和精囊的一般性检查手段包括经直肠超声检查或 MRI，但是体检、需要同时检查膀胱并评价与周围组织的关系时，应进行非侵袭性的经腹超声检查。

McNeal 的前列腺带区解剖

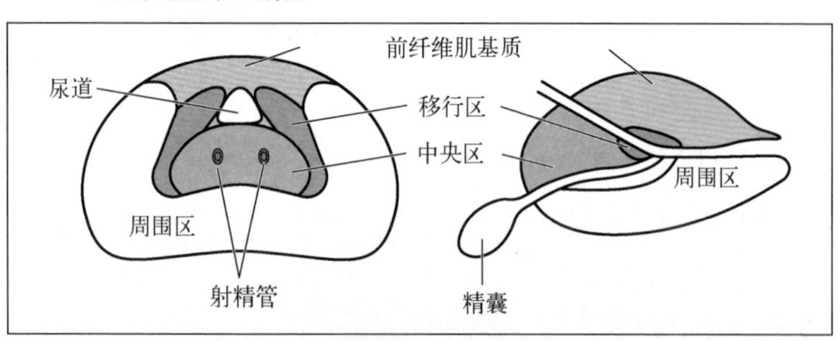

（源自 Detection of clinically significant prostate cancer by transrectal ultrasound-guided systematic biopsies，部分更改）

1. 前列腺，上起膀胱颈部，下至尿生殖隔膜上方，包绕后尿道。

2. 前列腺下面与直肠相邻，但是前列腺与直肠间存在的会阴筋膜（Denonvillier 筋膜）可防止前列腺炎症波及直肠。

3. 支配前列腺的动脉是来自髂内动脉分支的前列腺动脉。静脉中还有类似于前列腺静脉丛(Santorini plexus)的由动脉构成的血管丛，分布于浅层。

4. 正常前列腺是上下径短呈半月形、左右对称、表面光滑、核桃大小、质量 12 ～ 20g 的实质脏器。

5. 前列腺属于外分泌腺，分为外腺和内腺，内腺随着年龄增长而增大。

6. 前列腺根据 McNeal 提倡的带区解剖（zonal anatomy）划分为不同区域。

（1）中央区（central zone，CZ）：射精管的周围。

（2）周围区（peripheral zone，PZ）：中央区（CZ）的周围。

（3）移行区（transition zone，TZ）：精丘（精阜）前部的尿道周围。

此外，前列腺表面的前部为非腺体组织的前纤维肌基质（anterior fibromuscular stroma，AFMS）。另外，尿道周围称为尿道周围区（periurethral zone），与移行区共同均为前列腺增生好发部位。

二、超声检查与表示法

经腹超声检查，患者需要充盈膀胱，取仰卧位。从横断扫查开始，然后纵向扫查，最后确认左右精囊。

经直肠超声检查，超声耦合剂充分涂抹于探头前端，慢慢送入肛门直至显示膀胱的位置。然后边慢慢向外牵拉边行横断面扫查，观察精囊及前列腺底部至尖部，接着在矢状断面上进一步观察。

（一）横断面扫查

把探头横向放置于下腹部并向下轻压，经膀胱观察前列腺，此时画面左侧为前列腺的右侧，画面右侧为前列腺的左侧。一定要在左右精囊横断面位置至前列腺难以显示之间仔细扇扫，认真观察整个前列腺。

前列腺横断面扫查

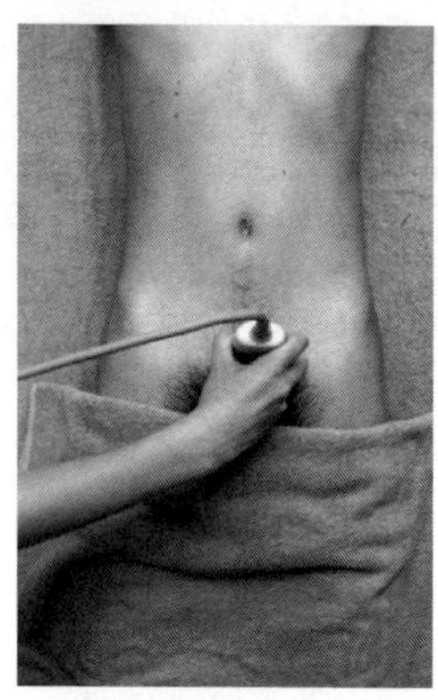

下腹部横断面扫查，同时把探头略用力向下侧倾斜扫查，即可显示前列腺横断面声像图。需要注意的是膀胱充盈过度，反而更难显示前列腺。

前列腺横断面声像图

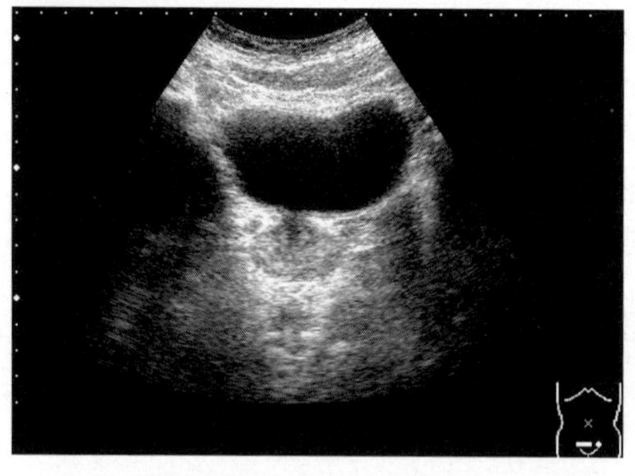

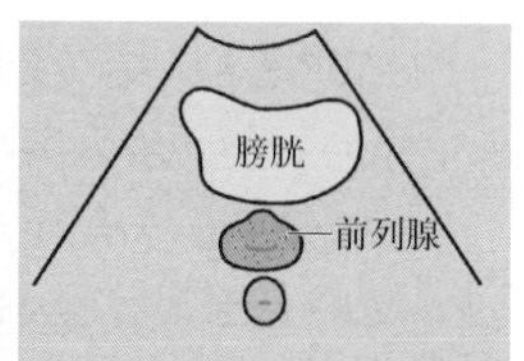

下腹部横断面扫查，于膀胱背侧可显示前列腺横断面。

（二）纵断面扫查

置于下腹部的探头向顺时针方向转 90°，可显示前列腺的纵断面声像图。

前列腺纵断面扫查

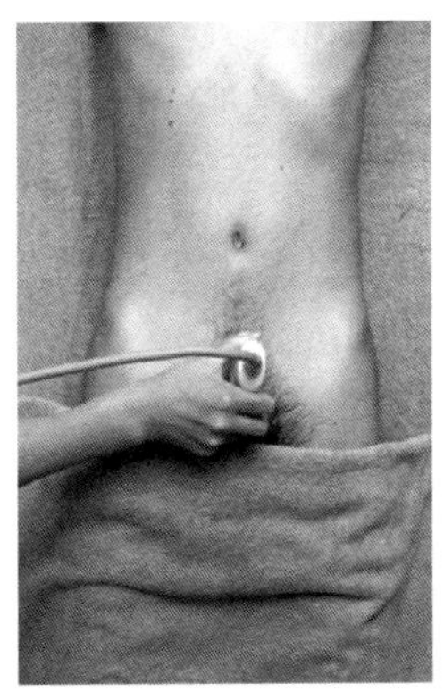

下腹部纵断面扫查，可显示前列腺纵断面像，同时略用力向下压探头头侧扫查，更容易清晰显示前列腺。

前列腺纵断面声像图

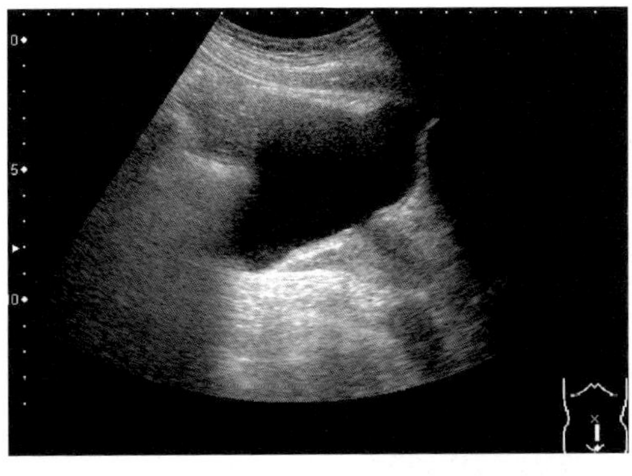

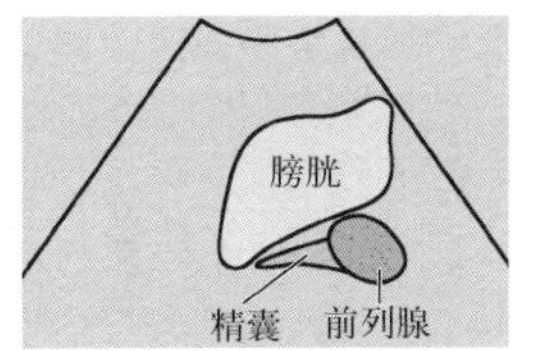

纵断面扫查下腹部正中部，于膀胱背侧可显示前列腺纵断面像及精囊的一部分。

（三）确认精囊

纵断面扫查的探头逆时针方向转动至 10 点钟位置时即可显示右侧精囊的纵断面声像图。然后将探头顺时针方向转动至 2 点钟位置，即可显示左侧精囊纵断面声像图。

右侧精囊扫查

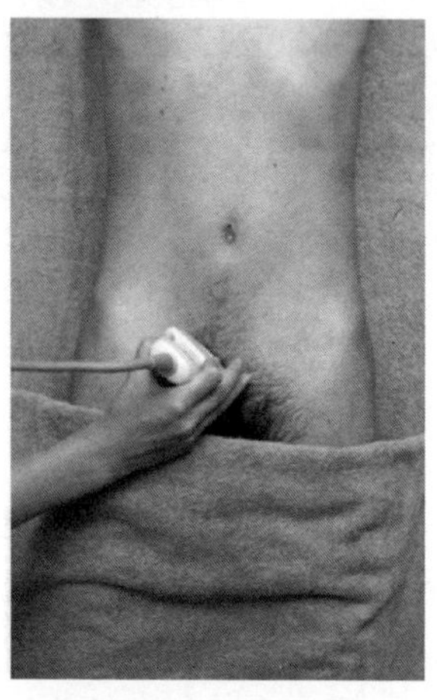

纵断面扫查下腹部正中部，然后逆时针方向转动探头，可显示右侧精囊纵断面像。

右侧精囊纵断面声像图

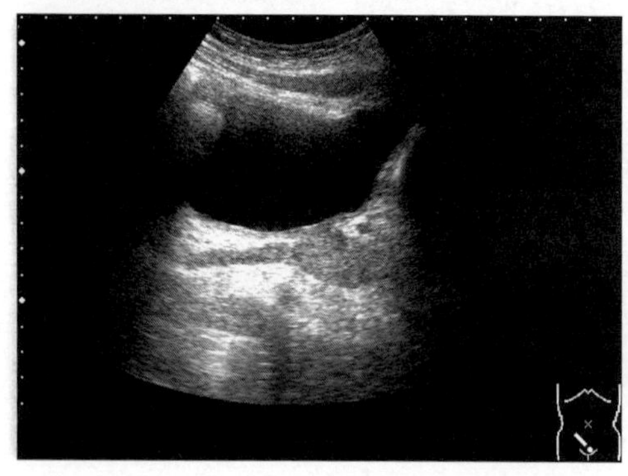

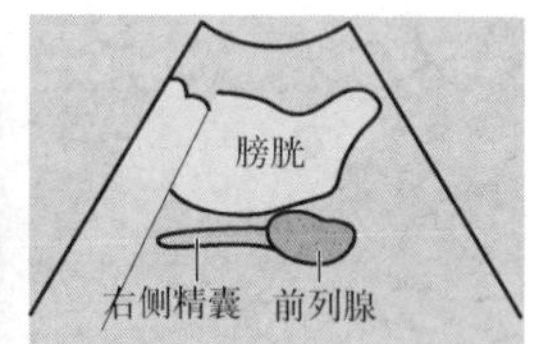

于膀胱背侧可显示前列腺及与其连续的右侧精囊纵断面像。

左侧精囊扫查

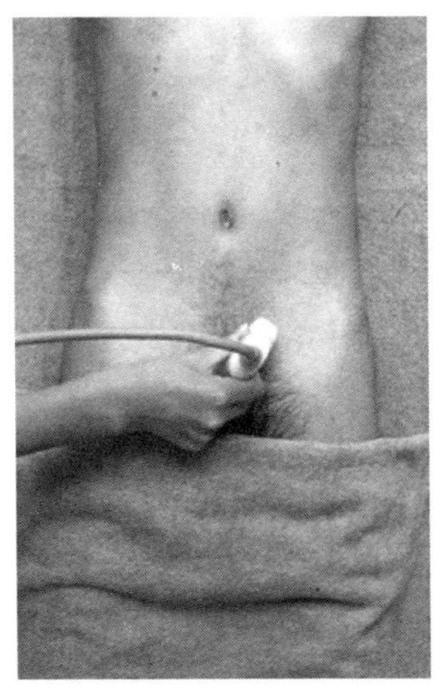

纵断面扫查下腹部正中部，然后顺时针方向转动探头，可显示左侧精囊纵断面像。

左侧精囊纵断面声像图

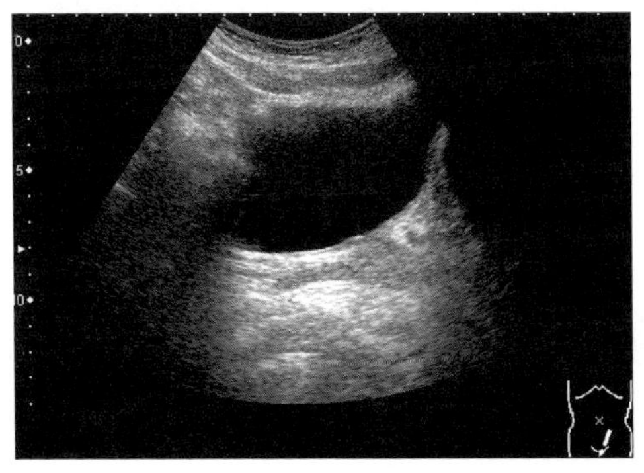

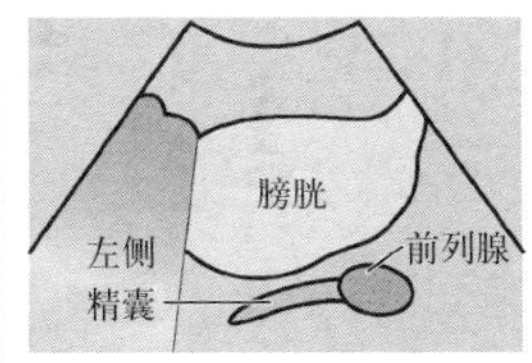

于膀胱背侧显示前列腺及与其连续的左侧精囊纵断面像。

精囊横断面扫查

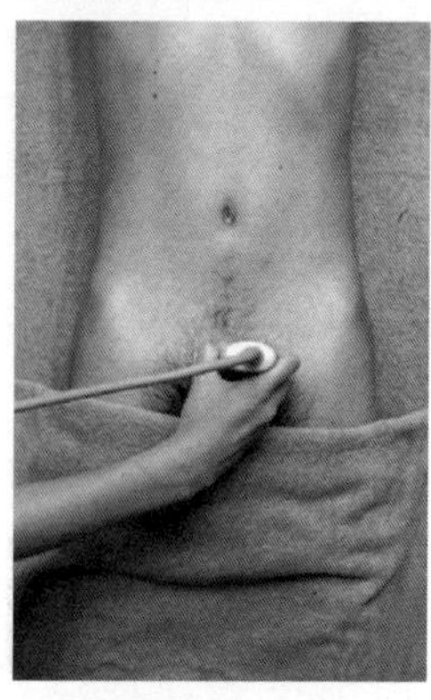

横断面扫查下腹部正中部，从前列腺横断面扫查区向头侧斜切，显示精囊横断面像。

精囊横断面声像

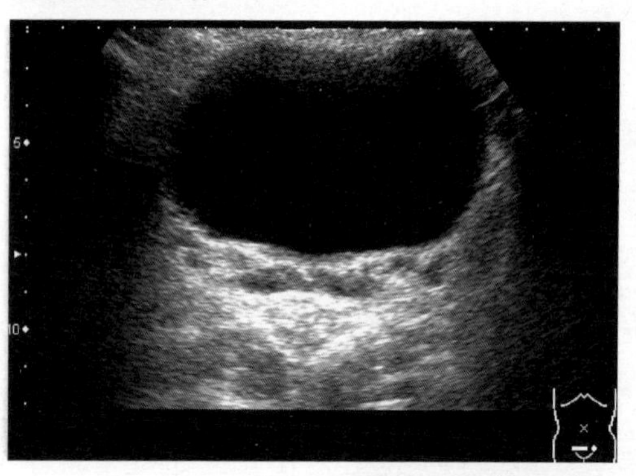

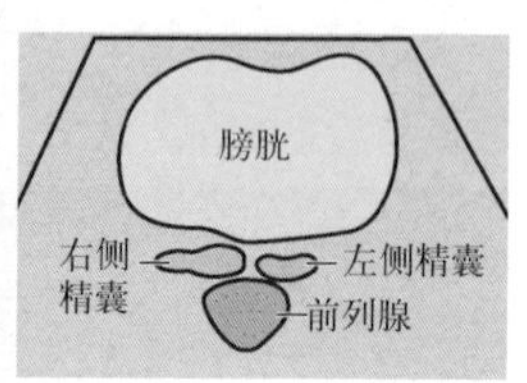

横断面扫查下腹部正中部，于膀胱背侧可显示左右精囊横断面像。

三、检查要点

（一）形状

确认前列腺左右对称性，确认其形态呈正常的半月形还是肥大的圆形或前后径较长的吊钟状形。

（二）边缘

确认边缘凹凸不平、中叶肥大等突出像及被膜回声的断裂等。

（三）内部回声

确认有无结石或肿瘤回声、局部性低回声区等。

（四）大小

前列腺的大小：随着年龄的增长轻度增大，横径 40mm，纵径 30mm。纵断面扫查，其上下径小于 30mm。前列腺质量：前列腺比重为 1，设定体积（V）、横径（a）、纵径（b）、上下径（c）。可用如下公式估计前列腺的质量，即 $V=\pi/6\times abc$，也以此作为前列腺肥大的指标。正常的质量为 12 ～ 20g。

（五）精囊内有无异常回声

确认有无精囊肿大、结石或囊肿等。

前列腺测量

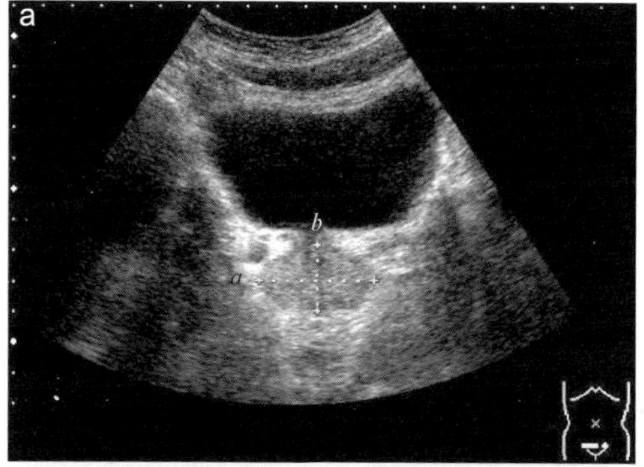

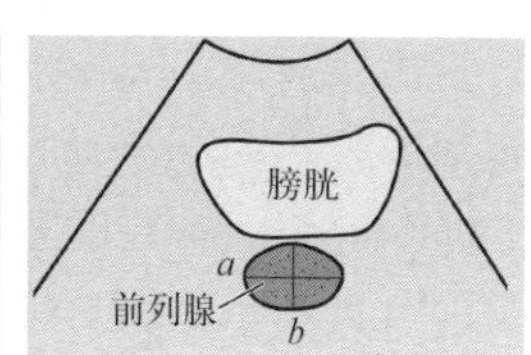

前列腺横断面上测量横径（a）及与其垂直的纵径（b）。

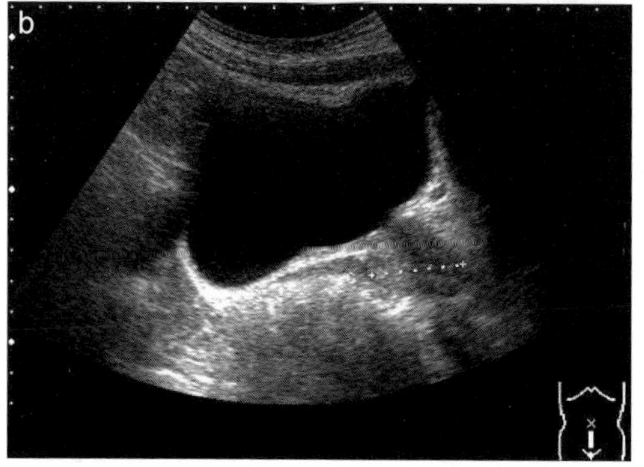

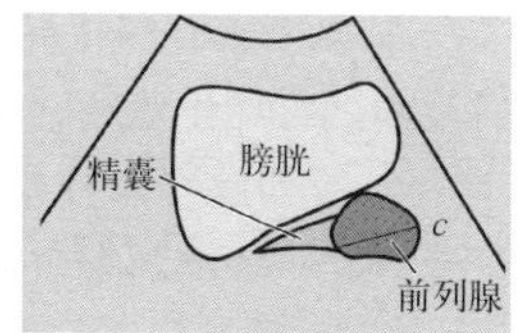

前列腺纵断面上测量上下径（c）。

四、疾病各论

（一）良性前列腺增生

benign prostatic hyperplasia，BPH

【超声声像图特点】

1. 前列腺肥大（20g 以上为分界线，50g 以上为重度肥大）。

2. 左右对称性肥大（中叶肥大时，向膀胱颈部突出）。

3. 前列腺的边缘光滑。

【临床】

1. 前列腺增生（肥大）症是良性结节性增生。病理组织学上以腺性成分为主，胶原纤维或平滑肌等间质成分混合在一起。根据腺性成分与间质成分所占的比率分为腺性增生和间质性增生。

2. 前列腺肥大发生于内腺的移行区（transition zone，TZ）和尿道周围区（periurethral zone）。左右对称性增大为侧叶肥大，周围区（peripheral zone，PZ）受压。发生于周围区，引起中叶肥大。因此前列腺肥大可分为侧叶肥大，中叶肥大，侧叶中叶均肥大等。

3. 前列腺增生的症状大致分为闭塞症状和刺激症状。闭塞症状是增生引起的机械性闭塞和平滑肌过度收缩引起的功能性闭塞所致，有排尿开始的延迟，排尿时间的延长，尿线变细、中断，尿闭，外溢性尿失禁，终末尿滴流等。刺激症状是不稳定膀胱引起，有尿意迫切感、残尿感、夜间频尿、迫切性尿失禁等。

4. 血清前列腺特异性抗原（PSA）可作为前列腺癌的检测项目，但是前列腺增生症时，其值也可能增高。

5. 前列腺增生症病期可分为，第 1 期（刺激期）、第 2 期（残尿发生期）、第 3 期（完全尿闭期或失代偿期）。

【注意点】

1. 前列腺增生症根据其增生的部位不同，其形状也不相同，因此也可有左右非对称性增生。

2. 前列腺增生症引起膀胱流出道的闭塞时，膀胱内压力上升，输尿管内压力也上升，导致肾盂扩张。

病例 1　前列腺增生症

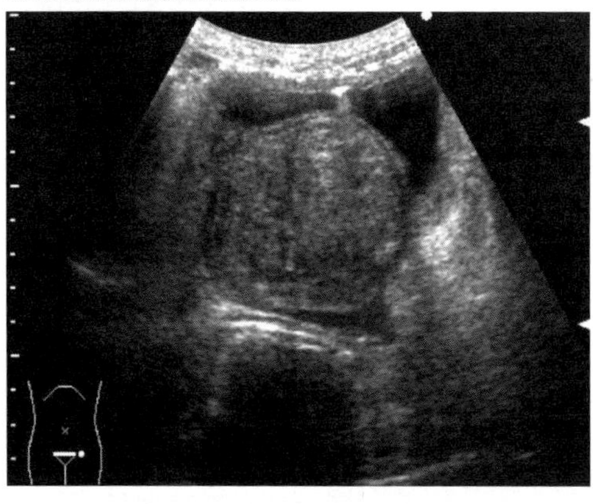

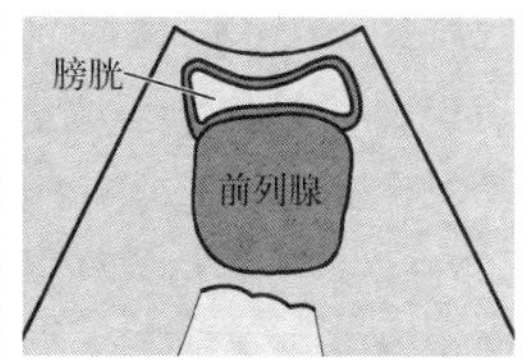

前列腺大小为 68mm × 58mm × 52mm，明显增大。形态呈球状饱满样，但是左右对称。PSA 44.3ng/ml，为高值。

病例 2　前列腺中叶增生症

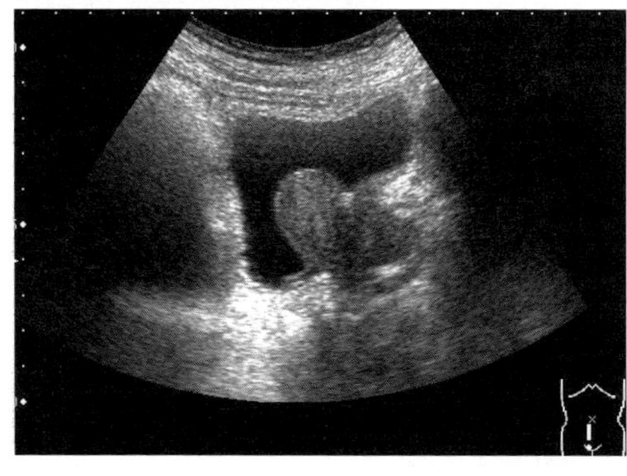

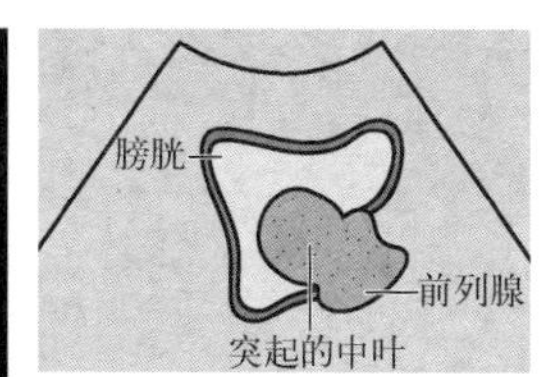

前列腺纵断面声像图。膀胱内探及向膀胱腔明显内突出的前列腺中叶。

（二）前列腺结石

prostatic calculus

【超声声像图特点】

1. 前列腺内的强回声（strong echo），可伴有或可不伴有声影。

2. 多发于前列腺的内腺和边缘部（TZ 至 PZ 间）。

【临床】

1. 前列腺实质内结石包括原发性和继发性。原发性结石起因于在腺腔或排出管内形成淀粉样小体以及炎症等引起的枸橼酸减少而导致磷酸钙沉积。继发性结石起因于前列腺增生或尿道狭窄等引起尿液逆流于或停滞于前列腺管内所致。

2. 原发性结石比较小，而继发性结石比较大。

3. 结石多因前列腺炎或前列腺增生等症状而被发现，也可引起血精液症或射精痛，但是临床上如果无症状多不需要治疗。

【注意点】

如果前列腺内探及散在性分布的小结石，应怀疑前列腺癌，需要进一步检查。

病例 1　前列腺结石

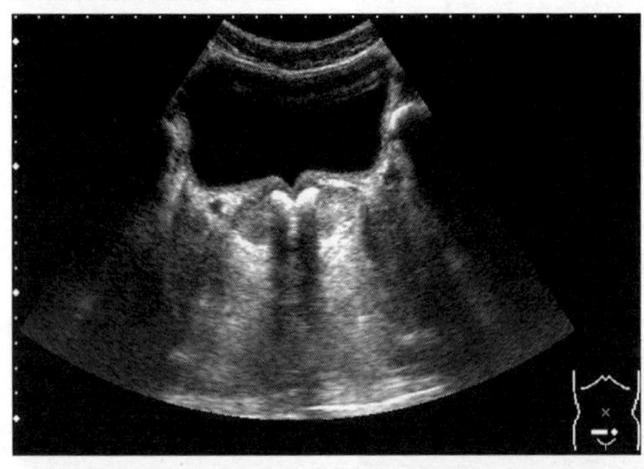

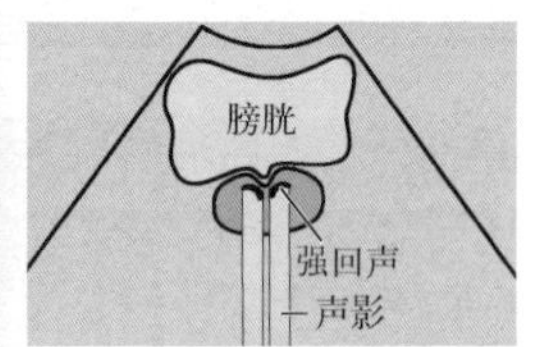

因血尿行超声检查。前列腺未增大，内外腺之间探及 2 个伴有声影的强回声。日后，并发有急性前列腺炎。

病例 2　前列腺结石

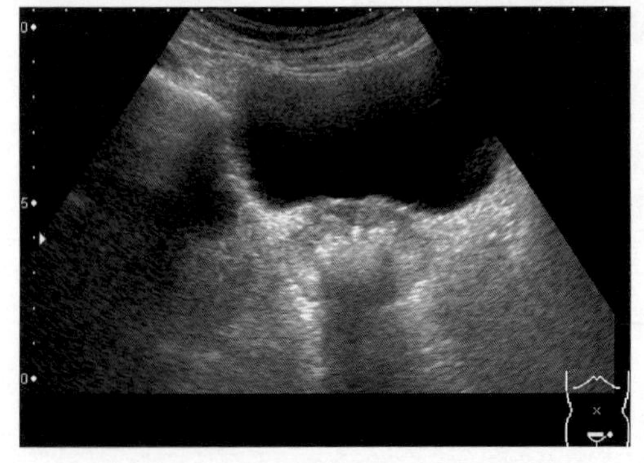

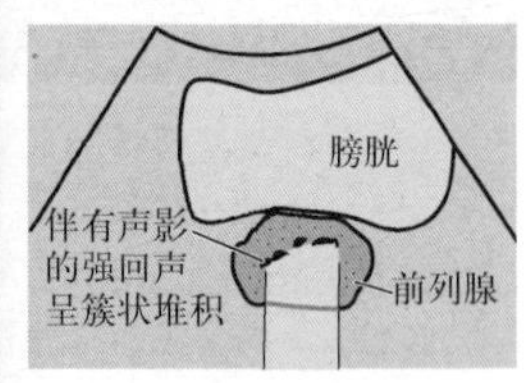

前列腺未见明显增大，内部探及伴有声影的强回声呈簇状堆积。

（三）前列腺炎

prostatitis

【超声声像图特点】

1. 急性前列腺炎

（1）前列腺呈左右非对称性增生。

（2）内部回声不均匀，出现低回声区。

2. 慢性前列腺炎

（1）前列腺的萎缩，被膜回声不规则。

（2）内部回声不均匀。

【临床】

1. 前列腺炎分类，根据美国国立卫生研究院（National Institutes of Health，NIH）提倡的病型分类，大致分为细菌性和非细菌性，其中细菌性所占的比例为 5% ～ 10%（表 5-1）。

2. 非细菌性的Ⅲ型（category Ⅲ）包括慢性前列腺炎，慢性盆腔疼痛综合征（chronic pelvic pain syndrome，CPPS）。这也包含传统的慢性非细菌性前列腺炎、前列腺疼痛症和与前列腺关系不大的盆腔区疼痛为主诉的疾病。前列腺以外的病因有间质性膀胱炎等。

3. 急性细菌性前列腺炎主要症状有高热、倦怠感、排尿痛、前列腺肿胀性疼痛及压痛。通常，炎症可以累及膀胱，有脓尿或细菌尿。重度炎症时前列腺内形成脓肿。

4. 慢性细菌性前列腺炎主要症状有会阴部、腹股沟区、排尿时的不适感或尿频等，但是大多数前列腺本身无明显异常。另外，除了急性发作外，既无细菌尿或脓尿，也不一定出现炎症反应样症状。

【注意点】

急性细菌性前列腺炎，在超声声像图上难以与浸润癌鉴别。

表 5-1 前列腺 NIH（National Institutes of Health）分类

Category Ⅰ	急性细菌性前列腺炎 检出细菌的急性前列腺炎
Category Ⅱ	慢性细菌性前列腺炎 检出细菌的慢性前列腺炎
Category Ⅲ	慢性非细菌性前列腺炎 / 慢性盆腔疼痛综合征（CPPS） 精液，EPS，VB 3 内无细菌 Ⅲ A 炎症性 CPPS 精液，EPS，VB 3 内含白细胞 Ⅲ B 非炎症性 CPPS 精液，EPS，VB 3 内无白细胞
Category Ⅳ	前列腺的组织学检查或精液，EPS 内含白细胞

National Institutes of Health：美国国立卫生研究院

EPS：前列腺按摩液

VB3：前列腺按摩后尿液

病例 1 急性前列腺炎

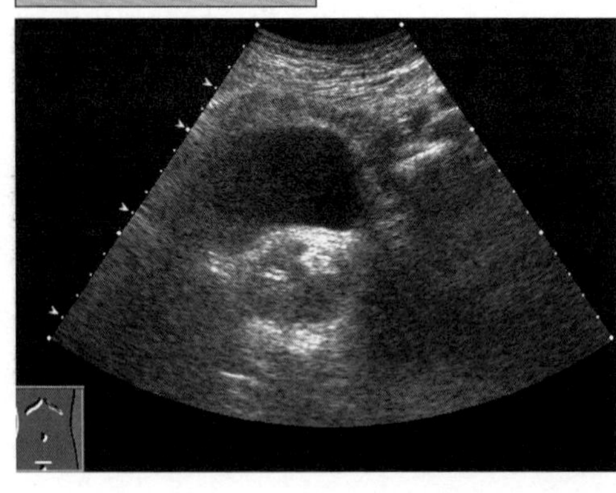

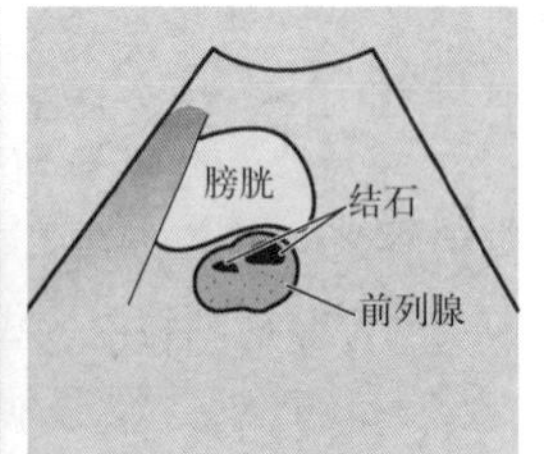

因发热、排尿痛行超声检查。未见前列腺明显增大，但是形态略呈球状，其内见不伴声影的点状强回声。血液检查白细胞数 8600/μl，CRP 8.04mg/dl，炎症反应增强，诊断为急性前列腺炎，曾急诊入院。

病例 2 急性前列腺炎

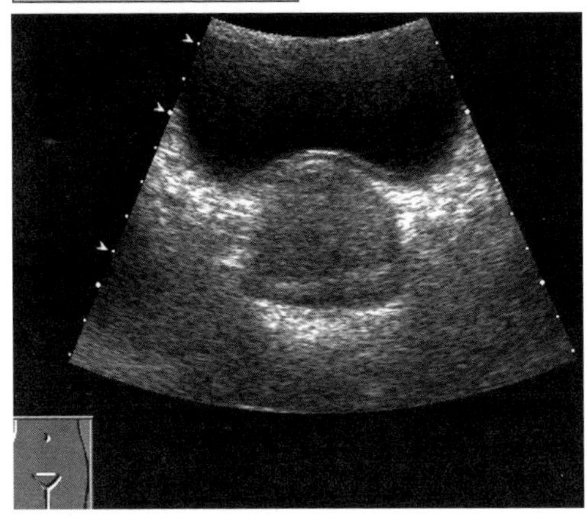

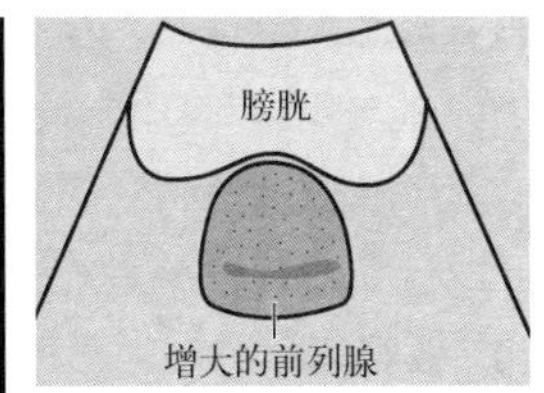

因血尿行超声检查。前列腺增大，形态略呈球状饱满，左右对称，内部回声不均匀。

病例 3 慢性前列腺炎

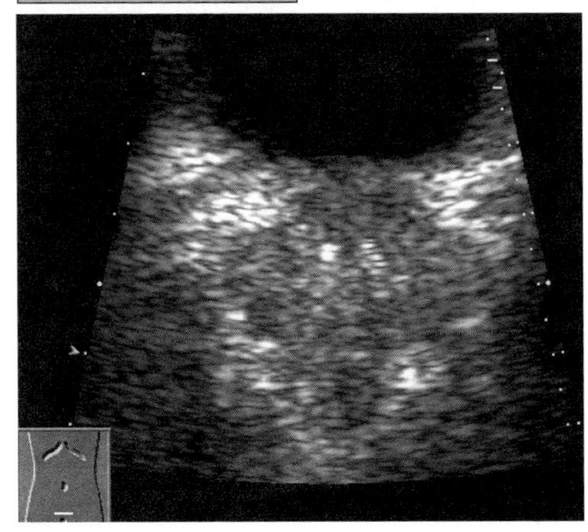

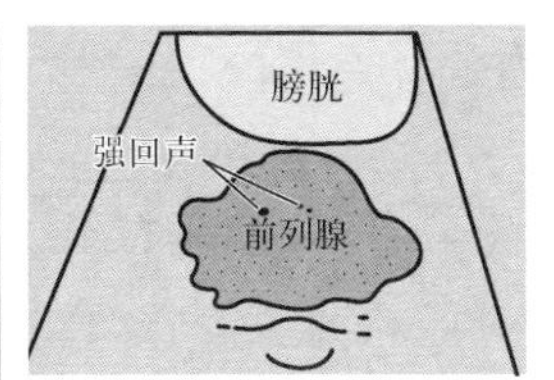

慢性前列腺炎病例。无明显前列腺增大，但边缘不规整，内部见数个点状强回声。

（四）前列腺癌

prostatic carcinoma

【超声声像图特点】

1. 前列腺呈左右非对称性增大。

2. 内部回声不均匀的低回声区（注意观察周围区域的限局性低回声区）。

3. 低回声区血流信号明显增加。

4. 接近低回声区的被膜回声不规则（怀疑有被膜的断裂）。

5. 结石回声呈弥漫性分布。

【临床】

1. 前列腺癌的发病率随年龄增长而增加，大多数发病于60岁以后。

2. 好发部位：前列腺增生好发于尿道周围（移行区），而前列腺癌发生于周围区的超过70%，移行区为20%，中央区为10%。

3. 组织学上大多数为腺癌，罕见鳞状上皮癌和移行上皮癌。另外，几乎均为腺癌，按分化程度可分为3型，即高分化型腺癌、中分化型腺癌和低分化型腺癌。最近，常用格利森评分（Gleason score）作为组织学分类方法。

4. 局部浸润多贯穿前列腺被膜侵及精囊。大多数为骨转移，另外，也可转移至肺、肝。

5. 血清PSA是前列腺癌检测指标。测定方法虽各不相同，但是一般情况下4ng/ml以下为正常，10ng/ml以上即怀疑前列腺癌，4.1 ~ 10ng/ml其值属于轻度上升，可视为“观察阶段”。另外，还应根据年龄确认PSA的基准值，40 ~ 50岁约2.5ng/ml，50 ~ 65岁约3.0ng/ml等，以减少前列腺癌的漏诊。

6. 为了确保血清PSA在“观察阶段”对前列腺癌诊断的能效，还可采取计算血清PSA与前列腺体积之比的方法。血清PSA/前列腺体积比值较小，多见于前列腺增生症，但目前尚未得出严格的基准值。

【注意点】

1. 经腹超声检查，对前列腺内部构造（低回声区的有无）的评价有其局限性，经直肠超声检查优于经腹超声检查。

2. 测定血清PSA值，对诊断前列腺癌的灵敏度与经直肠超声检查相比，前者高于后者。

3. 血清PSA值低于4ng/ml时，也有前列腺癌的可能性，血清PSA值高于4ng/ml也有前列腺良性增生症可能性。

前列腺癌的组织学分类见表 5-2。

表 5-2　前列腺癌的组织学分类（源自前列腺癌管理规则）

临界病变及恶性肿物

Ⅰ. 腺癌 adenocarcinoma

①高分化腺癌［well differentiated adenocarcinoma（wel）］

②中分化腺癌［moderately differentiated adenocarcinoma（mod）］

③低分化腺癌［poorly differentiated adenocarcinoma（por）］

④分化度分类不能归类的腺癌［adenocarcinoma unclassified（unc）］

Ⅱ. 罕见的腺癌（adenocarcinoma，rare type）

①子宫内膜样腺癌（endometrioid adenocarcinoma）

②黏液癌（mucinous carcinoma）

③印戒细胞癌（signet-ring cell carcinoma）

Ⅲ. 移行上皮癌（transitional cell carcinoma）[尿路上皮癌（urothelial carcinoma）]

Ⅳ. 鳞状上皮癌（squamous cell carcinoma）

Ⅴ. 基底细胞癌（basal cell carcinoma）

Ⅵ. 神经内分泌癌（neuroendocrine carcinoma）

Ⅶ. 未分化癌（undifferentiated carcinoma）

Ⅷ. 其他恶性肿物（other malignant tumor）

①肉瘤（sarcoma）

②转移性肿瘤（metastatic tumor）

③难以分类的肿瘤（unclassified tumor）

病例 1　前列腺癌

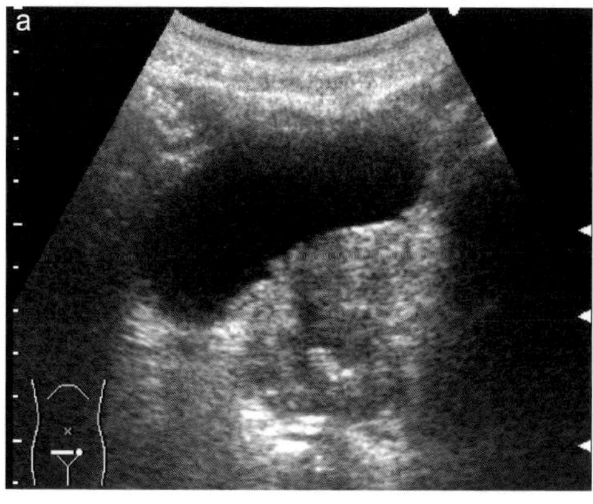

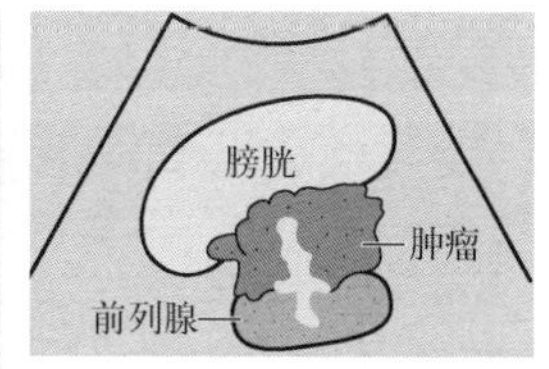

超声检查见前列腺左右不对称性增大，边缘不规整的肿瘤。PSA 353ng/ml，高值。病理组织学诊断为腺癌。

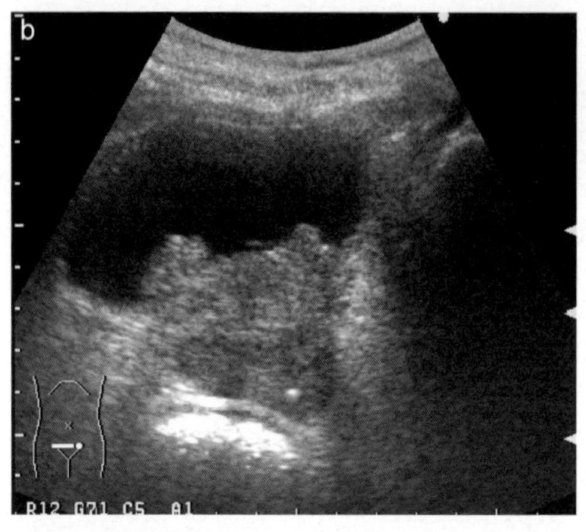

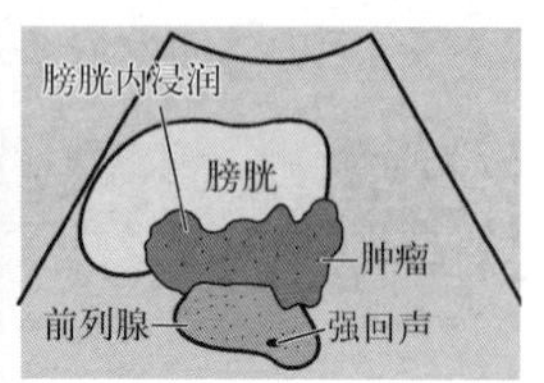

膀胱内探及与前列腺肿瘤相连续的形状不规则的实性肿瘤，为膀胱受到肿瘤浸润。

病例 2　前列腺癌

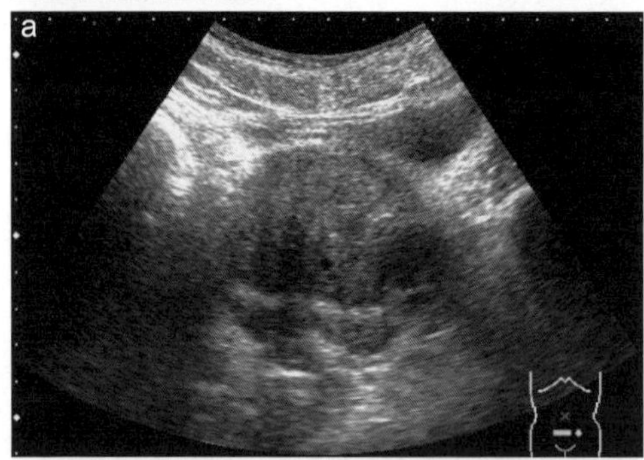

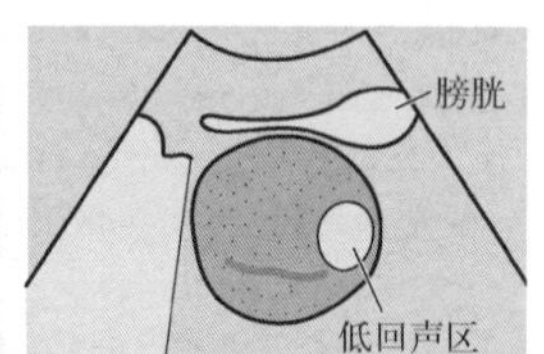

因体检发现PSA 17.4ng/ml高值行超声检查。前列腺增大，左侧壁内探及低回声区。

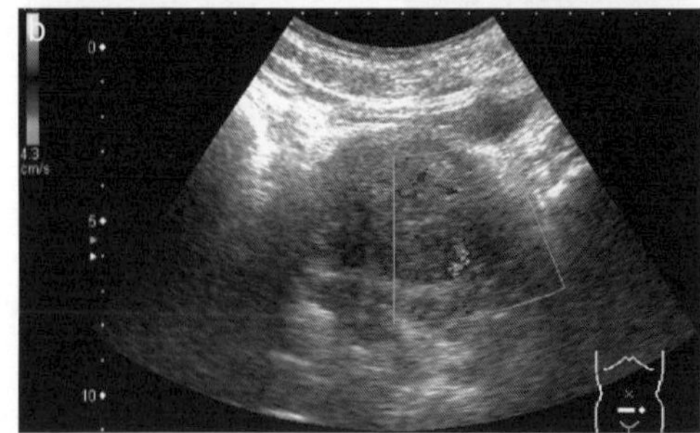

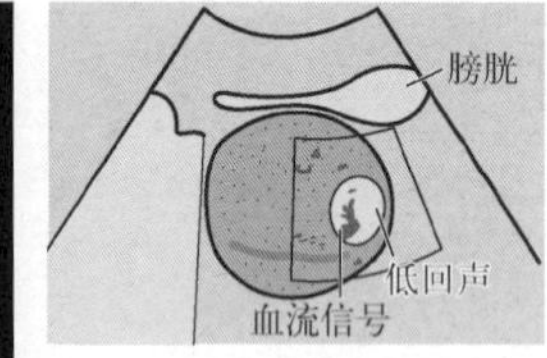

彩色多普勒超声显示流入低回声肿瘤的血流信号。

病例 3　前列腺癌

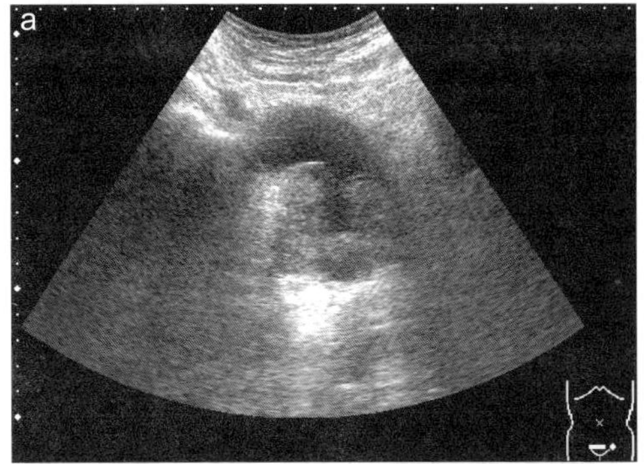

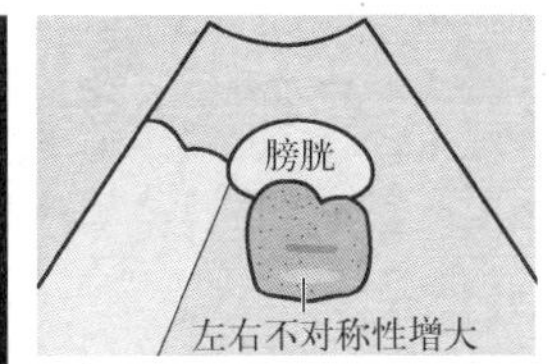

病理组织学诊断为腺癌的病例。前列腺左右不对称性增大，PSA 853ng/ml，高值。探及腹股沟区淋巴结转移和多发骨转移。

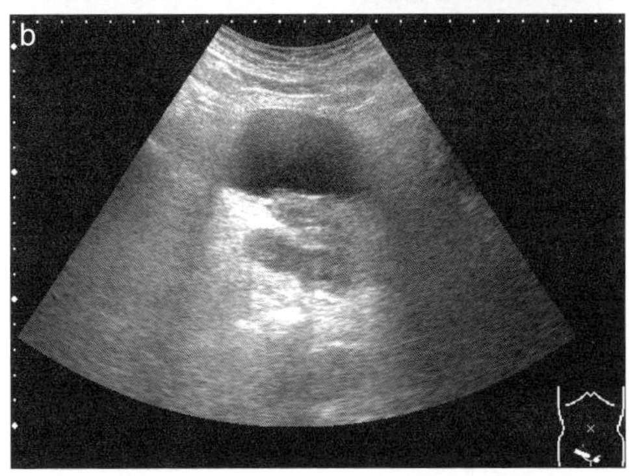

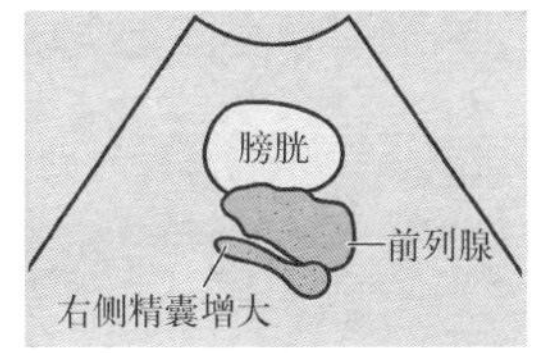

右侧精囊增大，内部回声不均匀，怀疑肿瘤浸润于精囊。

病例 4　前列腺癌

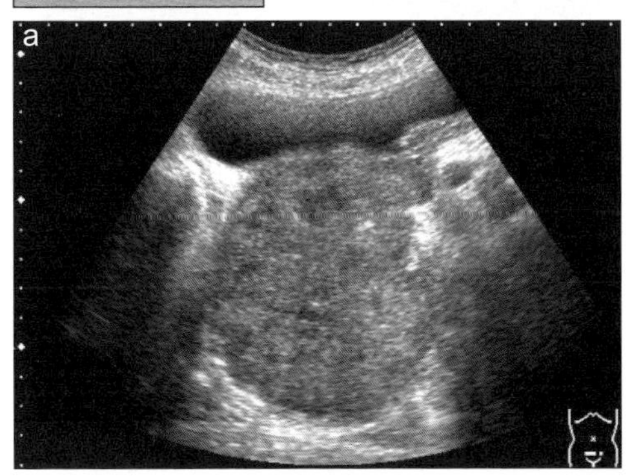

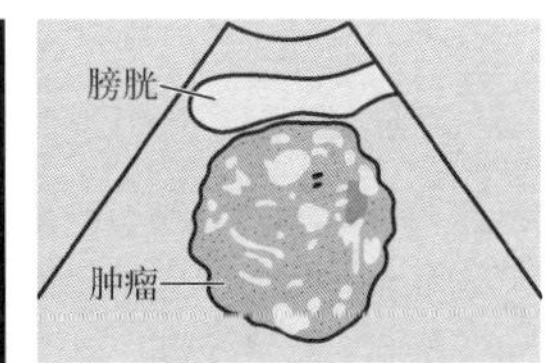

肿瘤占据大半个前列腺，边缘凹凸不平，内部回声不均并探及点状强回声（strong echo）。

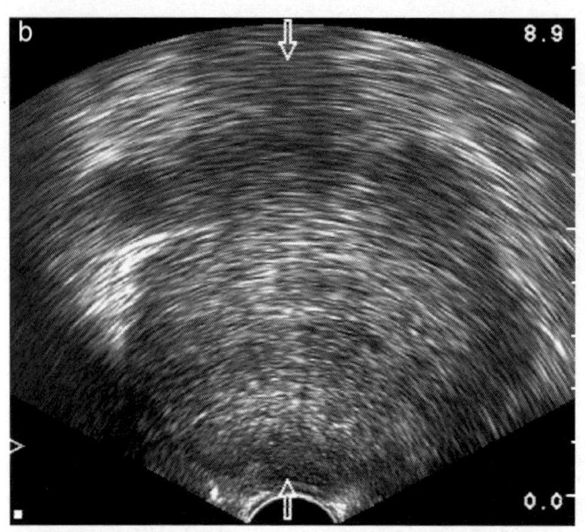

经直肠超声检查。表现为几乎占据整个前列腺的肿瘤，前列腺边缘不规整。病理组织学诊断为神经内分泌癌合并肝转移。

病例 5　前列腺癌

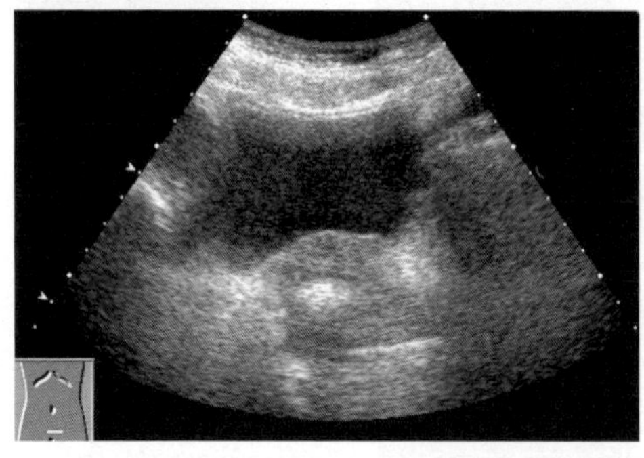

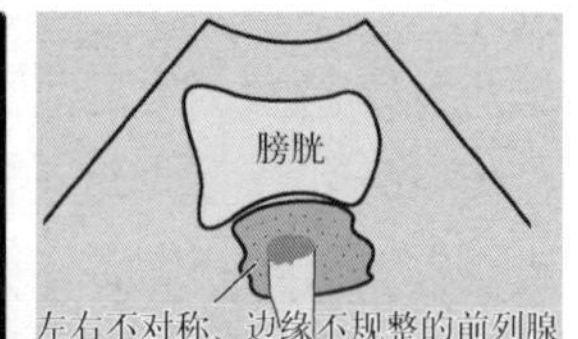

前列腺左右不对称、边缘不规整，其内部可探及伴有声影的强回声团（strong echo）。病理组织学诊断为腺癌。

附：精囊

精囊的解剖

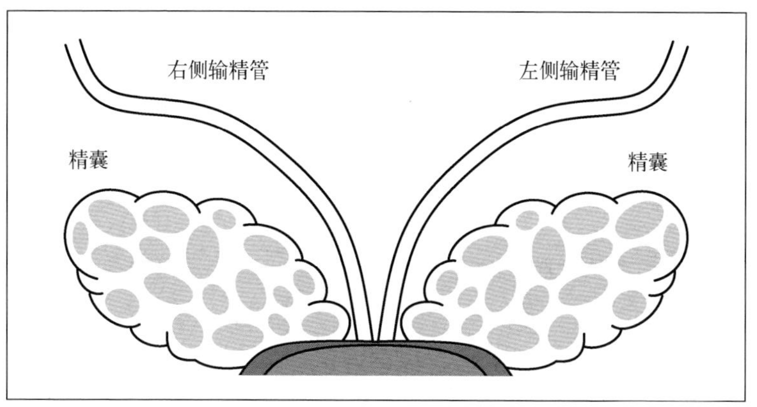

1. 精囊是位于输精管壶腹部的外侧、膀胱底部后面的扁平细长的囊状器官。长径约 5cm，宽约 2cm，随着年龄的增长会减小。

2. 外观呈大小不同膨胀的不规则样，黏膜皱襞多处向腺腔内突，将腺腔分割为许多相通的憩室。

3. 精囊有分泌和吸收功能，分泌对精子活性化运动起重要作用的精浆。

4. 超声检查，在膀胱底部与直肠之间可探及左右对称的纺锤形低回声的精囊，边缘规整，内部回声略不均匀的低回声区。超声检查对诊断前列腺癌浸润深度有意义。

5. 主要疾病

（1）精囊结石：精囊内腔形成的结石，较罕见，其原因尚不明。

（2）精囊囊肿：精囊内形成的囊肿，需要与前列腺正中部背侧的 Müller 管囊肿相鉴别。

（3）精囊肿瘤：原发性精囊肿瘤非常罕见，其症状除了血性精液外，若肿瘤压迫尿路会出现排尿障碍或会阴部疼痛等。

病例 1　精囊结石

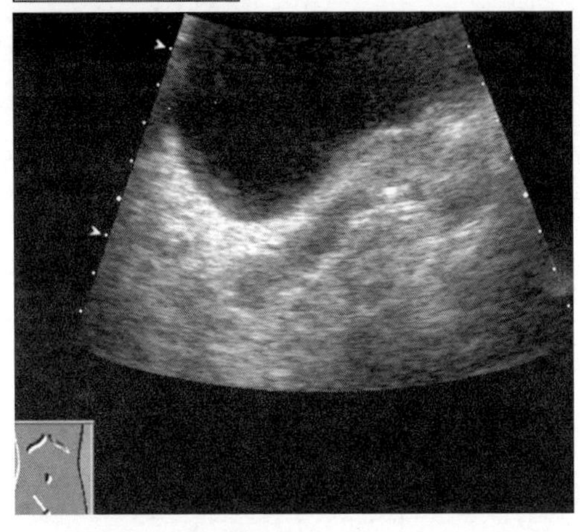

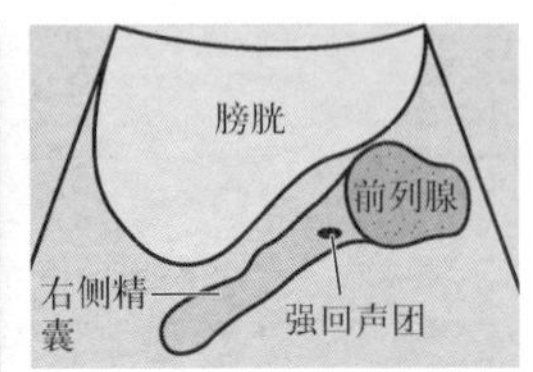

因血精症行超声检查。右侧精囊内探及约 5mm 大小的强回声团（strong echo）。

病例 2　Müller 管囊肿

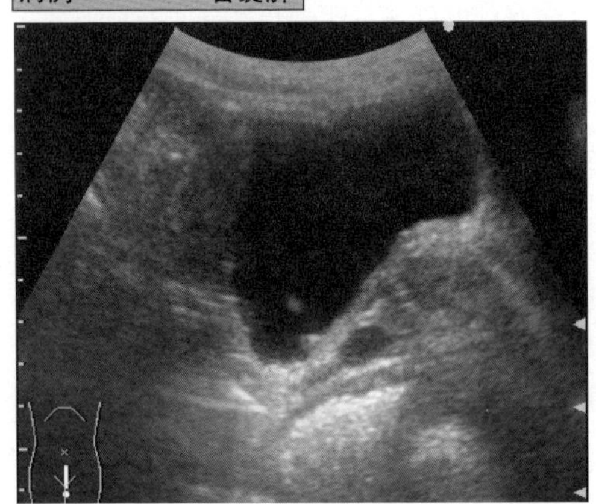

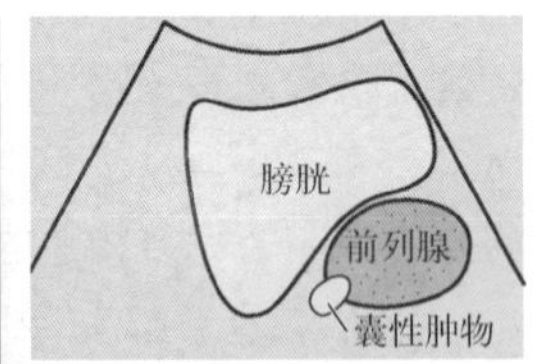

前列腺上方正中与精囊之间探及囊性肿物。

第6章　睾丸、附睾

一、解　　剖

睾丸与附睾的解剖

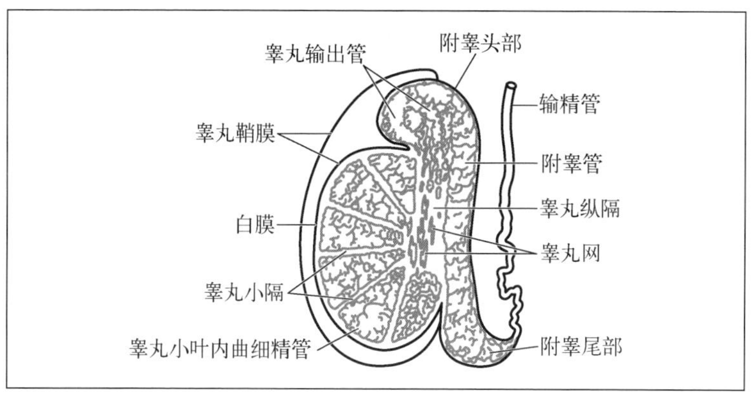

1. 阴囊是被阴囊中隔分为左右两个袋状样的器官，左右各有一睾丸、附睾和输精管。阴囊无皮下脂肪层。因肉膜内含有平滑肌，阴囊随温度变化的舒缩性较大。

2. 睾丸包绕于睾丸鞘膜腔内，在阴囊内具有一定程度的活动性。

3. 睾丸为10 ～ 15g卵形的性腺，其表面有坚韧的被膜（白膜）。由白膜发出的睾丸小隔将睾丸分为100 ～ 300个睾丸小叶。睾丸小叶由曲细精管和间质构成。

4. 附睾可分为三部分，即与睾丸上极的睾丸输出管相连续的头部、沿睾丸侧部的体部和位于睾丸下端部的尾部。

5. 附睾尾部与输精管相连，与输精管一起储藏精子。

6. 输精管与睾丸动静脉、输精管动脉、淋巴管、神经等一起伴行并形成精索，通过腹股沟管进入盆腔内。

7. 睾丸附件是苗勒管上端退化的残留物，附着于睾丸上端。附睾附件是午菲管上端退化的残留物，附着于附睾头部，均约米粒大小的突起，无特别的功能。

二、超声检查与表示法

检查阴囊时，取仰卧位，让被检者用手将阴茎固于腹部，使阴囊处于略上举状态，以方便扫查。另外，为了尽量避免阴毛影响，应多涂抹超声耦合剂。

探查睾丸的体位

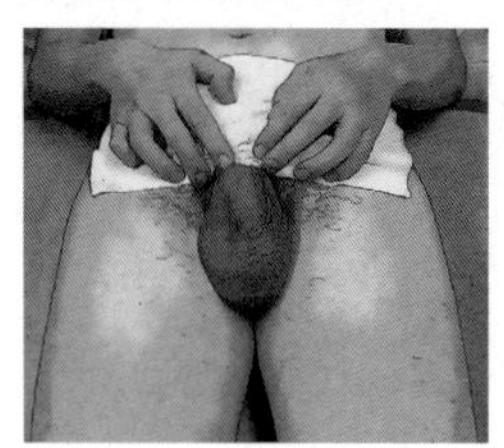

被检者用手把阴茎拉到腹部并固定住，使阴囊处于略上举状态。

（一）纵断面扫查

纵断面扫查可清晰显示睾丸轮廓呈卵圆形，表面光滑。另外，睾丸被膜回声主要是白膜的回声，难以显示。

睾丸纵断面扫查 a 和精索纵断面扫查 b

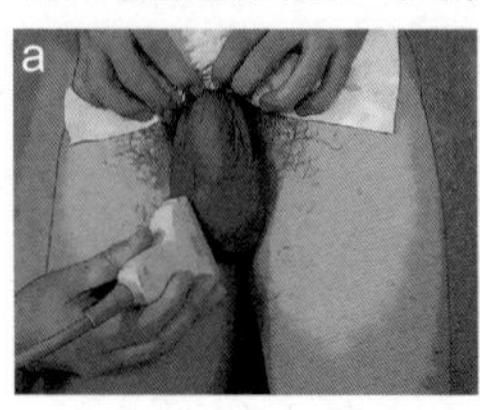

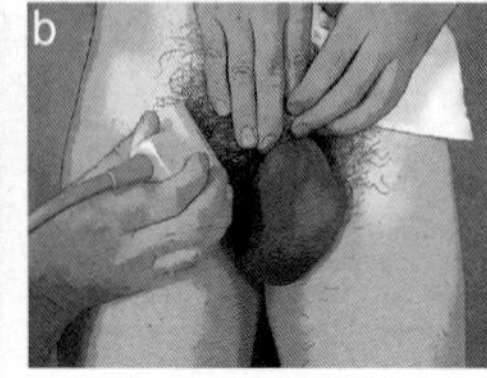

a. 右侧睾丸纵断面扫查，可观察睾丸的全貌。

b. 从右侧睾丸纵断面扫查处向腹股沟区移动探头，可探查到与睾丸相连续的精索。精索鞘膜积液和隐睾时，需要进一步扫查至腹股沟区。

睾丸纵断面声像图

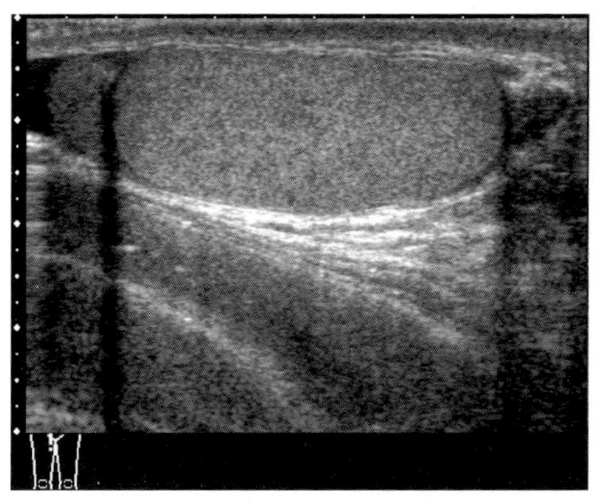

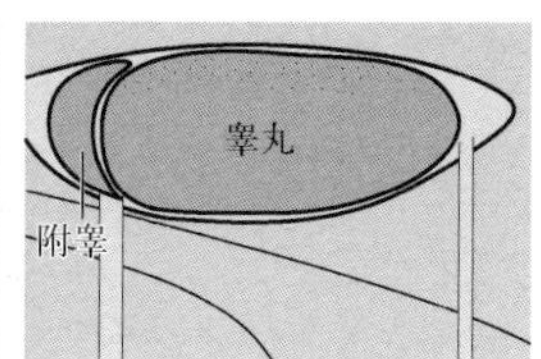

右侧睾丸纵断面声像图。睾丸实质回声均匀，后方回声增强。上极侧显示附睾头部。

（二）横断面扫查

横断面扫查显示位于阴囊中隔双侧的圆形睾丸，睾丸内部呈均质的实性回声。

睾丸横断面扫查

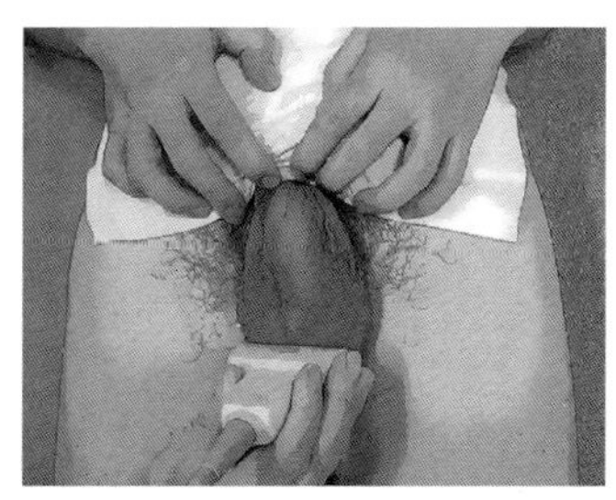

睾丸横断面扫查，可观察到包含附睾在内的睾丸上极至下极。

睾丸横断面声像图

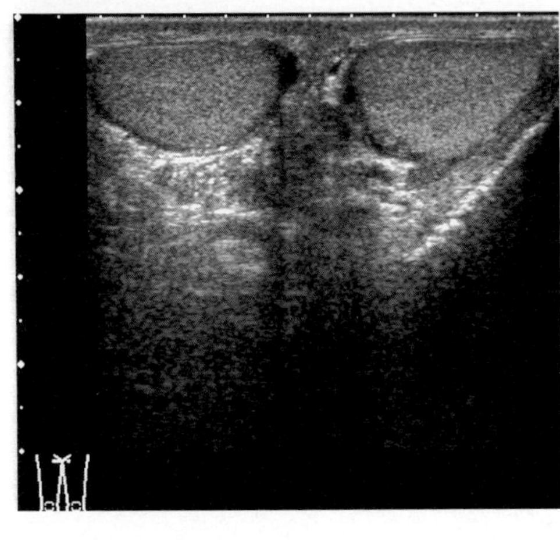

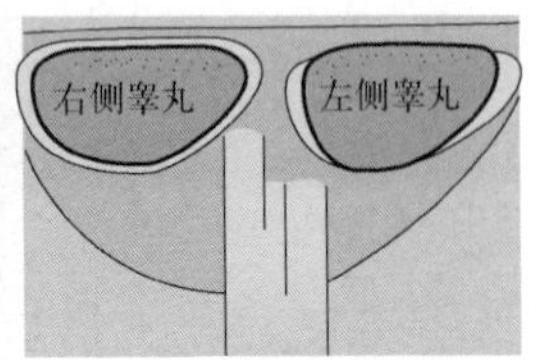

睾丸横断面扫查，显示双侧睾丸横断面声像图。

（三）附睾的观察

睾丸纵断面扫查显示位于睾丸头侧约 10mm 的实性回声，沿着睾丸向尾侧延伸。这沿着睾丸细长的实性回声就是蝌蚪状的附睾。附睾炎有时仅尾部肿大，所以检查时必须注意观察睾丸下极侧以判断是否有附睾尾部肿大。

附睾超声声像图

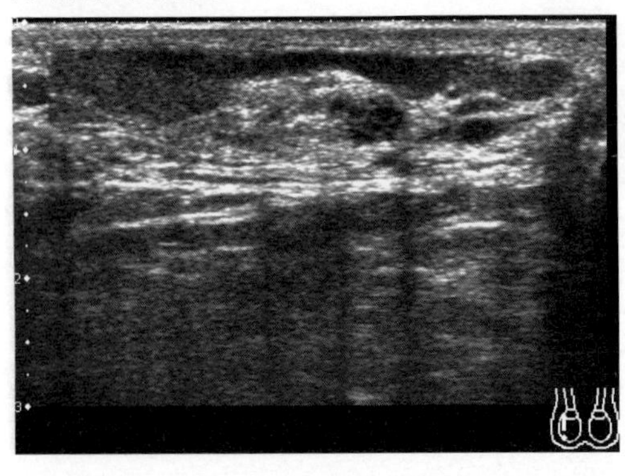

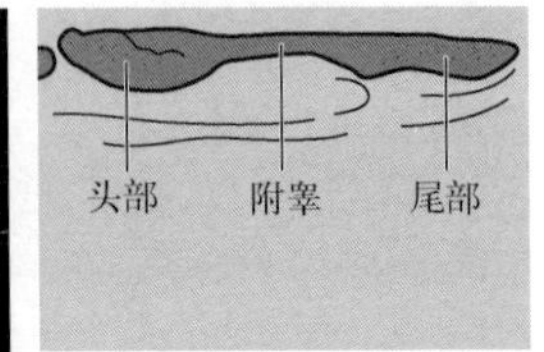

正常附睾的头部表现为较大、细长、均匀的低回声。

三、检查要点

检查阴囊时，由于阴囊疾病大多数伴有一些症状，开始检查之前，询问患者确认肿瘤的有无及其位置，进一步确认有无疼痛。另外，同时需要观察有无阴囊肿大或阴囊皮肤的变化。

（一）睾丸的位置

确认左右阴囊内是否均有睾丸，如果没有，怀疑先天性位置异常或缺如。先天性位置异常大多数为隐睾症，因此应在腹股沟区进行扫查，确认腹股沟区是否有睾丸。如果是可移动性睾丸，用探头压迫时睾丸容易活动。

（二）睾丸的形状和大小

睾丸呈扁椭圆形的均匀的实性回声。正常成人，长径约 40mm，短径约 25mm。睾丸扭转或睾丸炎时，睾丸内部回声均减低，呈球状肿大，此时必须通过彩色多普勒检查确认睾丸内血流情况，如果睾丸内的血流信号消失，应怀疑睾丸扭转。

（三）有无睾丸肿瘤

精原细胞瘤为代表的睾丸恶性肿瘤表现为境界清晰，边缘光滑的实性或伴有囊性部分的混合性肿瘤。睾丸恶性肿瘤内部回声根据组织成分的不同，超声表现常多样化，尽管恶性肿瘤没有其特征性的回声，但是睾丸内的实性或混合性肿瘤均应怀疑恶性。另外，恶性以外的睾丸病变有囊性肿物，几乎均为单纯性囊肿，皮样囊肿（dermoid cyst）和表皮样囊肿（epidermoid cyst）较罕见，与睾丸恶性肿物的鉴别要点是皮样囊肿和表皮样囊肿，超声表现为内部伴有线状或高回声区的低回声肿物，但是彩色多普勒检查肿瘤内无明显的血流信号。

（四）有无附睾肿大

引起附睾肿大的主要原因是附睾炎，其表现可以是整体肿大，也可以是局限于头部或尾部的肿大。通常，急性附睾炎表现为疼痛性附睾肿大（阴囊内结节），而结核性或慢性附睾炎表现为无痛性附睾肿大。

（五）阴囊内有无积液或血肿

阴囊内积液，睾丸周围探及睾丸鞘膜积液，这时，可探及漂浮的点状或隔膜回声。而精索鞘膜积液时，积液波及腹股沟区。紧邻睾丸上极的囊性肿物可怀疑精液囊肿。外伤后血肿表现为睾丸破裂及其周围血肿引起的不规则的内部回声。

（六）有无阴囊皮肤增厚

阴囊内炎症引起阴囊皮肤增厚，所以怀疑附睾炎时需要确认阴囊皮肤有无增厚。

（七）有无精索静脉曲张

由睾丸周围至腹股沟区的静脉呈串珠样扩张为精索静脉曲张。在怀疑是否有精索静脉曲张时，可借瓦尔萨尔瓦（Valsalva）负荷或站立试验来确认。

（八）睾丸附件或附睾附件

睾丸附件是附着于睾丸、附睾附件是附着于附睾上的米粒大小的突起部。阴囊疼痛时，应确认有无扭转、肿大的可能。

睾丸附件超声声像图

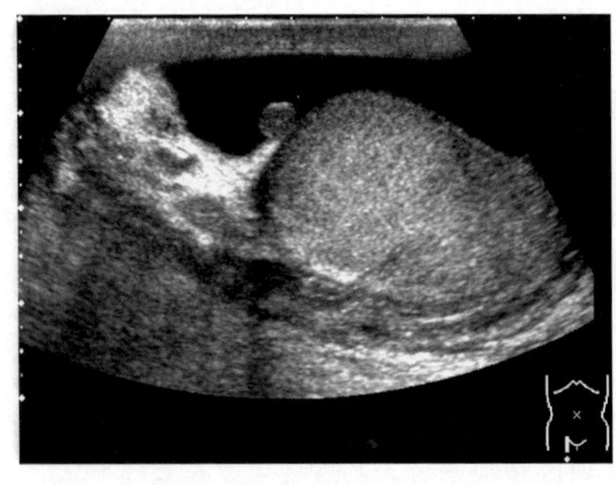

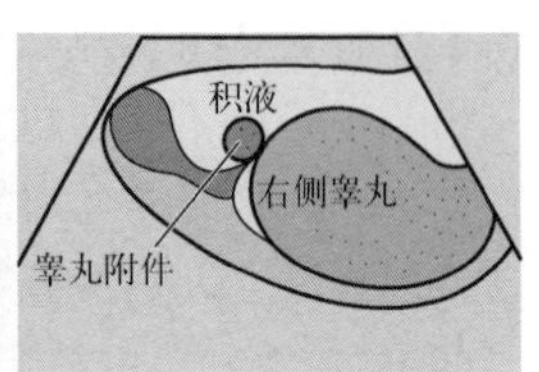

右侧睾丸纵断面声像图。右侧睾丸上极探及约4mm大小的睾丸附件。睾丸附件表现为附着于睾丸上极的小突起。

四、疾病各论

（一）睾丸鞘膜积液、精索鞘膜积液

testicular hydrocele，cord hydrocele

【超声声像图特点】

1. 睾丸鞘膜积液表现为阴囊内睾丸周围积液。

2. 精索鞘膜积液表现为沿精索区的积液。

3. 交通性精索、睾丸鞘膜积液表现为与腹腔内相交通的积液。

4. 合并慢性炎症时，液体内探及隔膜回声。

【临床】

1. 睾丸鞘膜积液是睾丸固有鞘膜腔内的渗出液聚集的状态，正常情况下睾丸鞘膜腔内仅有少量液体。

2. 沿精索区的腹膜鞘状突起未完全闭合时，囊状肿物内渗出液聚集的状态称为精索鞘膜积液。

3. 腹膜鞘状突完全开放，腹腔内与睾丸固有鞘膜腔相互交通的情况下其内液体相互流通，称为交通性（精索、睾丸）鞘膜积液。

4. 鞘膜积液是阴囊无痛性肿胀的代表性疾病，包括腹膜鞘状突未完全性闭合引起的先天性疾病、外伤或炎症等导致的继发性疾病。多见于小儿和老年人。

5. 小儿中腹膜鞘状突未闭合的先天性疾病较多见。

6. 交通性精索、睾丸鞘膜积液可以合并腹股沟疝。

【注意点】

精索静脉曲张应与腹股沟疝鉴别，需要让被检者站立或增加腹压后进一步确认有无肠管脱垂。

病例 1　睾丸鞘膜积液

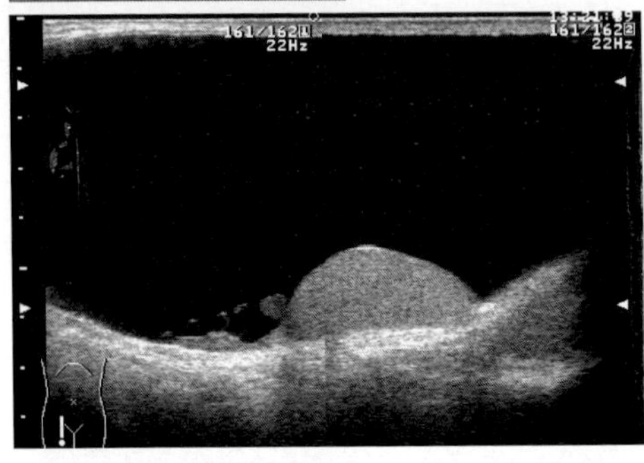

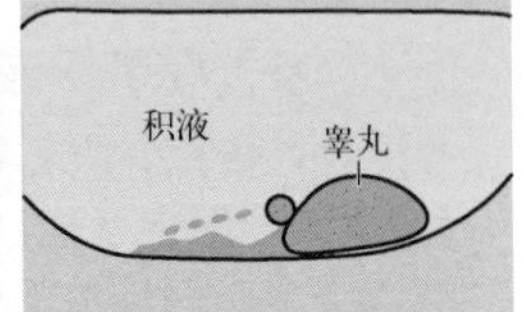

右侧阴囊内探及积液暗区，其内见漂浮的点状回声。穿刺抽出 350ml 黄色透明液体。

病例 2　睾丸鞘膜积液

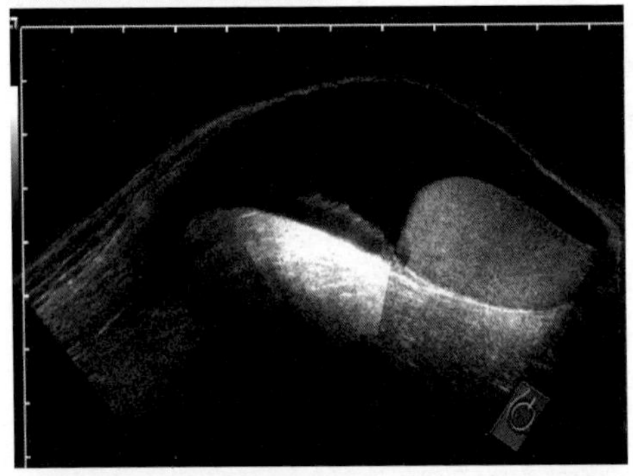

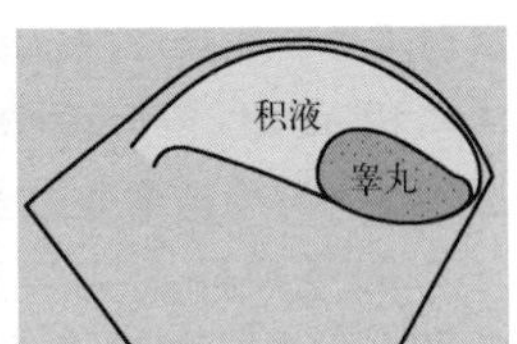

右侧阴囊内探及大量积液暗区。

病例 3　睾丸鞘膜积液

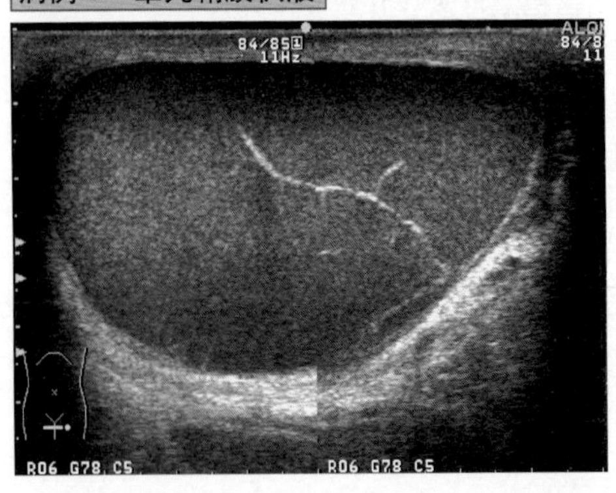

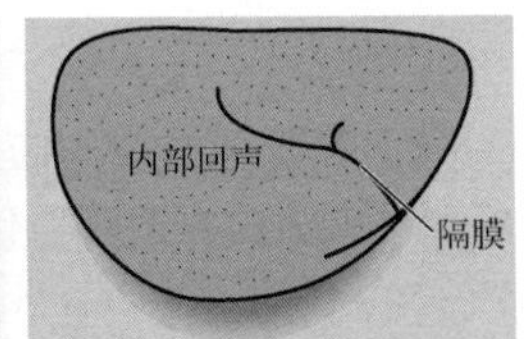

左侧阴囊内探及积液暗区，内部见密集点状弱回声及线状强回声。

病例 4　精索鞘膜积液

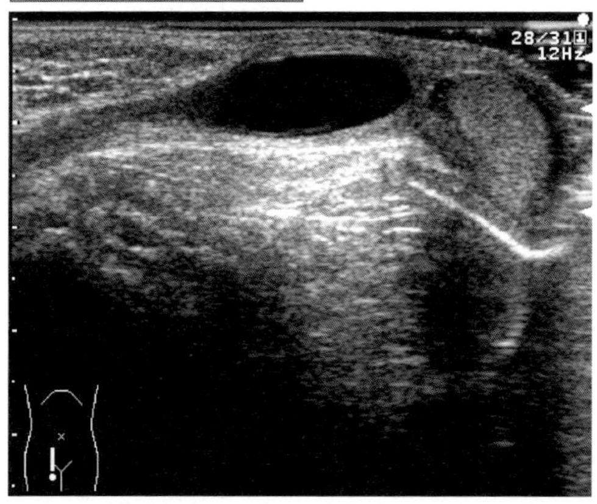

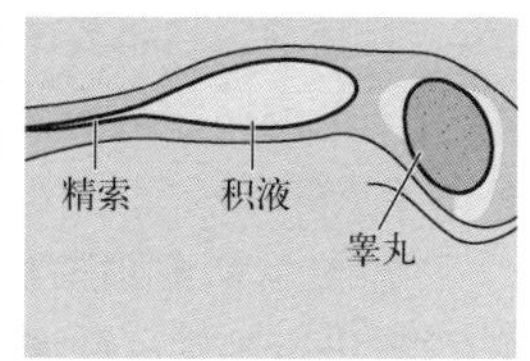

右侧精索内探及积液暗区。

病例 5　精索鞘膜积液

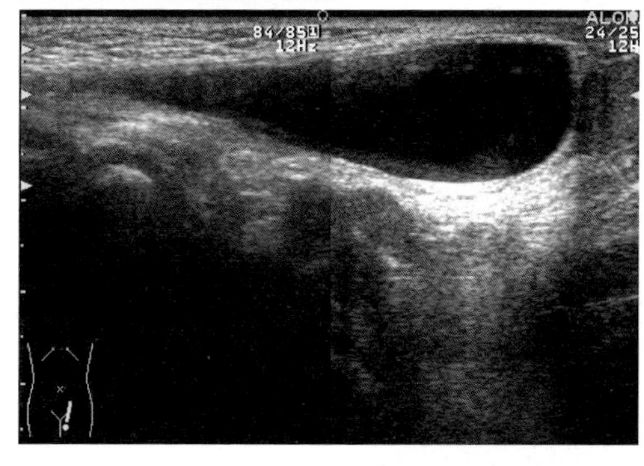

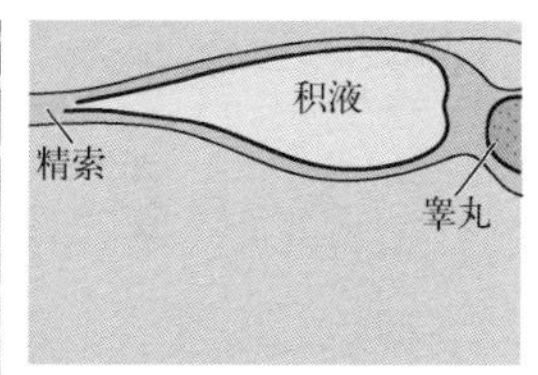

左侧精索内探及积液暗区。

（二）精液囊肿

spermatocele

【超声声像图特点】

1. 附睾或睾丸上极区探及境界清晰的球形至椭圆形囊性肿瘤。
2. 大多数为单发的囊性肿瘤，但是也有多发。
3. 有时囊肿内可见精子样回声的点状弱回声。

【临床】

1. 精液输送路径中由于某种原因部分闭塞而形成的囊性肿瘤。

2. 其内容物是内含精子的乳白色液体。

【注意点】

需要与精索鞘膜积液、睾丸鞘膜积液鉴别。主要依靠各自所在的位置进行鉴别。精液囊肿是位于睾丸上极的囊性肿瘤，而睾丸鞘膜积液位于包绕睾丸的鞘膜处；精索鞘膜积液位于精索侧。

精液囊肿

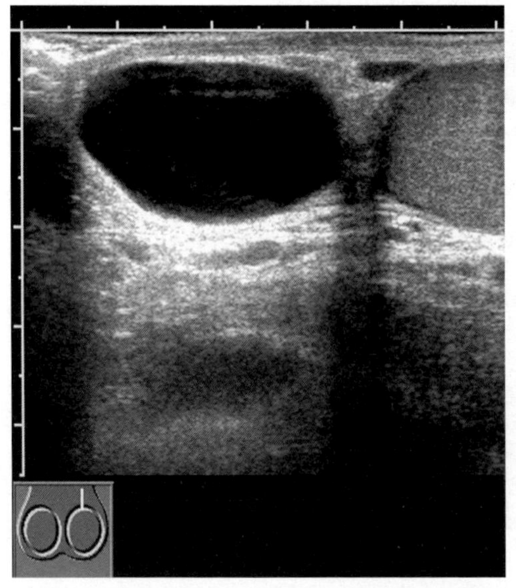

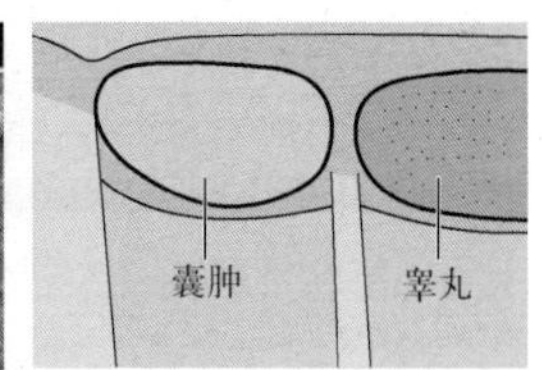

左侧附睾上极区探及囊性肿物。

（三）附睾炎

epididymitis

【超声声像图特点】

1. 压痛部探及附睾肿大及回声减低。

2. 附睾肿大可局限于尾部或头部，也可为整个附睾肿大。

3. 根据炎症累及程度，可探及阴囊皮肤增厚或睾丸鞘膜积液。

4. 炎症蔓延至睾丸时，可探及睾丸肿大和睾丸实质回声的减低。

【临床】

1. 致病菌大多数为大肠埃希菌为主的革兰阴性菌，但是，在年轻人衣原体为致病菌者多见，有时也会因性行为传播疾病（STD）。

2. 主要症状是阴囊肿胀、疼痛、发热，还可有阴囊皮肤增厚、发红。

3. 感染途径有血行性，精液逆行性，尿液逆行性。

4. 急性附睾炎慢性化或结核性炎症时，无明显的附睾急剧性肿胀或剧痛，而会有长期的阴囊内不适感或钝痛等症状，触及附睾内形成的硬结。

【注意点】

1. 与阴囊肿胀和疼痛相鉴别疾病有睾丸炎和睾丸扭转。

2. 睾丸炎的病因大多数为流行性腮腺炎病毒所致的流行性腮腺炎。

3. 与睾丸扭转的鉴别点是，扭转睾丸呈横位、彩色多普勒检查睾丸内无明显血流信号。

病例1　附睾炎

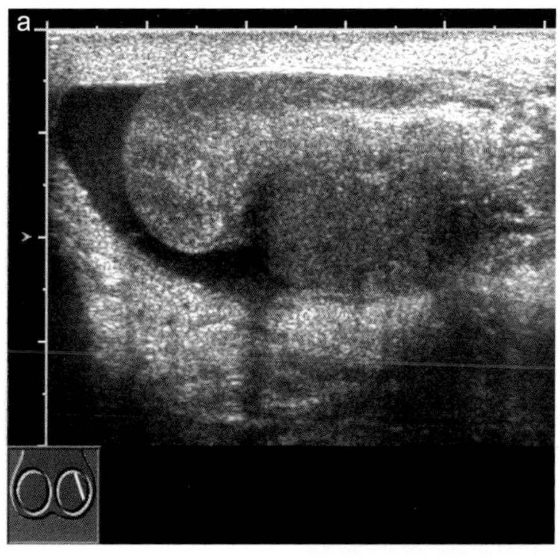

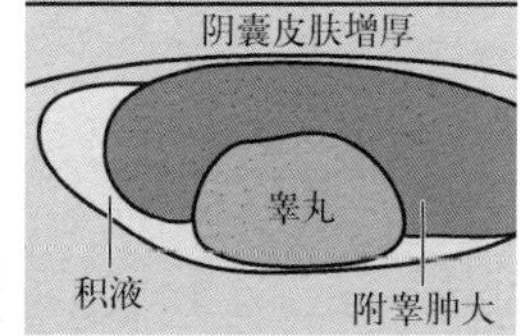

因左侧睾丸疼痛及睾丸肿大行超声检查。发现左侧附睾肿大，形状不规则，内回声增强。另外，周围探及积液，阴囊皮肤增厚，回声增强。

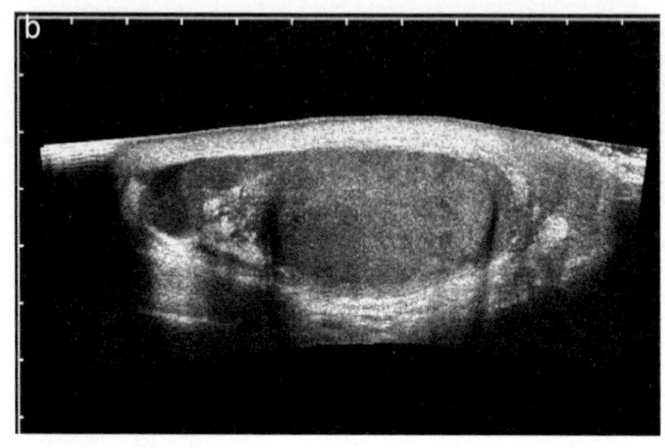

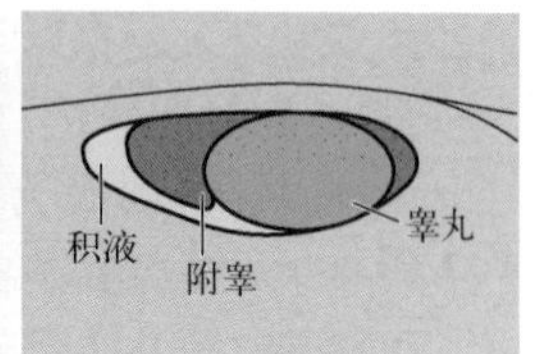

左侧阴囊声像图。探及附睾肿大，睾丸略呈圆形，内部回声轻度减低。诊断为附睾炎并发睾丸炎。

病例 2 附睾炎

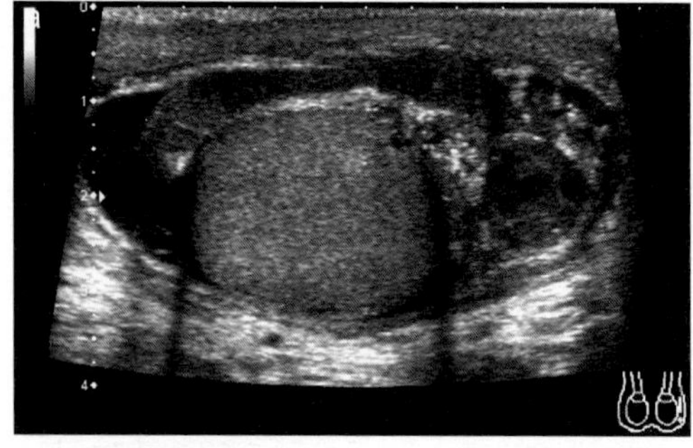

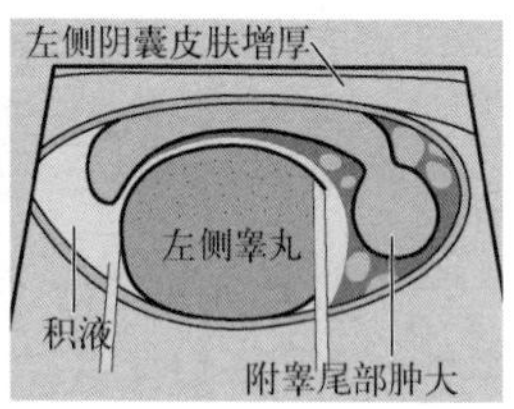

因左侧睾丸疼痛及睾丸肿大行超声检查。压痛区探及左侧附睾尾部肿大。血液检查白细胞数 12 300/μl，CRP 2.75mg/dl 均上升。诊断为肿大的附睾尾部炎症。

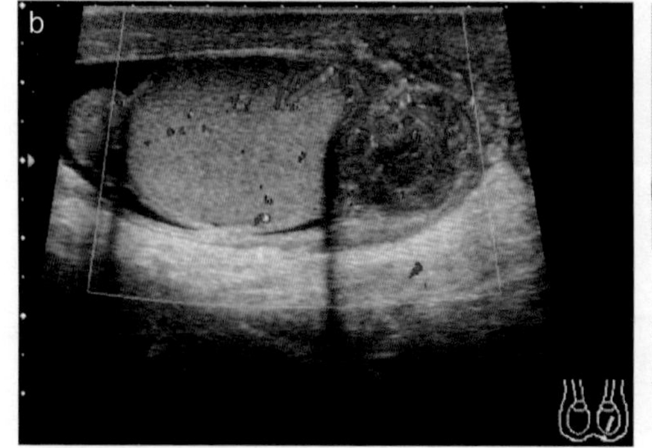

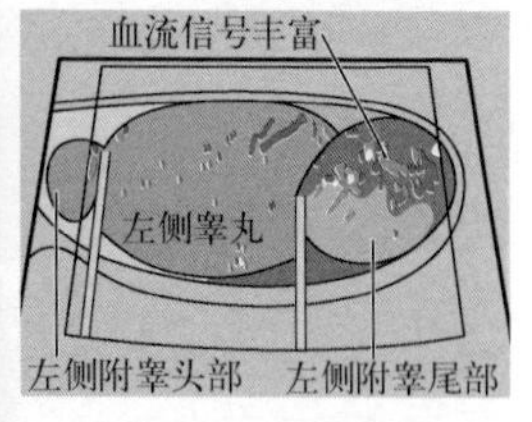

多普勒声像图。肿大的左附睾尾侧探及丰富的血流信号。

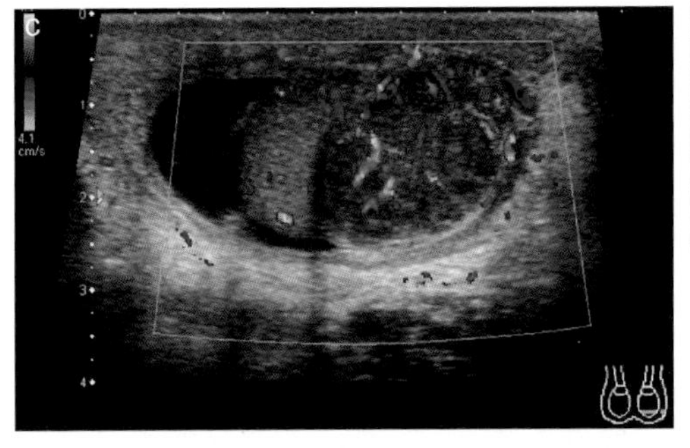

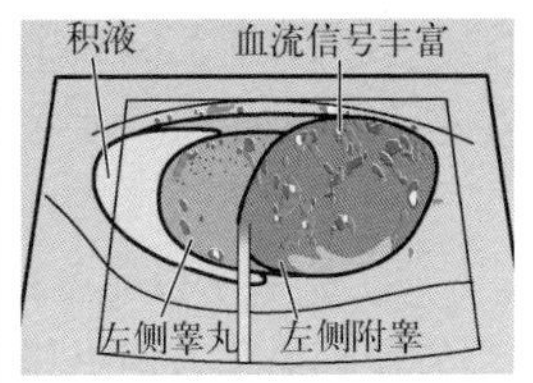

左侧附睾横断面彩色多普勒声像图。肿大的附睾尾侧探及丰富的血流信号。

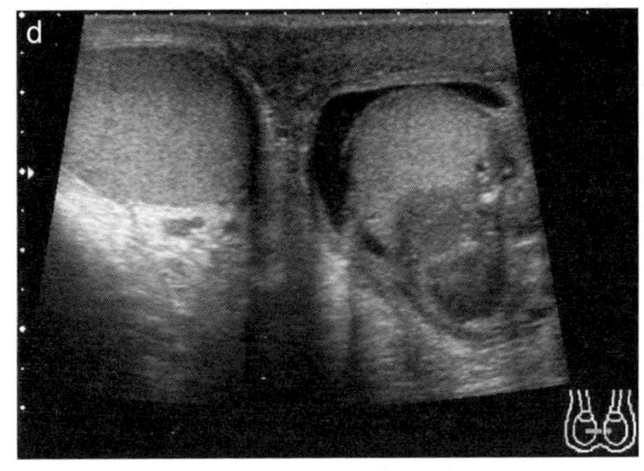

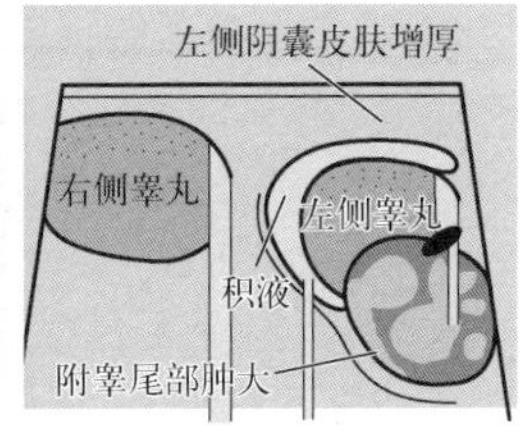

睾丸横断面声像图。左侧阴囊皮肤较右侧明显增厚，内部回声减低。

（四）睾丸炎

orchitis

【超声声像图特点】

1. 急性睾丸炎可探及睾丸肿大及其内回声减低。
2. 探及因炎症而导致的阴囊内渗出液。
3. 睾丸内探及数个不伴声影的微小的点状高回声（睾丸微石症）。
4. 慢性睾丸炎时探及睾丸萎缩。

【临床】

1. 附睾炎很少引起急性睾丸炎，附睾炎蔓延至睾丸的并不少见。青春期以后，由流行性腮腺炎病毒所致的流行性腮腺炎中的 20% ~ 30% 引发急性睾丸炎（腮腺炎性急性睾丸炎）。

2. 阴囊肿胀或疼痛，症状以发热为主。腮腺炎性急性睾丸炎病例，一般在出现腮腺炎症状后 3 ～ 5d 出现阴囊症状。

3. 慢性睾丸炎是急性睾丸炎慢性化结局，发病率较低。

4. 睾丸微石症是曲细精管内沉积的钙化点。原因不明，但是认为与曾有睾丸炎病史相关。睾丸微石症也可合并于附睾炎、睾丸肿瘤及隐睾症。

【注意点】

阴囊肿胀和疼痛性疾病应与附睾炎相鉴别。

病例 1　急性睾丸炎（腮腺炎性急性睾丸炎）

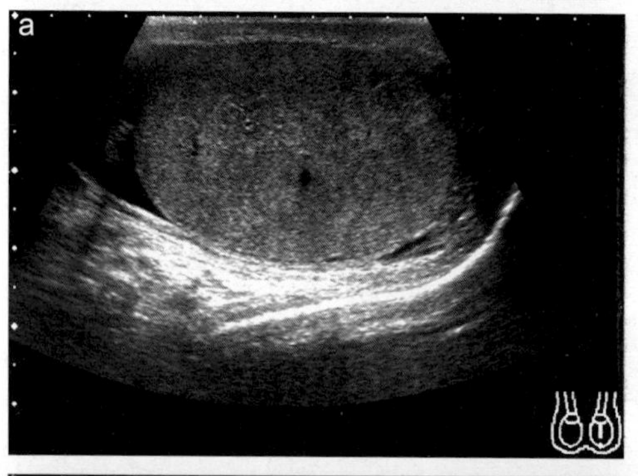

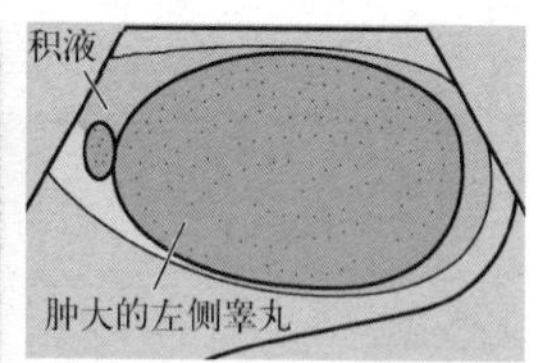

流行性腮腺炎病毒感染所致的急性睾丸炎病例。超声表现为左侧睾丸肿大、回声不均匀，轻度减低。

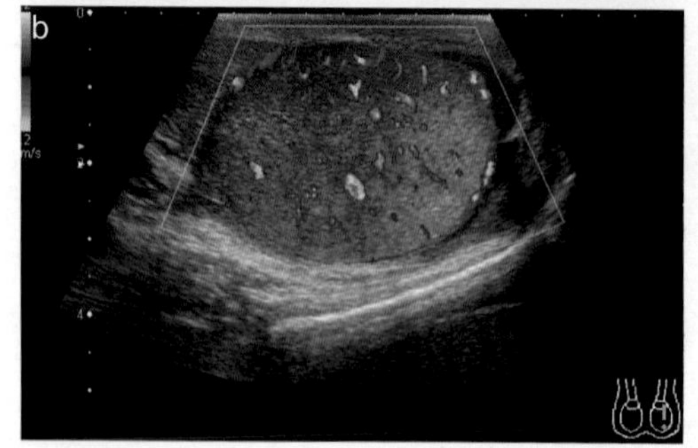

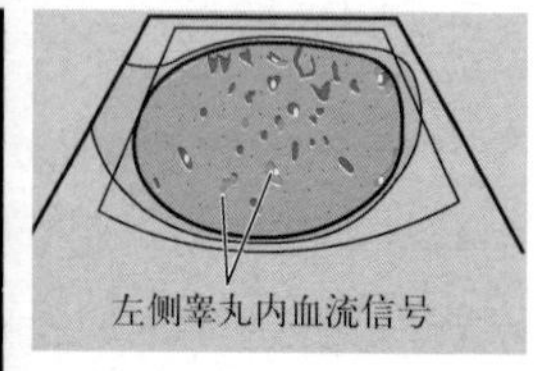

彩色多普勒显示左侧睾丸内未探及较丰富的血流信号。

病例2 急性睾丸炎（腮腺炎性急性睾丸炎）

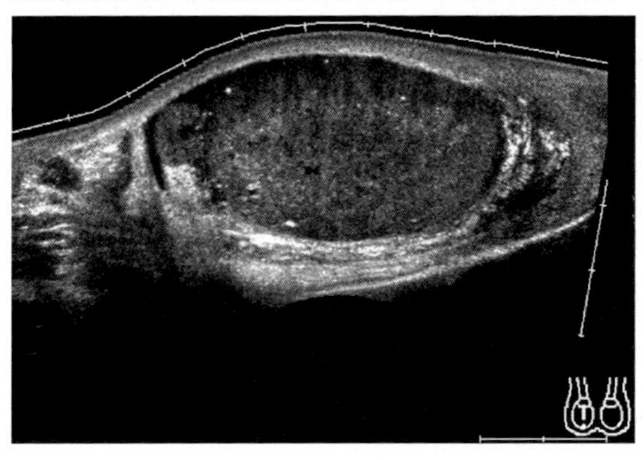

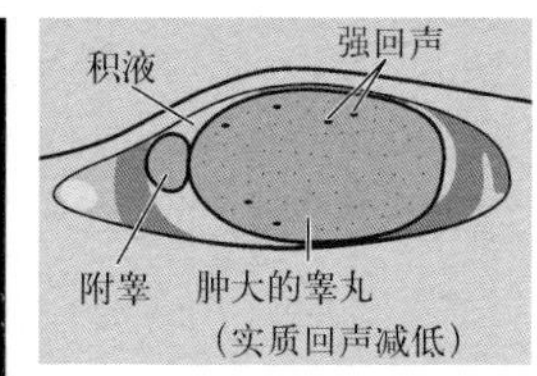

流行性腮腺炎病毒感染所致的急性睾丸炎病例。超声表现为右侧睾丸肿大、实质回声不均质性减低。另外，睾丸内探及点状强回声（strong echo）。

病例3 睾丸炎伴附睾炎

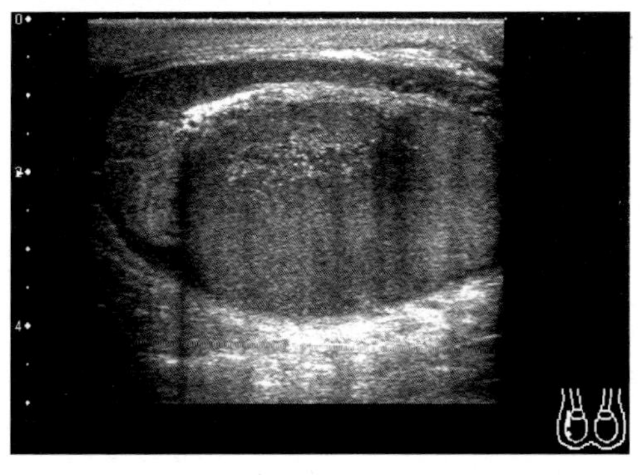

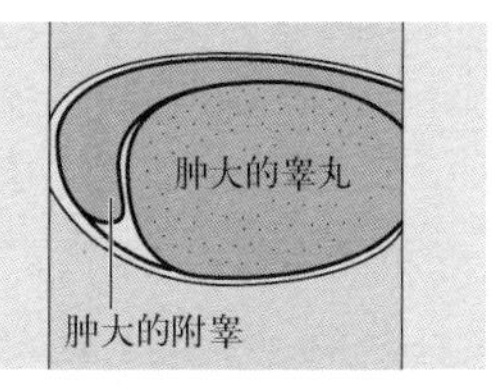

右侧阴囊部附睾区有压痛。超声检查发现右侧附睾肿人，阴囊皮肤轻度增厚，睾丸内回声减低。血液检查白细胞数11 700/μl, CRP 1.30mg/dl, 均上升，诊断为睾丸炎合并附睾炎。

病例 4　睾丸微石症

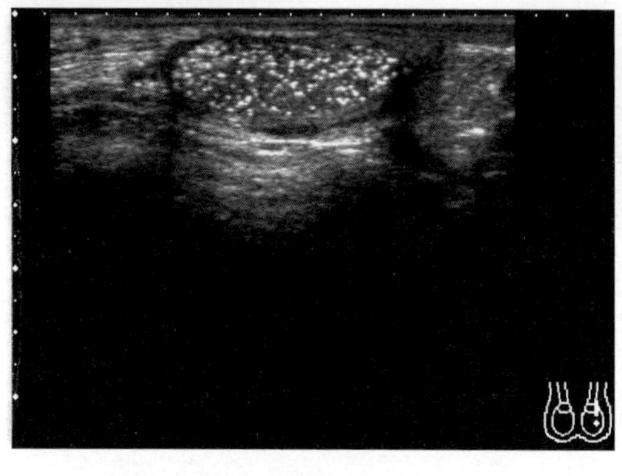

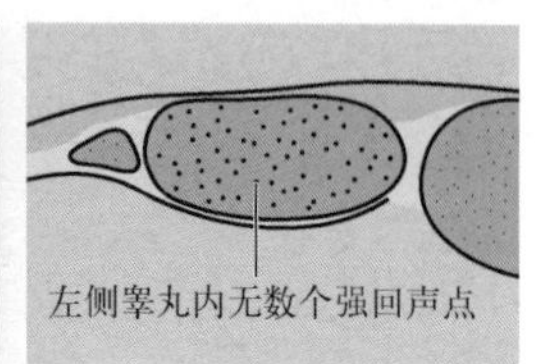

因隐睾行睾丸固定术后患儿。左侧睾丸内探及无数个强回声点。

（五）精索静脉曲张

varicocele

【超声声像图特点】

1. 精索部和睾丸周围探及曲张的血管回声。

2. 站立或瓦尔萨尔瓦（Valsalva）试验时探及怒张的静脉。

【临床】

1. 由睾丸出来的细小的蔓状静脉丛汇合而成为精索内静脉，右侧呈锐角直接流入下腔静脉，左侧较长汇入左肾静脉。精索静脉曲张是因阴囊内蔓状静脉丛血液淤积，造成静脉丛血管异常扩张、纡曲。多见于左侧。

2. 因左精索静脉汇入左肾静脉的解剖学特点、左肾静脉受压于腹主动脉和肠系膜上动脉（胡桃夹征象）以及左肾静脉压增高等原因，使血液逆流入精索静脉或血液淤积而导致精索静脉曲张。

3. 肾癌和后腹膜肿物压迫精索静脉，有时也可导致继发性精索静脉曲张。

4. 大多数无症状，阴囊部自觉负压感，疼痛或有肿瘤。

5. 静脉内血液淤积引起阴囊内的温度上升，从而造成睾丸发育不全或精子形成不良，因此，也是男性不育症的原因之一，有20% ~ 40% 的男性患有不育症。

6. 治疗，剖腹或内镜下行精索内静脉的高位结扎术或者显微镜下行低位结扎术。

精索静脉曲张的 grade 分类见表 6-1。

表 6-1 精索静脉曲张程度分级

Ⅰ度	站立时腹压负荷下初次触及静脉怒张
Ⅱ度	站立时容易触及静脉怒张
Ⅲ度	透过阴囊皮肤可见静脉怒张

病例 1 精索静脉曲张

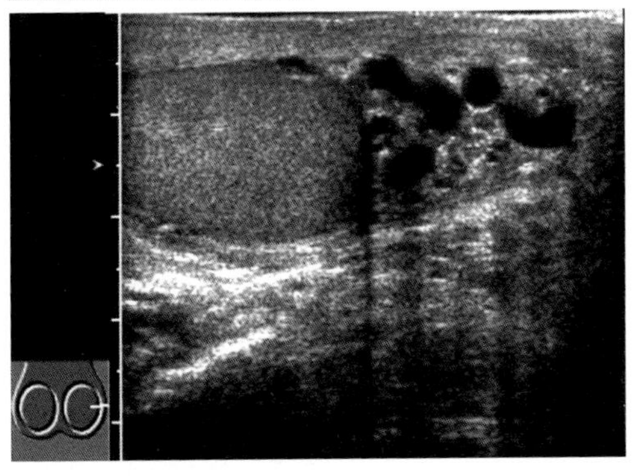

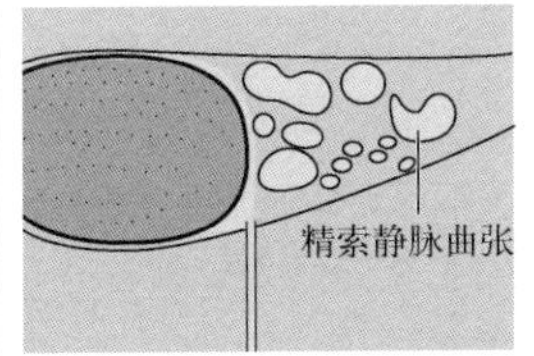

左侧睾丸横断面声像图。睾丸上方探及与睾丸相邻的、串珠样扩张及纡曲的精索静脉。

病例 2 精索静脉曲张

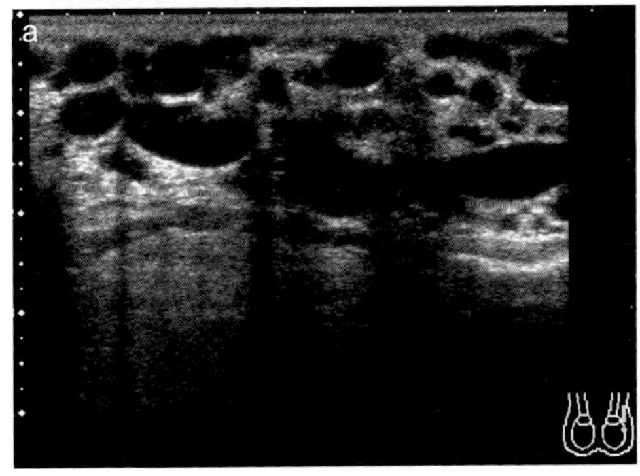

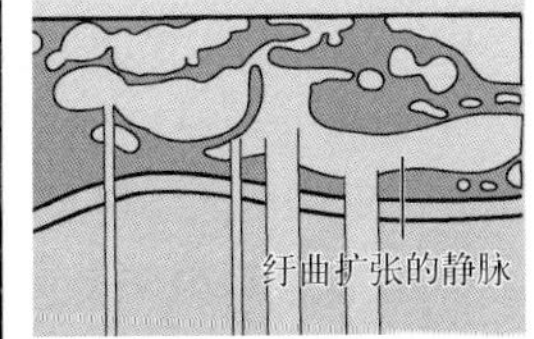

近 1 个月前因阴囊部钝痛行超声检查。左侧睾丸周围探及扩张纡曲的血管回声，瓦尔萨尔瓦（Valsalva）试验呈阳性。

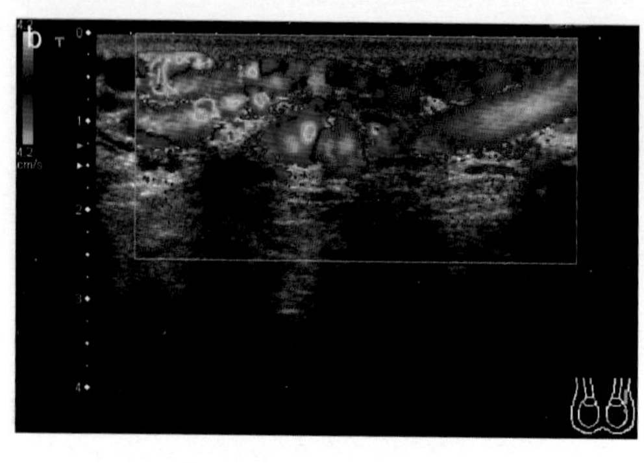

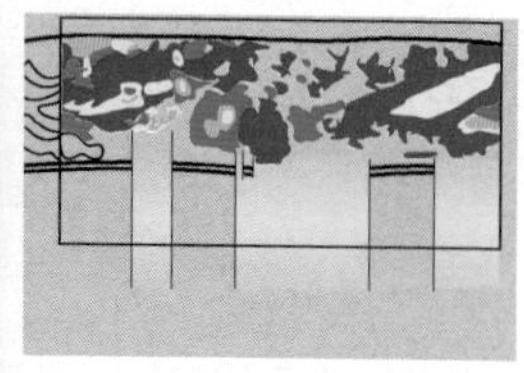

彩色多普勒显示内部丰富的血流信号。

（六）睾丸未降（隐睾症）

undescended testis（cryptochidism）

【超声声像图特点】

1. 阴囊内未见睾丸。

2. 大多数患者可在腹股沟区探及睾丸回声，仔细检查由阴囊至腹股沟区，可以确认睾丸位置。

3. 用探头压迫可确认睾丸的可移动性。

4. 有时睾丸呈扁平状萎缩，需要测量睾丸大小并与对侧比较。

【临床】

1. 阴囊内未探及睾丸时称为先天性睾丸位置异常。在睾丸下降路线内探及睾丸回声时称为睾丸未降（隐睾）。

2. 睾丸未降（隐睾）可根据睾丸停留的位置分为：①腹腔内；②腹股沟管内；③腹股沟环部；④阴囊高位睾丸。

3. 睾丸下降路线以外，在大腿内侧、阴茎根部背面附近、腹股沟管前壁的前面等区域探查到睾丸称为异位性睾丸。

4. 腹股沟至阴囊内，在洗浴时或用手可触及睾丸并可推按使其降入阴囊内的称为移动性睾丸。

5. 睾丸未降（隐睾）时，容易导致发病率较高的精子形成不良或无精子等的功能障碍及恶性肿瘤等。

6. 移动性睾丸多见于新生儿至婴儿。

【注意点】

1. 阴囊或腹股沟区未探及睾丸时，睾丸可能位于腹腔内。所以不能轻易下无睾丸症和单睾丸症的结论。在这种情况下，大多数在 MRI 检查和腹腔镜检查中会发现睾丸。有时还可出现位置不明的隐睾。也有在做探查手术时发现异位睾丸的情况。

2. 睾丸位于腹股沟时需要与淋巴结鉴别。淋巴结超声特点为淋巴门区呈线状高回声，因此比较容易鉴别。

病例 1　隐睾症

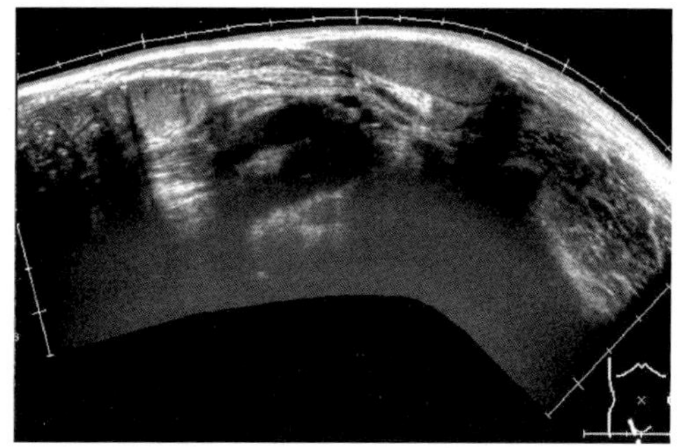

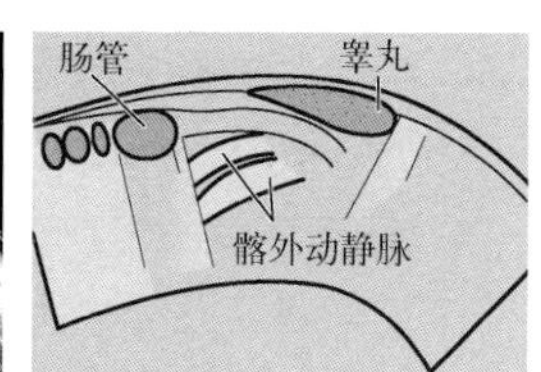

阴囊内未探及右侧睾丸，腹股沟区扫查到睾丸回声。

病例 2　移动性睾丸

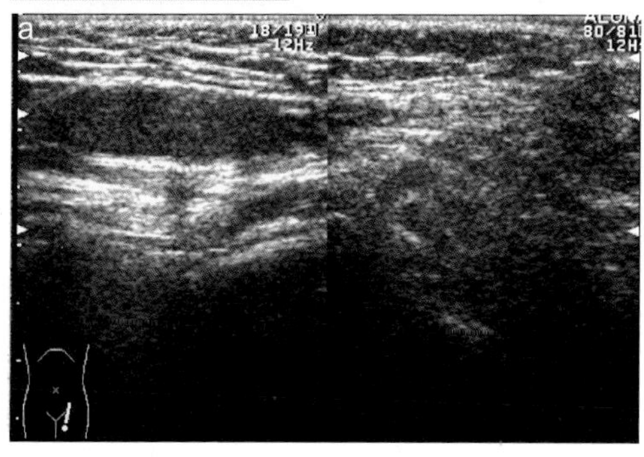

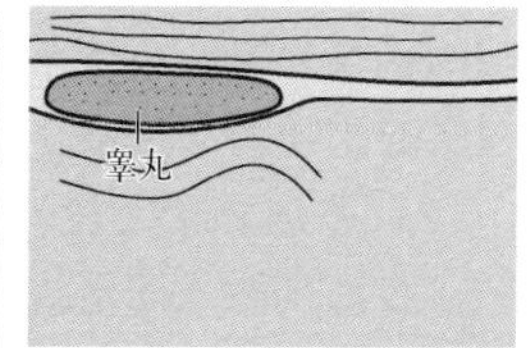

未满 2 周岁的隐睾患儿。左侧睾丸位于腹股沟区。

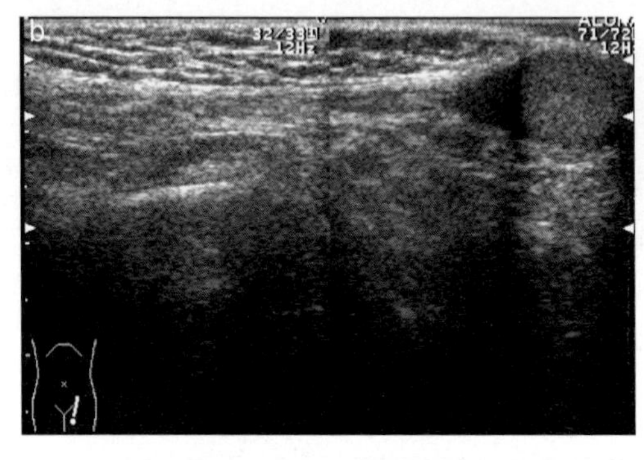

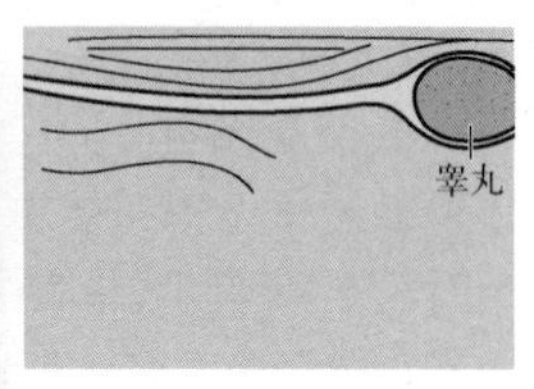

加压探头时，探及睾丸由左侧腹股沟区至阴囊内的可移动性。

（七）精索（睾丸）扭转

torsion of spermatic cord（testis）

【超声声像图特点】

1. 睾丸肿大呈球状。

2. 睾丸轴偏位（大多数为向横轴偏位）。

3. 睾丸的回声偏低并不均质。

4. 睾丸内的血流减少。

5. 精索肿大并呈螺旋状回声。

【临床】

1. 睾丸扭转有两种。一是发生在鞘膜外，包括睾丸鞘膜在内扭转的鞘膜外睾丸扭转。二是仅在鞘膜内的睾丸，不包括睾丸鞘膜在内扭转的鞘膜内睾丸扭转。

2. 鞘膜外睾丸扭转是由于阴囊与鞘膜间的固定不良而发生的扭转，多见于胎儿期至新生儿期。鞘膜内睾丸扭转是由睾丸或附睾及睾丸鞘膜等的形态异常引起的，多见于青春期。

3. 睾丸扭转时由于血液循环障碍而容易发生睾丸坏死，必须迅速处理。如果发病后 6h 以内不能复位，会因睾丸血管梗塞造成睾丸萎缩导致睾丸功能不可逆转性的损害。

4. 阴囊区突发剧痛、红肿及睾丸上移。上移的睾丸肿大。若持续在上移位置，疼痛加剧（Prehn 征）。此外，有时伴有下腹痛、呕吐、腹膜刺激症状。

5. 多发生在夜间睡眠时间。

【注意点】

1. 睾丸扭转是阴囊急症的代表性疾病之一。需要与睾丸附件扭转和附睾炎相鉴别。

2. 睾丸附件扭转和附睾附件扭转，其睾丸本身并没有明显的异常。确认睾丸附件或附睾附件肿大，可成为诊断各自附件扭转的依据。

3. 附睾炎时，表现为附睾肿大和附睾内血流增加。另外，白细胞增多或 CRP 值升高。

病例 1　精索扭转

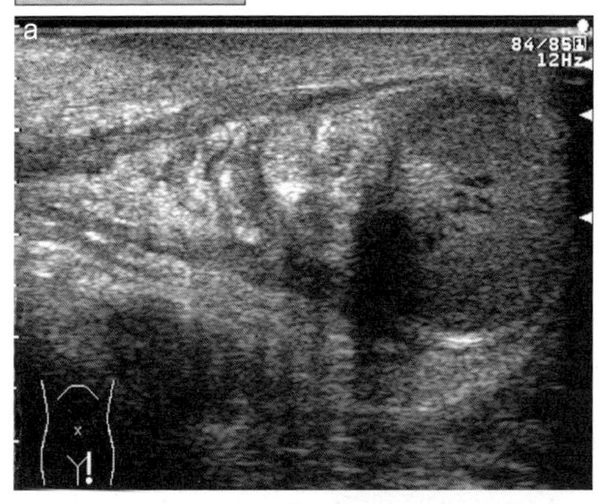

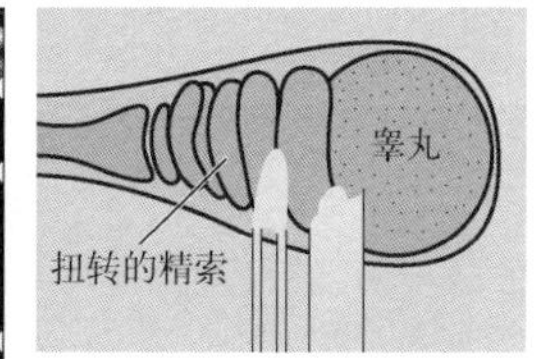

因左侧阴囊红肿胀痛行超声检查。表现为左侧精索呈螺旋状扭转，左侧睾丸呈球状，内部回声减低。怀疑扭转而紧急手术，因扭转后已 3 ~ 4d，所以摘除了睾丸。

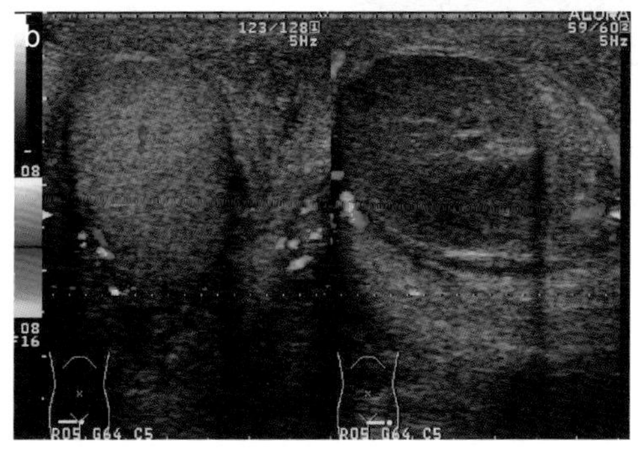

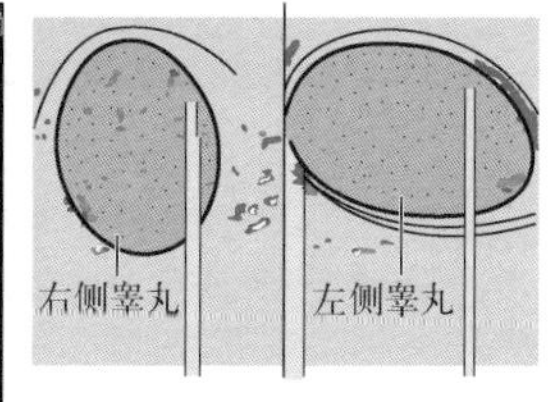

睾丸横断面声像图。彩色多普勒显示左侧睾丸内未探及血流信号。

病例 2　精索扭转

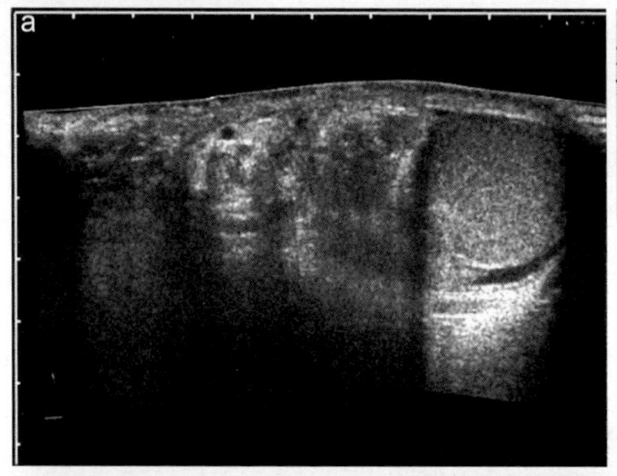

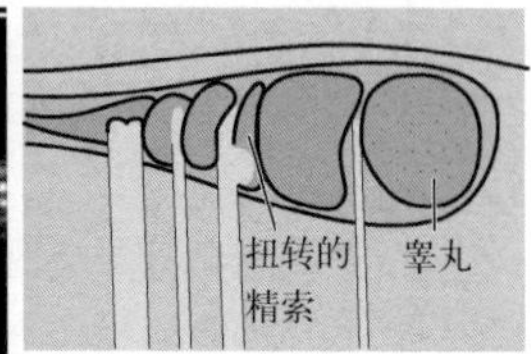

右侧阴囊突发性疼痛并肿胀，急诊超声检查表现为精索呈螺旋状，睾丸呈球状。经急诊手术解除扭转并施行了两侧睾丸固定术。

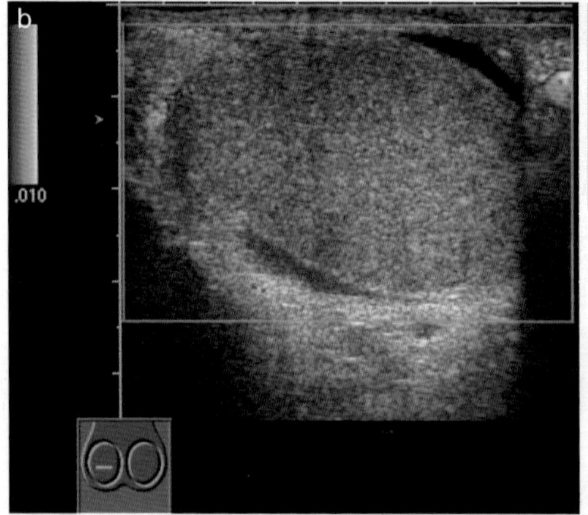

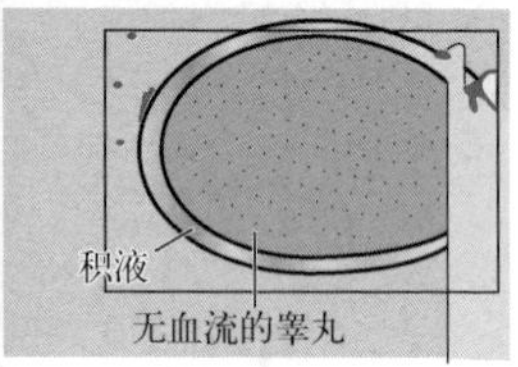

右侧睾丸纵断面声像图表现为睾丸横位。能量多普勒显示右侧睾丸内未探及血流信号。

（八）睾丸外伤

testicular trauma

【超声声像图特点】

1. 睾丸内形状不规则低回声区（睾丸内血肿）。
2. 睾丸轮廓欠清晰并有断裂。
3. 睾丸周围呈回声为不均质的低回声区（阴囊内血肿）。

【临床】

1. 大多数是运动所致。交通事故或斗殴伤等也可造成。
2. 主要症状为阴囊剧痛，有时因睾丸破裂而休克。
3. 睾丸破裂、出血导致阴囊肿大，阴囊皮肤水肿性增厚。
4. 如果白膜没有断裂，原则上可非手术治疗；如果有白膜断裂，则须借手术治疗清除血肿、缝合白膜或摘除睾丸。

睾丸外伤

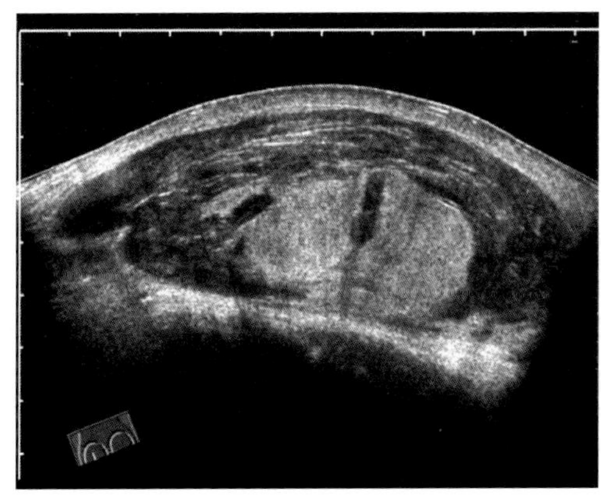

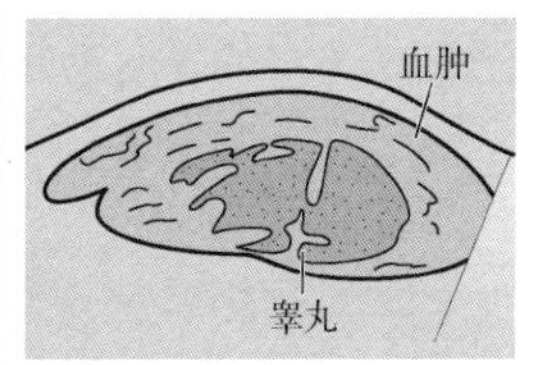

因交通事故阴囊受伤的病例。右侧睾丸部分区域探及断裂回声，睾丸周围包绕血肿样不均质的低回声区。

（九）睾丸肿物

testicular tumor

【超声声像图特点】

1. 在睾丸内探及边界清晰的肿瘤，睾丸会随肿瘤生长而增大。
2. 精原细胞瘤是比较均匀的肿瘤，但是随着肿瘤增大，其内伴有坏死区而变为非均质。

3. 非精原细胞瘤，常伴有囊性变和钙化斑。

4. 彩色多普勒检查肿瘤内探及丰富的血流信号。

【临床】

1. 睾丸肿物在病理组织学上可分为，生殖细胞肿瘤、精索/间质肿瘤、含有生殖细胞或性索成分的肿瘤、其他睾丸肿瘤等。但是睾丸肿瘤的 90% ～ 95% 为生殖细胞肿瘤。而且睾丸肿物几乎均为恶性肿瘤。

2. 生殖细胞肿瘤临床上多分为对放射线敏感的精原细胞瘤和对放射线不敏感的其他肿物即非精原细胞瘤。

3. 精原细胞瘤大约占睾丸肿物的 40%，发病率最高。

4. 精原细胞瘤好发于 30 ～ 40 岁的青壮年，50 岁以上中老年人发病率较低。

5. 症状为阴囊内肿瘤及阴囊肿大，大多数为无痛性。

6. 隐睾的睾丸恶性肿瘤发病率较高。

7. 睾丸恶性肿瘤一般为淋巴转移和血行转移。绒毛膜癌或胚胎性癌早期转移率较高。

8. 肿瘤标志物（简称瘤标）有甲胎蛋白（AFP）和 β-人绒毛膜促性腺激素（β-hCG）。非精原细胞瘤中胚胎性癌、卵黄囊肿瘤、恶性畸胎瘤的 AFP 升高；绒毛膜癌的 β-hCG 升高。而精原细胞瘤无明显的特异性肿瘤标志物。

9. 睾丸肿瘤无明显特异性，但是睾丸肿瘤的乳酸脱氢酶（LDH）升高。精原细胞瘤与非精原细胞瘤的鉴别，可依据肿瘤标志物（AFP，β-hCG）情况判断。

【注意点】

1. 睾丸肿瘤容易转移至后腹膜淋巴结，因此检查时应仔细观察肾动脉至腹主动脉分叉处及髂动脉区。

2. 睾丸附属器的恶性肿瘤较罕见。除了癌肿以外还有横纹肌肉瘤等软组织肿瘤。

睾丸肿物的组织学分类见表 6-2。

表 6-2　睾丸肿物的组织学分类（源自睾丸肿物处理规则）

Ⅰ. 生殖细胞肿瘤（germ cell tumors）
　A. 曲细精管内生殖细胞肿瘤（原位癌）（intratubular germ cell neoplasia）
　B. 一种组织类型的肿瘤（tumors of one histological type）
　　1）精原细胞瘤（seminoma）
　　2）精母细胞型精原细胞瘤（spermatocytic seminoma）
　　3）胚胎性癌（embryonal carcinoma）
　　4）卵黄囊肿瘤（内胚窦瘤）（yolk sac tumor）
　　5）绒毛膜上皮瘤（滋养细胞肿瘤）（trophoblastic tumors）
　　　a）绒毛膜癌（choriocarcinoma）
　　　b）胎盘区滋养细胞肿瘤（placental site trophoblastic tumor）
　　6）畸胎瘤（teratomas）
　　　a）成熟型（mature）
　　　b）未成熟型（immature）
　　　c）伴恶性化型（with malignant transformation）
　　7）多胚瘤（polyembryoma）
　C. 多种组织类型的肿瘤（tumors of more than one histological type）
Ⅱ. 精索 / 间质肿瘤（sex cord/stromal tumors）
　A. 高分化型（well differentiated forms）
　　1）睾丸间质细胞瘤（Leydig 细胞瘤）（Leydig cell tumor）
　　2）睾丸支持细胞瘤（Sertoli 细胞瘤）（Sertoli cell tumor）
　　　大细胞钙化型（large cell calcifying Sertoli cell tumor）
　　3）颗粒细胞瘤（granulosa cell tumor）
　　　a）成人型（adult type）
　　　b）幼年型（juvenile type）
　　4）卵泡膜细胞瘤（theca cell tumor）
Ⅲ. 生殖细胞和性索 / 间质混合性肿瘤（tumors containing both germ cell and sex cord/stromal elements）
　A. 成性腺细胞瘤（睾丸母细胞瘤）（gonadoblastoma）
　B. 生殖细胞 - 性索 / 间质混合瘤（mixed germ cell-sex cord/stromal tumors）
Ⅳ. 其他睾丸组织来源肿瘤（miscellaneous tumors）
　A. 类癌（carcinoid tumor）
　B. 性腺错构瘤（gonadal hamartomas）
Ⅴ. 淋巴组织与造血组织的肿瘤（lymphoid and hematopoietic tumors）
Ⅵ. 转移性肿瘤（secondary tumors）
Ⅶ. 难以分类的肿物（unclassified tumors）

续 表

Ⅷ. 睾丸附属器（睾丸网、附睾、精索、白膜等）肿瘤（tumors of rete，epididymis，spermatic cord，tunica，and appendices）
- A. 腺瘤样瘤（adenomatoid tumor）
- B. 间皮瘤（mesothelioma）
- C. 卵巢表层上皮型肿瘤（tumors of ovarian surface epithelial types）
- D. 腺瘤（adenoma）
- E. 癌（carcinoma）
- F. 软组织肿瘤（soft tissue tumors）
  - 1） 横纹肌肉瘤（rhabdomyosarcoma）
  - 2） 其他（others）
- G. 其他（others）

Ⅸ. 睾丸及其附属器肿瘤样病变（tumor-like lesions of testis and paratesticular structures）
- A. 表皮样囊肿（epidermal or epidermoid cyst）
- B. 肉芽肿性睾丸炎（granulomatous orchitis）
- C. 特异性睾丸炎（specific orchitis）
- D. 精子肉芽肿（sperm granuloma）
- E. 软化斑（软斑症）（malakoplakia）
- F. 肾上腺残基（adrenal rest）
- G. 其他（others）

病例 1　精原细胞瘤

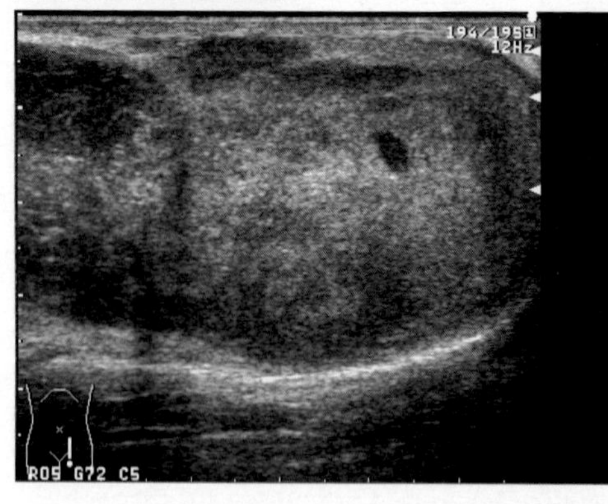

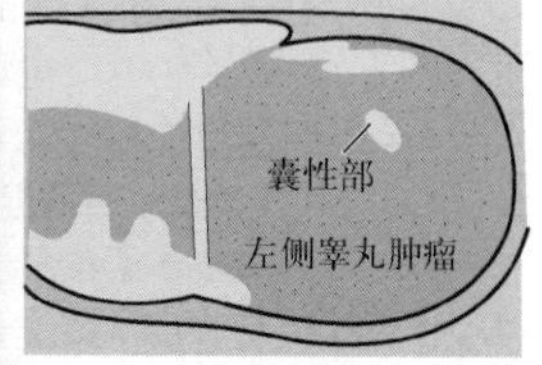

左侧睾丸纵断面声像图。左侧睾丸内探及几乎占据整个睾丸、内部回声不均质的肿瘤。正常睾丸组织几乎显示不清。病理组织学诊断为精原细胞瘤。

病例2 精原细胞瘤

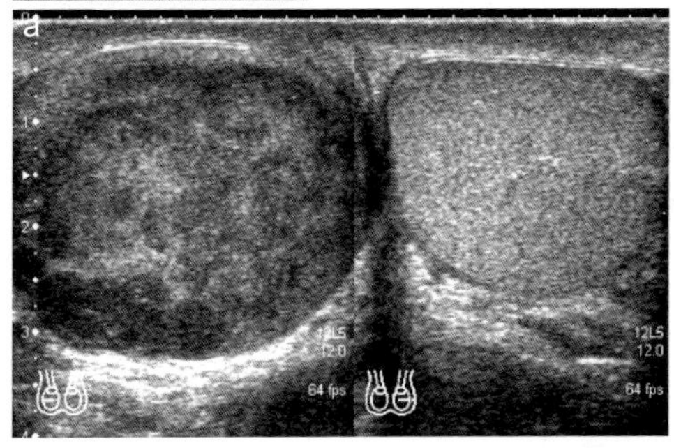

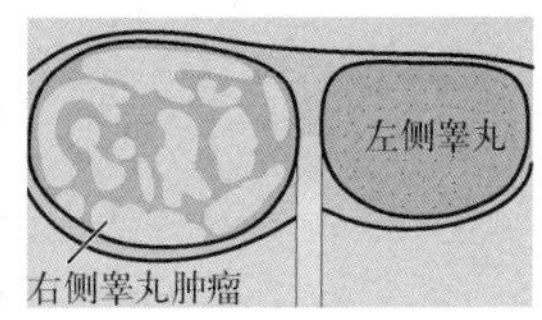

右侧睾丸横断面声像图。右侧睾丸内探及几乎占据整个睾丸、大小约52mm×28mm、边界清晰、边缘光滑、内部回声不均质的低回声肿瘤。

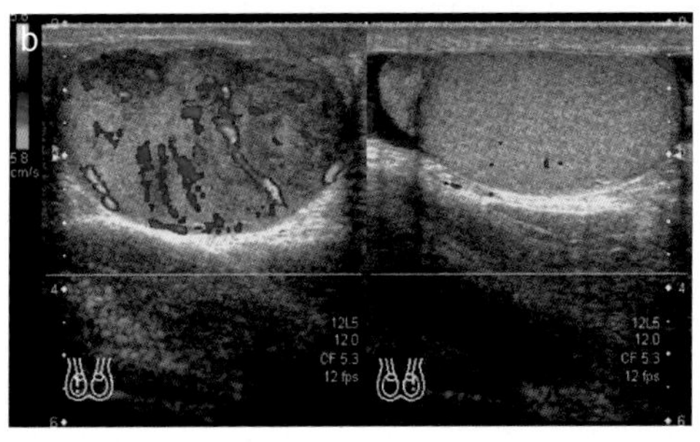

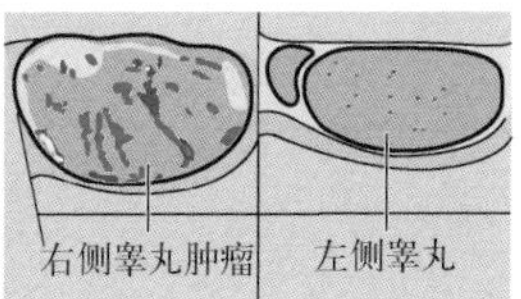

彩色多普勒检查显示右侧睾丸肿瘤内探及丰富的血流信号。AFP 2.8ng/ml，β-hCG 0.6mU/ml。均无明显升高。病理组织学诊断为精原细胞瘤。

病例3 生殖细胞瘤（复合组织型）

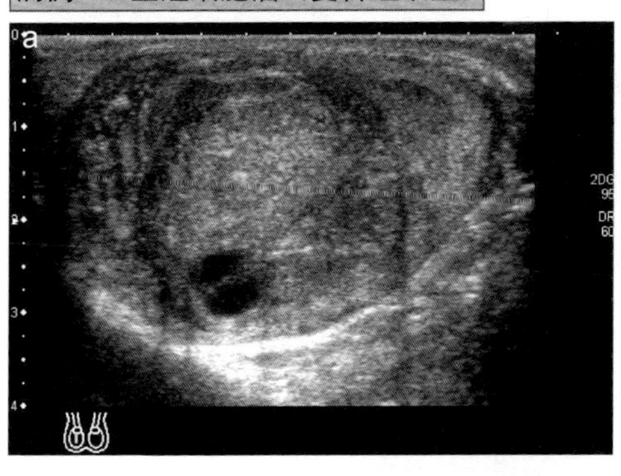

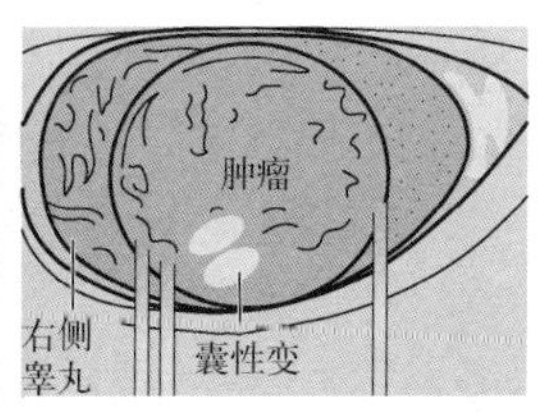

右侧睾丸纵断面声像图。右侧睾丸内探及占据睾丸大部分的肿瘤。内部探及不均质性囊性变部分。病理组织学诊断为生殖细胞瘤（复合组织型）。

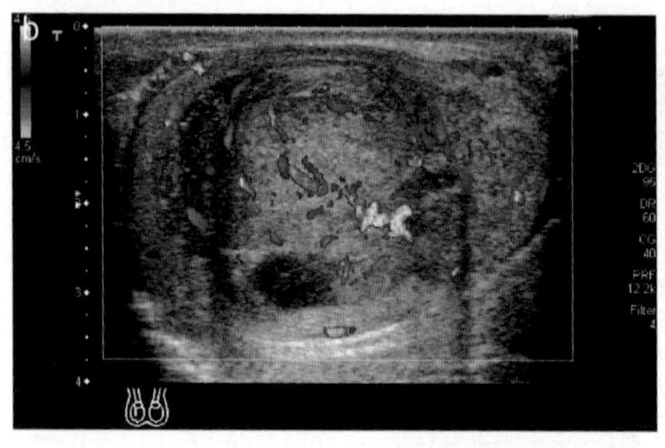

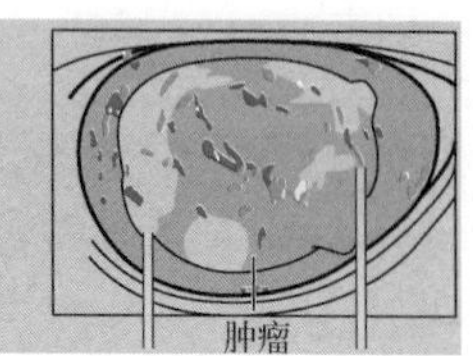

彩色多普勒检查显示肿瘤内探及丰富的血流信号。

病例 4 生殖细胞瘤（复合组织型）

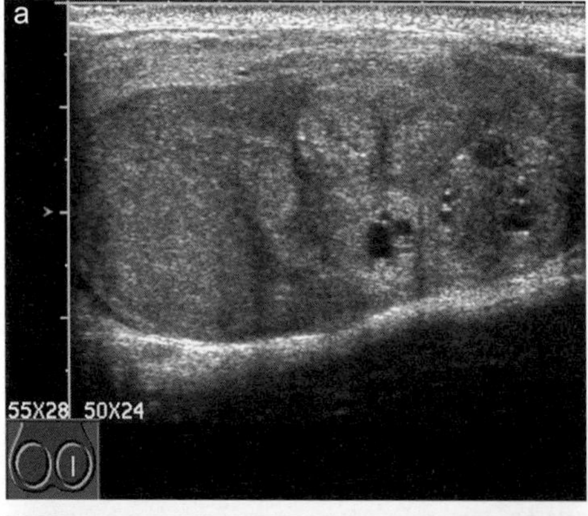

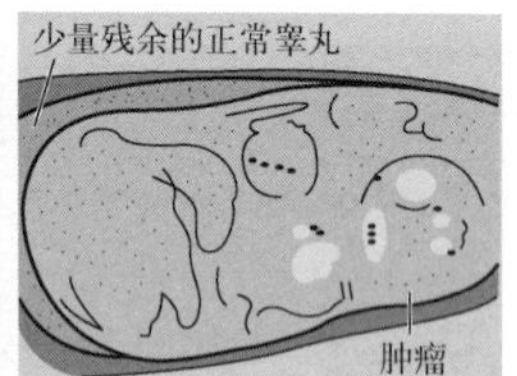

左侧睾丸纵断面声像图。左侧睾丸内探及 50mm×24mm 大小的肿瘤。内部探及小的囊性部分或强回声斑。病理组织学诊断为生殖细胞瘤（复合组织型）。

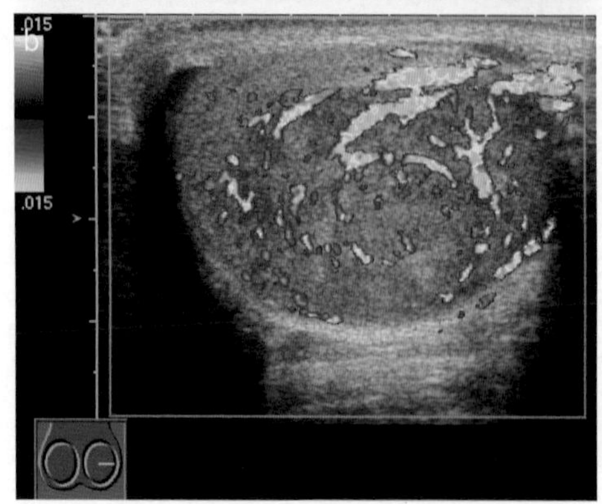

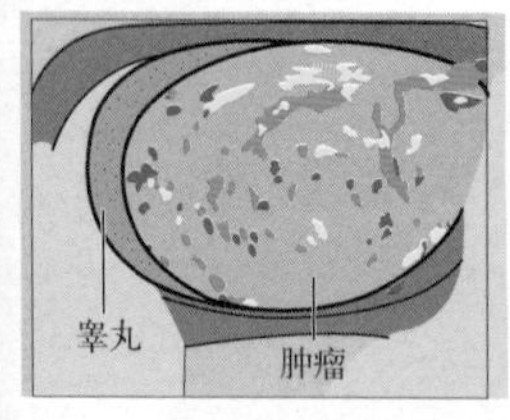

左侧睾丸横断面声像图。彩色多普勒检查显示肿瘤内探及丰富的血流信号。

病例5　畸胎瘤

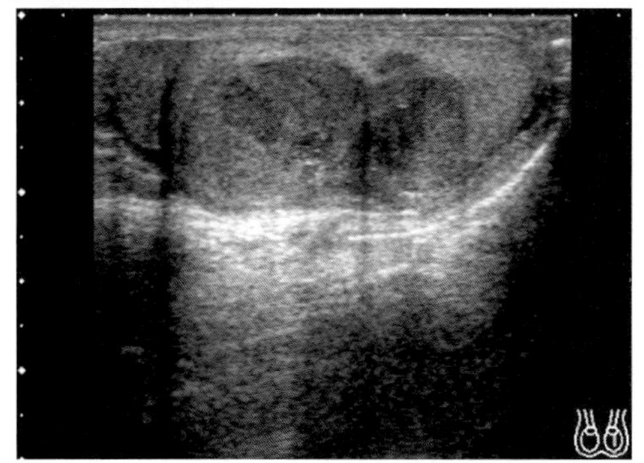

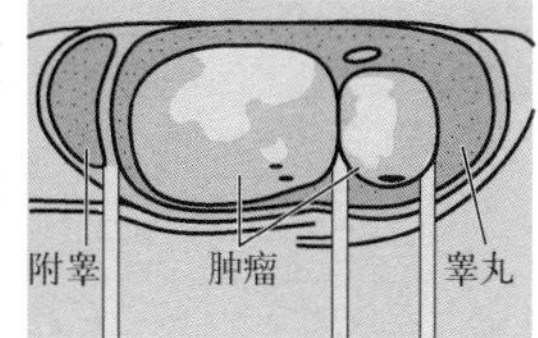

左侧睾丸纵断面声像图。左侧睾丸内探及分叶状、内部回声不均质的肿瘤。内部探及强回声斑。超声检查也怀疑为非精原细胞瘤。β-hCG 141 345mU/ml，AFP 2323ng/ml，均明显升高。病理组织学诊断为畸胎瘤。

病例6　胚胎性癌

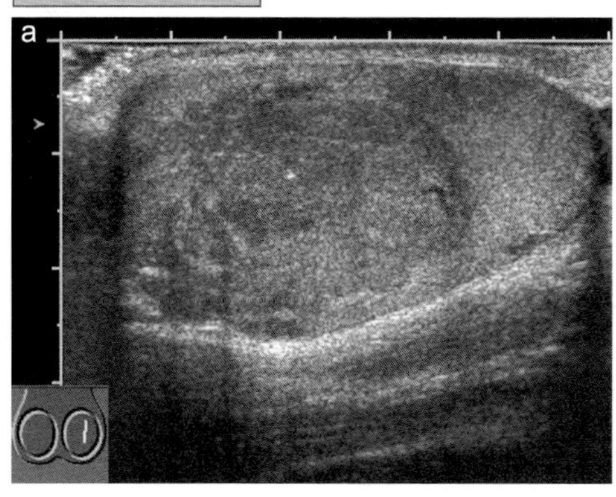

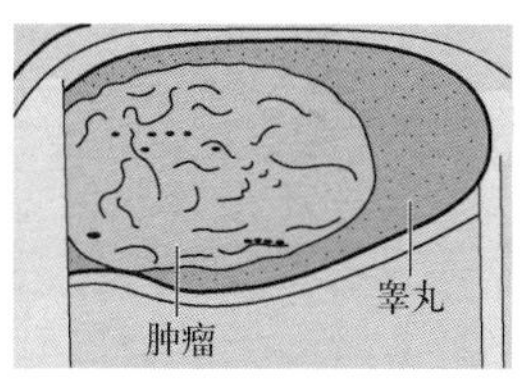

左侧睾丸纵断面声像图。左侧睾丸内探及内部伴有强回声的不均质性低回声肿瘤。病理组织学诊断为胚胎性癌。

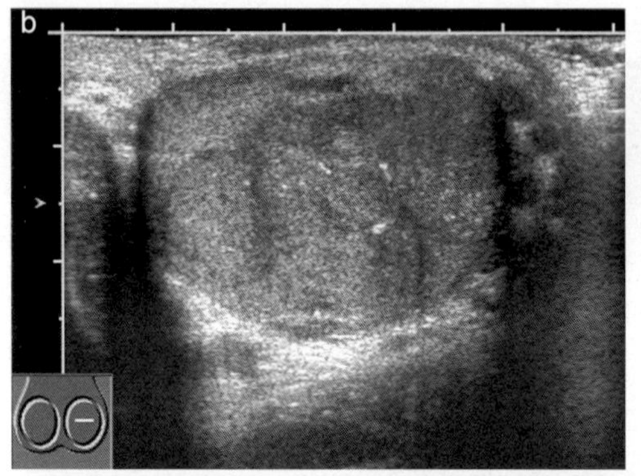

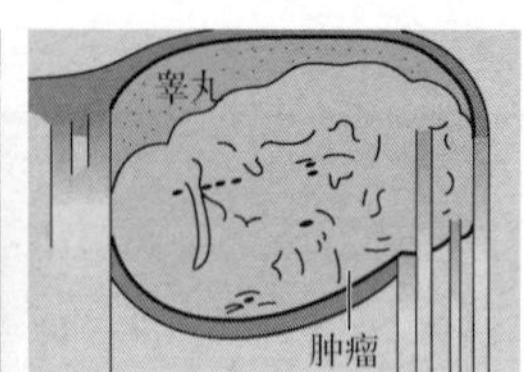

左侧睾丸横断面声像图。肿瘤内探及数个小的强回声斑点。

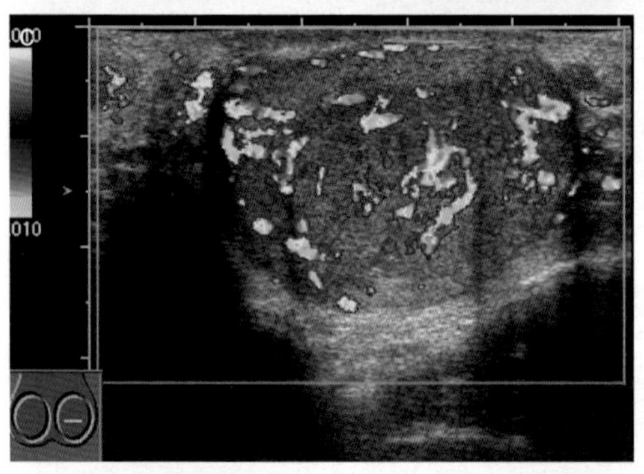

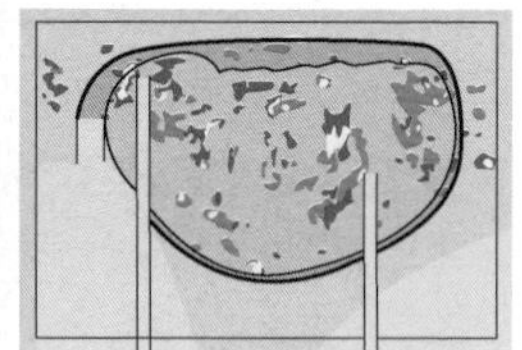

彩色多普勒检查显示肿瘤内探及丰富的血流信号。

病例 7 绒毛膜癌

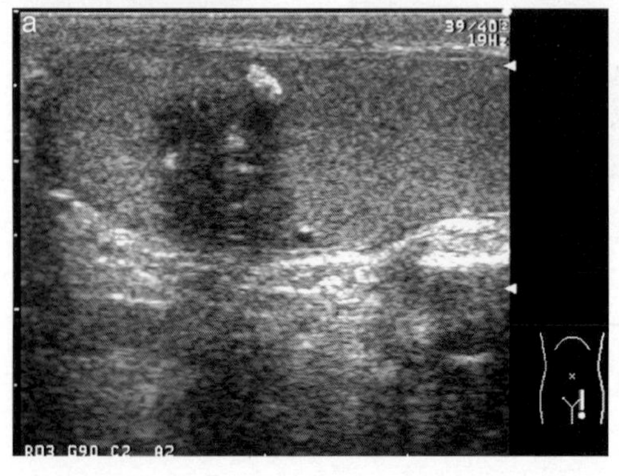

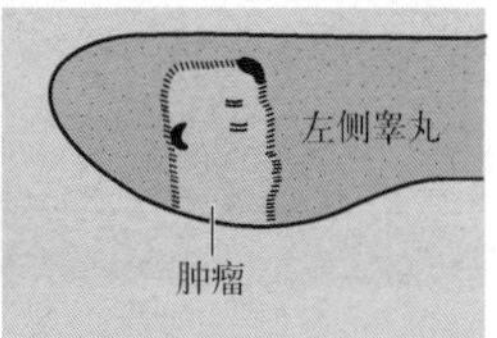

左侧睾丸纵断面声像图。左侧睾丸内探及大小约 13mm × 11mm、境界不清、内部伴有强回声的低回声肿瘤。

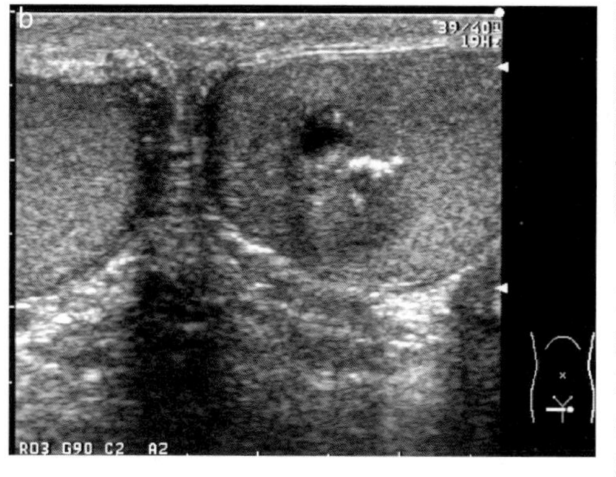

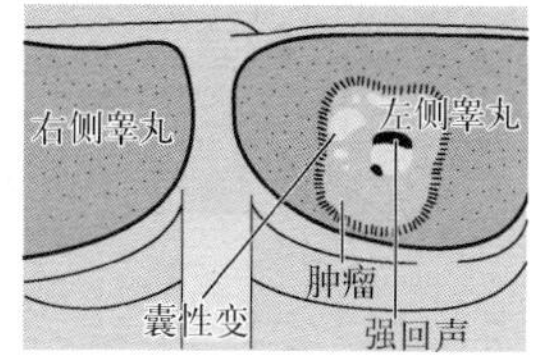

睾丸横断面声像图。左侧睾丸内探及境界不清的低回声肿瘤。内部回声不均匀，伴有囊性部分及强回声（strong echo）。怀疑非精原细胞瘤。β-hCG 3204mU/ml，AFP 5.3ng/ml 和 β-hCG 值均升高。病理组织学诊断为绒毛膜癌。

病例 8 恶性淋巴瘤

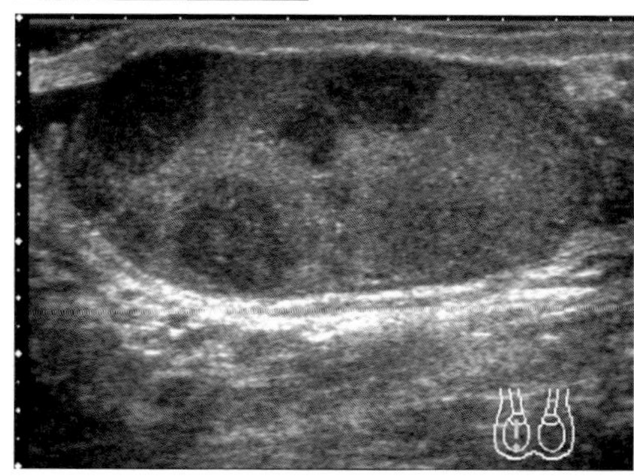

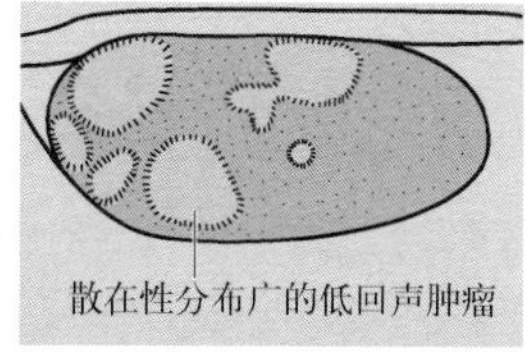

右侧睾丸纵断面声像图。右侧睾丸内探及散在分布的多个形状不规则、边界不清、内部回声不均质的低回声区。组织学诊断为恶性淋巴瘤（弥漫性大 B 细胞淋巴瘤，diffusc large B cell lymphoma）。